La violence
de l'interprétation

Le fil rouge

Section 1 Psychanalyse

créée par Christian David
Michel de M'Uzan
Serge Viderman

dirigée par Michel de M'Uzan
Françoise Coblence
Paul Denis

Piera Aulagnier

La violence de l'interprétation

Du pictogramme à l'énoncé

Presses Universitaires de France

ISBN 978-2-13-053720-5
ISSN 0768-5459

Dépôt légal – 1re édition : 1975, avril
7e édition : 2003, mars
11e tirage : 2024, août

6, avenue de Reille, 75014 Paris

POUR CORNEILLE
ET CLAUDE

Sommaire

Avant-propos

Pourquoi cette réinterrogation du modèle métapsychologique ?

La réponse se relie directement au but que notre construction se propose : trouver un accès à l'analyse de la relation qu'entretient le psychotique avec le discours, qui permette à l'expérience analytique une action plus proche de l'ambition de son projet. En avançant sur le chemin qui nous séparait de ce but nous avons vu, de manière souvent inattendue, certaines questions que nous pensions résolues retrouver leur obscurité, certains repères conceptuels que nous avions cru ne plus faire problème perdre leur apparente clarté. La psychose nous obligeait à repenser la psyché et nos modèles : ce qui n'étonnera personne. Il en est résulté que ce qui dans notre projet initial ne devait être qu'une introduction explicitant les concepts auxquels ce travail fait appel a occupé une grande partie de ce livre : la réalisation de notre but a dû être différée.

Mais ce « différé » a été et reste assez proche de notre réflexion pour qu'on doive le considérer comme la toile de fond sur laquelle est tissé l'ensemble de nos propositions. L'oublier rendrait peu compréhensibles la perspective choisie, l'éventuelle valeur de nos hypothèses et du modèle avancé. Il est évident que la visée d'une recherche infléchit la manière de la conduire, la méthode qu'elle privilégie, le type de questions qu'elle se pose. Si nous n'avons pu dans cette étape de notre travail conduire aussi loin que nous l'espérions notre réflexion sur la psychose, il n'en reste pas moins qu'il est dans sa totalité un questionnement la concernant ou, pour mieux dire, un mode de questionner la psyché qui espère trouver la voie permettant d'aborder d'une autre manière sa question.

La dette contractée par nous depuis longtemps avec le discours psychotique est loin d'être réglée. C'est à ce discours si souvent écouté, si souvent non compris, que nous devons d'avoir définitivement perdu toute illusion sur la présence d'un modèle dont l'application ne rencontrerait plus d' « anomalies » : à ce rappel salutaire nous ne pouvons qu'offrir en échange l'espoir que notre construction permette une écoute plus sensible, et plus attentive à son message. Confronté à ce discours, nous avons souvent éprouvé le sentiment que nous le recevions comme l'interprétation sauvage *faite à* l'analyste de la non-évidence de l'évident. *Cette épreuve, qui n'est pas toujours facile à supporter, est la seule qui donne droit à l'analyste de parler d'une aventure, celle du psychotique, qu'il n'a pas, le plus souvent, vécue subjectivement. Sur un point nodal en effet le psychotique et nous-même nous retrouvons dans un rapport de stricte réciprocité : l'absence d'un présupposé partagé lui rend notre discours aussi discutable, questionnable, et privé de tout pouvoir de certitude que peut l'être le sien pour notre écoute. Deux discours se rencontrent et chacun se révèle à l'autre comme le lieu où surgit une réponse pour laquelle aucune instance tierce ne vient plus assurer le bien-fondé, lieu où tout énoncé peut être requestionné radicalement, où aucune évidence n'est plus assurée de garder ce statut pour l'autre psyché. La rencontre avec le psychotique n'a quelques chances d'être pour lui positive et autre chose qu'une pure violence exercée au nom d'un « savoir supposé », et bien à l'abri dans la tête d'un des interlocuteurs, que si ce dernier est prêt à reconnaître que les deux discours dans leur référence à l'évidence sont dans un strict rapport d'analogie. La psychose met en cause ce patrimoine commun de certitude, dépôt précieux qui s'est sédimenté dans une première phase de notre vie psychique et dont nous réalisons tout à coup qu'il est la condition nécessaire à ce que nos questions fassent sens à nos propres oreilles et ne nous projettent pas dans le vertige du vide. Confronté à la psychose, nous avons découvert, non pas simplement que le modèle de Freud laissait sans réponse une partie de ces questions, mais, fait plus décisif pour notre démarche, que* l'application de ce modèle à la réponse que ce discours suscitait en nous-même laissait hors champ une partie de notre propre éprouvé. *A raison ou à tort, nous ne nous pensons pas psychotique : dès lors les « anomalies » que nous rencontrions dans l'analyse de notre réponse ne pouvaient plus se justifier par un type de résistance, de défense, de fixation, qui seraient spécifiques à la psychose : il fallait reconnaître qu'à partir du moment où on privilégiait une forme particulière de questionnement le modèle présentait des anomalies, quel que soit le fonctionnement de la psyché auquel il s'applique. Notre « tranquillité théorique » perdait toute assurance : se faisait jour le clivage qui l'avait jusque-là confortée et qui peut se résumer par cette formule :*

— *La présence d'un modèle théorique* permettant de comprendre *le discours psychotique.*

— *Son éventuelle inefficacité étant attribuée* au refus d'entendre *opposé par ce même discours.*

On aurait tort de sourire de ce qui peut paraître, ainsi formulé, une naïveté. Si naïveté il y a, elle est alors fort partagée, ce qui serait étonnant chez des personnes peu naïves par nature. Nous avons avancé le terme de clivage : nous pensons que c'est bien d'une sorte de clivage qu'il s'agit. Sa manifestation étant que l'analyste va conjointement adhérer à ces deux propositions contradictoires :

— *Il ne peut y avoir dans le champ de l'expérience freudienne une connaissance du phénomène psychique dont on ne soit pas en droit d'attendre qu'elle rende possible — ce qui ne veut pas dire assurée — une action sur le phénomène.*

— *Existe une connaissance du phénomène psychotique dont l'action est inopérante dans le champ de l'expérience.*

Il faut alors se demander contre quel risque est mis en place ce clivage : que s'agit-il de ne pas voir ? Avant de poursuivre, qu'il soit bien clair que nous ne prétendons pas que tout symptôme névrotique est susceptible de disparaître une fois que le sujet accepte l'expérience analytique. D'abord parce que, quelle que soit l'affirmation à laquelle ils s'appliquent, les adverbes « toujours » et « jamais », à quelques rares exceptions près, devraient être bannis *de notre discipline, ensuite parce qu'une telle prétention équivaudrait à imputer un pouvoir magique à l'expérimentation, à clamer la présence d'un savoir absolu finalement possédé. Mais par contre on peut dire que dans le registre de la névrose le modèle est capable, dans un bon nombre de cas, de rendre compte des raisons de l'échec ou de la fin de non-recevoir qu'y oppose le sujet. De plus l'expérience paraît confirmer qu'il arrive qu'analyste et analysé confrontés à l'irréductabilité d'un type de résistance peuvent comprendre ce qui est en cause. Même si cette compréhension reste insuffisante à la surmonter il est rare que l'expérience se conclue en laissant intact le* statu quo *initial. Le modèle freudien peut revendiquer, à juste titre, de couvrir le champ de la connaissance des phénomènes névrotiques, qu'il subisse des échecs lors de son application* n'est pas une anomalie mais une possibilité dont la même théorie et le même modèle rendent compte.

Il en va autrement dans la psychose, s'il est vrai, et on peut difficilement le nier, qu'ici l'ordre de grandeur s'inverse : pour une analyse « réussie » combien ont été abandonnées en cours de route ? combien ont confronté l'analyste à l'inefficacité de ses efforts ? Nous ne pensons pas que recourir au concept de transfert pour faire de son impossibilité chez le psychotique l'explication de l'échec soit satisfaisant. Cette « impossibilité » devrait d'abord nous confronter à la nécessité de redéfinir le concept, ce qui permettrait de mieux comprendre pourquoi le transfert tel que le montre la relation névrotique exige non seulement l'investissement libidinal d'une image projetée sur l'analyste, ce en quoi le psychotique est maître, mais que soit transférée dans la situation expérimentale une demande faite au savoir de l'Autre, demande qui trouve sa source dans une rencontre inaugurale sujet-discours. Ce « transfert » le psychotique va aussi l'opérer et paradoxalement c'est là que réside la cause fondamentale de ce qui fait échec au projet analytique. En effet il va transférer dans la situation analytique ce qu'il continue à répéter de sa relation au discours de l'Autre, et donc à notre discours. Cette relation, qu'on l'entende comme conséquence d'une non-progression ou d'une régression, peu importe ici, ne confronte l'analyste à aucune transparence de l'inconscient, à aucune simple répétition de ce qui serait le fonctionnement normal d'une première phase de l'activité psychique : c'est là un mythe aussi faux que résistant. Ce sont des élaborations psychiques hautement élaborées qui sont proposées à notre écoute, mais ces productions ont un autre point de départ que chez le névrosé[1], *répondent à d'autres exigences, visent un but différent. La relation Je-discours, ou sujet-savoir dans l'acception que nous donnons à ce dernier terme, a un fondement identique chez tout sujet tant qu'on reste hors du champ de la psychose : elle permet une définition que nous défendons comme vraie mais cela même implique* qu'elle ne devient telle qu'à partir d'un certain niveau d'élaboration de la psyché et à condition qu'au cours de cette étape le sujet ait pu éviter certains écueils. *Ce* « *niveau* » *représente celui à partir duquel fonctionne le Je de l'analyste pensant et exerçant sa fonction : existe donc un avant qui nous oblige à tenter de résoudre le paradoxe consistant à penser, en prenant appui sur notre relation au savoir, ce qui ne serait pensable qu'en modifiant cette relation. Démarche nécessaire si on veut tenter de reconstruire le modèle d'une étape préexistante dans laquelle était par définition non pensable la relation Je-discours, faute de la constitution de l'instance Je et faute de l'acquisition par la psyché du maniement du langage.*

Deux solutions sont dès lors possibles :

— Ne rien changer au modèle rendant compte de cette relation, ne pas interroger son avant, et analyser ce qui est à l'œuvre chez ceux auxquels le modèle ne peut s'appliquer sans modifications, grâce à la mise en avant d'une série de différences. La relation du psychotique au discours sera dès lors définie par une série d'en-moins par rapport au modèle supposé définir ce que devrait être la relation sujet-savoir. Or, si cette définition par l'en-moins peut à la rigueur expliquer une partie de la problématique psychotique, elle ne dit rien sur « l'en-plus » *dont témoigne la création psychotique. Elle peut rendre compte de certains phénomènes de* « *régression* », *elle est muette sur le prodigieux travail de réinterprétation qu'opère la psychose. Ajou-*

1. Ce terme désigne ici au même titre le fonctionnement psychique de l'analyste.

tons que ce faisant on oublie l'anomalie essentielle qu'à nos yeux rencontre l'application du modèle : laisser sans réponse une partie des phénomènes que le discours psychotique suscite dans la psyché de celui qui ne se pense pas tel, l'analyste.

— L'autre solution est celle que nous avons choisie : reconnaître que ce que le modèle laisse hors champ concernant notre propre réponse exige que l'on remette en chantier les différentes constructions rendant compte de la constitution du Je et de la fonction du discours, que l'on réussisse à entrevoir quel était cet impensable « avant » que nous avons tous partagé. Il faut alors savoir prendre appui sur ce que notre pensée éprouve quand on l'oblige à se confronter avec un discours qui ne laisse plus rien à l'abri du doute, qui oppose la certitude du délire à la logique de notre raison, et lui suggère qu'il fut un temps lointain où, elle aussi, avait rencontré un discours qui s'imposait comme détenteur exclusif du vrai. Discours au service d'une violence aussi radicale que nécessaire pour avoir accès à ce patrimoine partagé qu'est le langage.

Notre construction ne se prétend pas un nouveau modèle de la psyché : elle a l'ambition de redonner accès à une partie de ce qui était resté hors champ, ce qui ne la rend pas moins risquée. Non seulement elle n'a rien de définitif, ce qui serait incompatible avec notre propre conception du savoir quel qu'il soit, mais elle privilégie volontairement, en sachant les inconvénients que comporte tout privilège, ce qui, dans le processus psychique, entretient une relation particulière avec la problématique du savoir, c'est-à-dire ce qui concerne de manière spécifique la relation du Je au registre de la signification.

Notre conception de cette relation a été fortement ébranlée par ce qui s'est lentement révélé à notre réflexion comme le facteur spécifique de notre éprouvé subjectif face au discours psychotique :

Indépendamment du sens manifeste de ses énoncés, ce discours nous le subissons comme une « parole-chose-action » — qu'on nous pardonne ici le peu de clarté d'un trinôme que la suite éclairera — qui en faisant irruption dans notre espace psychique nous induisait, souvent après coup, à « re-penser » un mode de réponse périmé et généralement réduit au silence.

D'où notre hypothèse sur ce mode de représenter qui sera défini par le concept d'originaire : témoin de la pérennité d'une activité de représentation qui use d'un pictogramme qui ignore l'image de mot et a comme matériau exclusif l'image de la chose corporelle. C'est le discours psychotique qui nous a induit à postuler une forme d'activité psychique forclose du connaissable, à jamais et pour tout sujet, et pourtant toujours à l'œuvre, « fond représentatif » qui persiste parallèlement à deux autres types de production psychique : celle propre au processus primaire et celle propre au processus secondaire.

Si l'originaire définit une forme d'activité commune à tout sujet, il faut souligner que l'efficacité du concept ne peut se comprendre que si on veut bien le mettre à l'épreuve dans la pratique de l'analyse dans le registre de la psychose. Il en va de même pour ce qui concerne la place que nous donnons au corps et à l'organisation sensorielle qui fournissent les modèles somatiques que le processus originaire répète dans ses représentations.

Si la partie consacrée directement à la psychose s'est trouvée réduite, il reste que ce travail a peu de chance d'intéresser le lecteur pour lequel l'énigme qu'elle pose n'est pas partie prenante et constante de ses intérêts. Nous nous permettons d'ajouter qu'un tel désintérêt est à nos yeux incompatible avec notre fonction. Si nous insistons sur ce qui a été la motivation essentielle de notre effort ce n'est pas pour nous consoler d'y avoir en partie renoncé mais parce que, faute d'apercevoir en filigrane à chaque page, la présence d'une même question qui nous talonne apparaîtrait moins clairement le peu de place que tient dans ce travail ce qui serait de l'ordre d'une intuition de l'ineffable, et ce que nous devons à l'apport d'une expérience clinique qui a façonné et induit nos formulations. Sans vouloir offrir au lecteur un résumé ou un guide pour suivre un parcours dont nous sommes les premiers à reconnaître qu'il est loin de présenter la clarté et la linéarité souhaitées, il nous a paru utile de désigner d'entrée de jeu les postulats sur lesquels prendra appui notre construction. Ces postulats se réfèrent à notre conception du corps, des organes-fonctions sensoriels, de l'information et de la métabolisation que la psyché leur impose ; ils définissent non plus une question, mais une « option préliminaire » permettant, si le lecteur en accepte provisoirement l'hypothèse, une lecture de ce livre qui puisse justifier et provoquer son intérêt.

1 / Le corps. — *A côté du corps biologique de la science et des définitions analytiques du corps érogène, s'est imposée à notre regard une autre image : celle d'un ensemble de fonctions sensorielles, elles-mêmes véhicule d'une information continue qui ne peut manquer, non seulement parce que cette information est une condition pour la survie somatique, mais tout autant parce qu'elle est condition nécessaire pour une activité psychique qui exige que soient libidinalement investis et l'informé et l'informant. Nous montrerons l'identité entre l'activité sensorielle et l'érogénéisation des zones, sièges de leur organe. Ce qui permet une autre conception de l'objet partiel et une meilleure compréhension de l'angoisse de mutilation comme équivalent de l'angoisse de castration chez le psychotique.*

La relation psyché-corps trouve son origine dans l'emprunt que la première fait au modèle d'activité propre au second : ce modèle à son tour va être métabolisé en un matériau totalement hétérogène, qui restera l'échafaudage inchangé d'un scénario originaire qui se répète indéfiniment.

Cette répétition d'une mise-en-scène immuable définit le fonctionnement et la production de ce que nous appelons l'originaire.

La psychose se caractérise par la force d'attraction exercée par l'originaire, attraction à laquelle elle oppose cet « en-plus » représenté par la création d'une interprétation « délirante » rendant « dicibles » les effets de cette violence.

2 / La situation de rencontre. — *Le propre de l'être vivant est sa situation de rencontre continue avec le milieu physico-psychique qui l'entoure. Cette rencontre va être à la source de trois productions dont les lieux d'inscription*

et les processus les produisant délimitent trois « espaces-fonctions » :

a / *l'originaire et la production pictographique ;*
b / *le primaire et la représentation scénique (le phantasme) ;*
c / *le secondaire et la représentation idéique, soit la* mise-en-sens *comme œuvre du Je.*

Dès le premier moment de son existence le sujet se trouve confronté à une suite de rencontres dont une des caractéristiques sera d'anticiper toujours sur ses possibilités de réponse ou de prévision. Cet état de rencontre *est à la source de trois types de production métabolisant selon leur propre postulat*[1] *l'information qui en résulte. Tout acte, toute expérience, tout éprouvé donne lieu conjointement à un pictogramme, à une mise-en-scène, à une mise-en-sens*[2]. *Du pictogramme le sujet ne peut avoir aucune connaissance directe, il est au pouvoir de l'analyste d'entrevoir certains de ses effets et de tenter d'en construire un modèle connaissable par le Je, à l'opposé, l'œuvre de la mise-en-scène propre au primaire dont témoigne la production phantasmatique a le pouvoir de s'infiltrer dans le champ du secondaire bien que ce dernier reste régi par un travail de mise-en-sens que l'on doit à l'instance appelée Je.*

L'analyse de cette instance sera centrée autour de ces trois postulats :

1 / *l'exigence d'interprétation comme force organisant le champ du discours ;*
2 / *la fonction d'objet partiel que commencent par tenir et* l'objet-voix *et le* « penser » *en tant que dernière fonction partielle et dernier enjeu d'une relation mère-enfant qui précède la dissolution du complexe d'Œdipe ;*
3 / *l'impossibilité d'analyser la fonction du Je sans tenir compte du champ socioculturel dans lequel baigne le sujet.*

1. On verra dans le chapitre Ier ce que nous entendons par postulat.
2. Cette dernière implique l'entrée en jeu du processus secondaire.

Le « contrat narcissique » désignera ce qui est au fondement de tout possible rapport sujet-société, individu-ensemble, discours singulier-référant culturel.

Dans la partie introduisant la problématique psychotique l'ensemble de ces hypothèses permettra de montrer comment et pourquoi c'est à l'activité du Je qu'on doit cet « en-plus » que nous appellerons : la pensée délirante primaire.

Nous terminerons cet avant-propos en soulignant qu'une longue route nous sépare du temps pour conclure : la réalité est mouvante, l'histoire de la relation de l'analyste à la théorie est, comme toute histoire, un processus dynamique dont on peut tracer les grandes lignes passées, entrevoir quelques aspects du présent, bien peu prédire sur son futur.

Quant à la problématique psychotique, nous gardons la conviction que la raison est encore loin du moment où elle pourra prétendre en fournir une analyse exhaustive. Le pourra-t-elle un jour, ou faut-il penser que la folie gardera enfoui un noyau « hors raison », qu'elle nous démontre nos limites et que ce noyau d'opacité garantit notre appartenance au champ du « raisonnable » ? La théorie psychanalytique a fourni en ce domaine des données précieuses, l'étrangeté radicale de l'aliéné a cédé la place à l'inquiétante étrangeté d'un familier tour à tour trop proche et trop lointain : la différence est importante et témoigne du chemin parcouru. Mais ici plus qu'ailleurs il faut être à l'aguet des anomalies que rencontre notre modèle et qu'on a trop tendance à méconnaître : qu'on nie l'existence de la folie pour la réduire, car c'est bien d'une réduction qu'il s'agit, à un mode d'être comme un autre, ou, au contraire, qu'on dénonce sa présence mais cette fois en la réduisant à l'effet d'une « tare » exclusive (diabolique, sociologique, organique ou génétique selon les modes du jour) ne change rien sur le fond.

Certitude et savoir se différencient au nom de la questionnabilité de leurs énoncés respectifs : la première refuse cette mise à l'épreuve, le second l'accepte, fût-ce malgré lui. Il reste à espérer que le questionnement de, par et sur la psychanalyse, puisse continuer.

PREMIÈRE PARTIE

Du pictogramme à l'énoncé

CHAPITRE PREMIER

L'activité de représentation, ses objets et son but

« Originairement la simple existence d'une représentation était garantie de la réalité du représenté. »

S. FREUD, *La dénégation*.

1 | *Considérations générales*

Ce livre se propose de mettre à l'épreuve un modèle de l'appareil psychique qui privilégie l'analyse d'une des tâches spécifiques qui lui incombent : l'activité de représentation.

Ce modèle n'échappe pas à l'inconvénient présent chaque fois qu'on donne la préséance à un aspect de l'activité psychique : en laisser dans l'ombre d'autres tout aussi importants. On peut regretter le prix à payer et l'accepter en constatant que, sauf rares exceptions parmi lesquelles prend place Freud, il est difficile de pouvoir l'éviter. Reste à montrer ce qu'on est en droit d'attendre de l'approche choisie et ce qu'elle peut apporter à la démarche théorique et à son application dans le champ clinique.

Nous allons consacrer ce premier chapitre à des considérations générales concernant l'activité psychique afin de montrer les facteurs qui dans chaque système, malgré la spécificité de leur mode d'opérer, obéissent à des lois communes à l'ensemble du fonctionnement psychique.

Par activité de représentation, nous entendons l'*équi-*

valent psychique du travail de métabolisation propre à l'activité organique. Ce dernier peut se définir comme la fonction par laquelle un élément hétérogène à la structure cellulaire est rejeté ou, à l'inverse, transformé en un matériau qui lui devient homogène. Cette définition peut s'appliquer en tout point au travail qu'opère la psyché, à la différence près, que dans ce cas l' « élément » absorbé et métabolisé n'est pas un corps physique mais un élément d'information.

Si nous faisons de l'activité de représentation la tâche commune aux processus psychiques, on dira que son but est de métaboliser en un élément homogène à la structure de chaque système un élément de nature hétérogène. Le terme d'élément ainsi défini englobe ici deux ensembles d'objets : ceux dont l'apport est nécessaire au fonctionnement du système et ceux dont la présence s'impose à ce dernier qui se trouve dans l'impossibilité d'en ignorer l'action qui s'en manifeste en son champ.

Avant de poursuivre et en anticipant sur l'analyse qui en sera proposée, une précision terminologique doit être donnée. Notre modèle défend l'hypothèse selon laquelle l'activité psychique est constituée par l'ensemble de trois modes de fonctionnement, ou par trois processus de métabolisation : le processus originaire, le processus primaire, le processus secondaire. Les représentations résultant de leur activité seront respectivement la représentation pictographique ou le pictogramme, la représentation phantasmatique ou le phantasme, la représentation idéique ou l'énoncé. Les instances résultant de la réflexion de ces activités sur elles-mêmes seront appelées le représentant, le phantasmant ou le metteur en scène, l'énonçant ou le Je. Enfin le lieu hypothétique supposé être le siège de ces activités et contenir les productions qu'on leur doit, nous les nommerons : l'espace originaire, l'espace primaire et l'espace secondaire. Au qualificatif de conscient et d'inconscient, nous redonnerons le sens qu'ils gardent dans une partie de l'œuvre de Freud : celui d'une « *qualité* »[1] qui fait qu'une production psychique

1. Dans cette perspective les qualificatifs de *conscient* et de *dicible* sont synonymes.

peut avoir place dans ce dont le Je peut avoir connaissance ou, à l'inverse, en être exclue. Les trois processus par nous postulés ne sont pas d'emblée présents dans l'activité psychique, ils se suivent temporellement et leur mise en action est provoquée par la nécessité qui s'impose à la psyché de prendre connaissance d'une propriété de l'objet à elle extérieur, propriété que le processus antérieur était dans l'obligation d'ignorer. Cette succession temporelle n'est pas mesurable. Tout porte à croire que l'écart qui sépare l'entrée en action du processus originaire de celle du processus primaire est extrêmement réduit, de même nous montrerons que l'activité du processus secondaire est fort précoce. La mise en place d'un nouveau processus ne comporte jamais la mise au silence du précédent : en des espaces différents ayant entre eux des relations non homologues, se poursuit l'activité qui leur est propre. L'information que l'existence d'un hors-psyché impose à cette dernière continuera à être métabolisée en trois représentations homogènes à la structure de chaque processus. Parmi les éléments hétérogènes que chaque système pourra métaboliser, il faut donner une même place à ceux qui ont leur source à l'extérieur de l'espace psychique et à ceux qui sont endogènes à la psyché mais hétérogènes par rapport à un des trois systèmes. Les « objets » psychiques produits par l'originaire sont aussi hétérogènes à la structure du secondaire que l'est la structure des objets du monde physique que le Je rencontre et dont il ne connaîtra jamais que la représentation qu'il s'en forge. Il y a homologie entre le traitement imposé par les trois processus aux objets appartenant à la réalité physique et celui qu'ils imposent aux objets appartenant à la réalité psychique : des deux ne peut exister pour chaque système qu'une représentation qui a métabolisé l'objet qui a sa source en ces espaces en un objet dont la structure est devenue identique à celle du représentant.

L'acception que nous donnons au terme de structure dépend de celle donnée à l'objet auquel nous l'appliquons : la Représentation. Toute représentation confronte à une double mise-en-forme : mise-en-forme de la relation imposée aux éléments constitutifs de l'objet représenté — ici encore la métaphore du travail cellulaire de métabolisation rend parfaitement compte de notre conception — et mise-en-forme de la relation présente entre le représentant et le représenté. Cette dernière est le corollaire de la précédente : il s'agit en effet pour chaque système de représenter l'objet de manière à ce que sa « structure moléculaire » devienne identique à celle du représentant. Cette identité structurale est assurée par l'immuabilité du schéma relationnel propre à chaque système, elle a comme premier résultat que toute représentation est indissociablement représentation de l'objet et représentation de l'instance qui le représente, et toute représentation dans laquelle l'instance se reconnaît représentation de son mode de percevoir l'objet.

Si on déplace dans la sphère du processus secondaire, et du Je qui en est l'instance, ce que nous venons de dire, on peut faire une analogie entre activité de représentation et activité cognitive. Le but du travail du Je est de forger une image de la réalité du monde qui l'entoure et de l'existence duquel il est informé, qui soit cohérente avec sa propre structure. Connaître le monde équivaut pour le Je à se le représenter de manière à ce que la relation liant les éléments qui en occupent la scène lui soit intelligible : intelligible voulant dire ici que le Je peut les insérer dans un schème relationnel conforme au sien propre. Nous démontrerons dans la partie qui lui sera consacrée pourquoi, selon nous, le Je n'est rien d'autre que le savoir du Je sur le Je : si pour le moment on accepte cette définition, il s'ensuit que la structure relationnelle que le Je impose aux éléments de la réalité est le décalque de la relation que la logique du discours impose aux énoncés qui *le* constituent. Cette relation que le Je a commencé par s'approprier est le préalable nécessaire pour que lui devienne accessible le schéma de sa propre structure. C'est pourquoi dans un texte écrit sur le concept de réalité, nous disions que cette dernière, pour le sujet, n'est jamais autre chose que l'ensemble des définitions qu'en donne le discours culturel. La représentation du monde, œuvre du Je, est donc représentation de la relation présente entre les éléments qui en occupent l'espace et conjointement de la relation présente entre le Je et ces mêmes éléments. Tant qu'on reste dans le registre du Je, il est facile de montrer que cette mise en relation ne vise l'acquisition d'aucune connaissance de l'objet en soi, c'est là l'illusion du Je, mais bien de pouvoir établir entre les éléments un ordre de causalité qui rende intelligibles au Je l'existence du monde et la relation présente entre ces éléments. L'activité de représentation devient donc pour le Je synonyme d'une activité d'interprétation : le mode selon lequel l'objet est représenté par sa nomination dévoile l'interprétation que se donne le Je de ce qui est cause de l'existence de l'objet et de sa fonction. C'est pourquoi nous dirons que le propre de la structure du Je est d'imposer aux éléments présents dans ses représentations — qu'il s'agisse d'une représentation de lui-même ou du monde — un schéma relationnel conforme à l'ordre de causalité qu'impose la logique du discours.

Ce détour à propos d'une instance avait pour but d'éclairer ce que nous définissons comme le postulat structural ou relationnel ou causal spécifiant chaque système : postulat qui témoigne de la loi selon laquelle fonctionne la psyché et à laquelle nul système n'échappe.

Ce postulat, une fois qu'on a l'ambition de rendre dicible ce qui par nature n'appartient pas à ce registre, peut s'exprimer par trois formulations selon le processus qu'on considère :

— Tout existant est auto-engendré par l'activité du système qui le représente, c'est là le postulat de l'auto-engendrement selon lequel fonctionne le processus originaire.

— Tout existant est un effet du tout-pouvoir du désir de l'Autre, c'est là le postulat propre au fonctionnement du primaire.

— Tout existant a une cause intelligible dont le discours[1] pourrait donner connaissance, c'est là le postulat selon lequel fonctionne le secondaire.

1. Terme à entendre ici comme synonyme de savoir.

A la différence des formulations s'oppose leur immuabilité pour un système donné, il s'ensuit que la loi propre à l'ensemble de l'activité de représentation nous désigne conjointement son but : imposer aux éléments sur lesquels chaque système prend appui pour ses représentations un schéma relationnel qui à chaque fois confirme le postulat structural propre à l'activité du système. Ajoutons que les éléments qui ne seraient pas aptes à subir cette métabolisation ne peuvent avoir de représentant dans l'espace psychique, ils n'ont donc pas d'existence pour la psyché. Une preuve de ce que nous avançons nous est apportée par la démarche freudienne : si le ça ou l'inconscient, tels que Freud les définit, existaient avant sa découverte, il n'en reste pas moins qu'on est en droit d'affirmer qu'avant Freud ils n'avaient pas objectivement d'existence pour le Je et qu'ils n'ont pu acquérir ce statut qu'à partir du moment où ce même Je a pu forger des représentations idéiques rendant conformes à sa structure, c'est-à-dire intelligibles pour la logique du discours, ces « objets » psychiques qui lui étaient essentiellement hétérogènes.

Qu'il s'agisse de l'originaire, du primaire ou du secondaire, on peut donc donner une même définition du but propre à l'activité de représentation : métaboliser un matériau hétérogène de manière à ce qu'il puisse prendre place dans une représentation qui n'est, en dernière analyse, que la représentation du postulat lui-même. On ne peut aller plus loin tant qu'on reste dans le registre d'une loi générale.

Nous allons considérer maintenant le rapport existant entre le postulat et ce que nous avons appelé l'élément informant la psyché d'une propriété de l'objet, ce qui va nous permettre de réfléchir sur la relation présente entre l'activité de représentation et l'économie libidinale, ici encore en ne tenant compte que de ce qui est généralisable à l'ensemble des systèmes. Parler d'information présente un risque qu'il faut immédiatement dénoncer : celui d'oublier que ne peut exister pour la psyché d'information qui puisse être séparée de ce que nous appellerons une

« information libidinale ». Nous entendons que tout acte de représentation est coextensif d'un acte d'investissement, et tout acte d'investissement est mû par la tendance propre à la psyché de préserver ou de retrouver un éprouvé de plaisir. Dès qu'on introduit ce terme, plus peut-être que n'importe quel autre, on est confronté à ce qu'a d'irréductible l'avertissement de Freud « l'obligation où nous sommes de retraduire toutes nos déductions dans le langage même de nos perceptions, désavantage dont il nous est à jamais interdit de nous libérer »[1]. Qu'on le veuille ou non le terme de plaisir est toujours référé en filigrane à un éprouvé du Je à partir duquel la théorie suppose qu'un même éprouvé serait présent chaque fois qu'une instance, qui n'est pas le Je, réussit à réaliser le but visé par son activité. Si nous appliquons cette définition à l'activité de représentation, on pourrait donc, dans une première approximation, en conclure que le plaisir définit la qualité de l'affect présent dans un système psychique chaque fois que ce dernier a pu réaliser son but. Or, il n'est pas au pouvoir de l'activité de représentation de ne pas atteindre son but, elle ne peut qu'aboutir à une représentation qui confirme le postulat propre au système auquel on la doit. Doit-on dès lors affirmer que toute mise en représentation comporte un éprouvé de plaisir ? En un sens nous répondrons par l'affirmative en ajoutant que si tel n'était pas le cas, manquerait la première condition nécessaire pour qu'il y ait vie, c'est-à-dire l'investissement de l'activité de représentation. C'est là, pourrait-on dire, le *plaisir minimal* nécessaire pour qu'existent une activité de représentation et des représentants psychiques du monde, y compris du monde psychique lui-même.

Plaisir minimal indispensable à ce qu'il y ait vie : une telle définition prouve la toute-puissance du plaisir dans l'économie psychique, elle ne doit pas escamoter le problème que pose la dualité pulsionnelle, l'expérience de déplaisir et le paradoxe que représente pour la logique du Je de devoir postuler la présence d'un déplaisir qui

1. FREUD, *Abrégé de psychanalyse*, P.U.F., p. 72.

pourrait être néanmoins objet de désir[1] : le Je ne peut que refuser la contradiction présente dans un énoncé qui prétendrait que le plaisir peut résulter d'une expérience de déplaisir. Contradiction que la théorie va résoudre en postulant la présence de deux visées contradictoires clivant le désir lui-même. Dualité présente d'emblée dans l'énergie à l'œuvre dans l'espace psychique et qui est responsable de ce que nous définissons comme le désir d'un non-désir : *désir de ne pas avoir à désirer*, telle est l'autre visée propre à tout désir. Il en résultera que l'activité psychique, dès l'originaire, forgera deux représentations antinomiques de la relation présente entre le représentant et le représenté, chacune conforme à la réalisation d'une visée du désir.

Une première dans laquelle la réalisation du désir comportera un état de réunification entre le représentant et l'objet représenté et ce sera cette union qui se présentera comme cause du plaisir éprouvé.

Une seconde dans laquelle la visée du désir sera la disparition de tout objet pouvant le susciter, ce qui fait que toute représentation de l'objet se présente comme cause du déplaisir du représentant.

Cette dualité inhérente aux visées du désir lui-même peut s'illustrer en faisant appel à ces deux concepts que le discours appelle amour et haine. Le premier (l'amour ou Eros) définira ce mouvement qui porte la psyché à s'unir à l'objet, le second le mouvement qui la porte à le rejeter, à le détruire. Nous dirons alors que plaisir et déplaisir se réfèrent, dans ce texte, aux deux représentations de l'affect qui peuvent avoir place dans l'espace psychique : le premier désigne l'affect présent chaque fois que la représentation met en forme une relation de plaisir entre les éléments du représenté et de ce fait représente une relation de plaisir entre le représentant et la représentation. Le déplaisir désignera l'état présent chaque fois que la représentation met en forme une relation de rejet entre ces mêmes éléments, et donc une

1. Disons tout de suite que c'est ce paradoxe qui fonde la logique du primaire.

même relation entre le représentant et la représentation. Ces définitions aphoristiques seront reprises et discutées lorsque nous aurons à analyser ce qui en résulte pour le fonctionnement de chaque système. Ce détour à propos du plaisir avait pour but de nous permettre d'expliciter la relation que nous postulons présente entre la mise en activité d'un système et ce que nous avons appelé un élément informant ce dernier d'une qualité propre à l'objet. Existe, selon nous, une relation entre les modes successifs de l'activité psychique et l'évolution du système perceptif : cette relation est une conséquence de la condition propre à toute vie. Vivre, c'est expérimenter de manière continue ce qui résulte d'une *situation de rencontre* : nous entendons que la psyché est d'emblée plongée dans un espace à elle hétérogène, dont elle subit de manière tout aussi continue et tout aussi immédiate les effets. On peut même avancer que c'est par la représentation de ces effets que la psyché peut forger une première représentation d'elle-même et que c'est là le fait originaire qui met en mouvement l'activité psychique. L'analyse de ce que nous entendons par état de rencontre va nous permettre d'expliciter l'acception donnée aux deux concepts présents dans notre titre : la violence et l'interprétation.

2 | *L'état de rencontre et le concept de violence*

Psyché et monde se rencontrent et naissent l'un avec l'autre et l'un par l'autre, ils sont le résultat d'un état de rencontre que nous avons dit être coextensif de l'état d'existant. L'inévitable violence que le discours théorique impose à l'objet psyché dont il veut rendre compte découle de la nécessité de devoir dissocier les effets de cette rencontre qu'il ne peut analyser que successivement et au mieux dans un mouvement de va-et-vient entre les espaces où ils surgissent. Dénoncer ce « remodelage » de l'être et de l'objet que la théorie exige ne l'abolit pas :

la concordance exhaustive entre le discours analytique et l'objet psyché est une illusion à laquelle il faut renoncer.

Dire que la rencontre inaugurale met face à face la psyché et le monde ne rend pas compte de la réalité de la situation expérimentée par l'activité psychique à son origine. Si par le terme de monde nous désignons l'ensemble de l'espace hors psyché, nous dirons que cet espace la psyché le rencontre, en un premier temps, sous la forme de ces deux fragments fort particuliers représentés par son propre espace corporel et par l'espace psychique de ceux qui l'entourent, et, de manière plus privilégiée, par l'espace psychique maternel. La première représentation que la psyché se forge d'elle-même comme activité représentante se fera par la mise en relation des effets résultants de sa double rencontre avec le corps et avec les productions de la psyché maternelle. Si nous en restons à ce stade, nous dirons que la seule qualité, propre à ces deux espaces dont le processus originaire veuille et puisse être informé, concerne la qualité plaisir et déplaisir de l'affect présent lors de cette rencontre. Nous verrons à propos de l'analyse du pictogramme quelles en sont les conséquences.

La mise en activité du processus primaire et du processus secondaire résultera de la nécessité à laquelle va se trouver confrontée l'activité psychique d'avoir à reconnaître deux autres caractères particuliers de l'objet dont la présence est nécessaire à son plaisir : le caractère d'extra-territorialité, ce qui revient à reconnaître l'existence d'un espace séparé du sien propre, et c'est là une information qui ne pourra être métabolisée que par l'activité du processus primaire, et la propriété de signifier, ou de signification, que possède ce même objet, ce qui implique de reconnaître que la relation présente entre les éléments qui occupent l'espace extérieur est définie par la relation présente entre les significations que le discours donne de ces mêmes éléments. Cette information, non métabolisable par le processus primaire, exigera la mise en activité du processus secondaire grâce auquel pourra s'opérer une mise-en-sens du monde qui respectera un schéma relationnel identique au schéma constituant la structure du représentant qui, dans ce dernier cas, n'est autre que le Je.

La rencontre s'opère, donc, entre l'activité psychique et les éléments par elle métabolisables qui l'informent des « qualités » de l'objet *cause* d'affect. Pour l'originaire on constate que cette qualité se réduit à la représentabilité dont font preuve certains objets. A partir de ce que nous avons dit il est évident que le terme de représentabilité, quel que soit le système considéré, désigne la possibilité pour certains objets de prendre place dans le schéma relationnel propre au postulat du système : la spécificité du schéma propre au système décidera des objets dont la psyché peut avoir connaissance. Cette définition met en lumière l'interaction présente entre ce que métaphoriquement on pourrait appeler le pouvoir des objets et les limites de l'autonomie de l'activité de représentation. Ce qui est au pouvoir de la psyché, et ici plus que de pouvoir il faudrait parler des conditions inhérentes à son fonctionnement, concerne ce remodelage qu'elle impose à tout existant en l'insérant dans un schéma relationnel préétabli. Mais, à l'opposé, pour que l'activité psychique soit possible, il faut qu'elle puisse s'approprier, ou incorporer si on préfère ce terme, un matériau exogène. Or ce matériau n'est pas une matière amorphe : il concerne des informations émises par les objets supports d'investissement, objets dont l'activité psychique devra reconnaître l'existence et par là l'irréductibilité de certaines de leurs propriétés. C'est pourquoi l'expérience de la rencontre, et nous ajouterons de toute rencontre, confronte l'activité psychique à un excès d'information qu'elle va ignorer jusqu'au moment où cet excès va l'obliger à reconnaître que ce qui choit hors de la représentation propre au système revient à la psyché sous la forme d'un démenti concernant sa représentation de sa relation au monde. De ce démenti un exemple nous est fourni par l'expérience que peut faire la psyché de l'*infans* au moment où elle hallucine la présence du sein, se forge donc une représentation de la jonction bouche-mamelon et peut, tout d'un coup, subir l'expérience d'un état de privation. Mais ce qui est vrai pour cette phase inaugurale de l'activité psychique reste vrai pour la totalité de ses expériences. Ce sera sur des considérations générales concernant l'état de rencontre que nous terminerons ce chapitre.

Si nous devions par un seul caractère définir le *fatum* de l'homme nous ferions appel à l'effet d'anticipation, entendant par là que le propre de son destin est de le confronter à une expérience, un discours, une réalité qui anticipent le plus souvent sur ses possibilités de réponse et toujours sur ce qu'il peut savoir et prévoir quant aux raisons, au sens, aux conséquences des expériences auxquelles il est confronté de manière continue. Plus on recule dans son histoire, plus cette anticipation se présente avec tous les caractères de l'excès : excès de sens, excès d'excitation, excès de frustration, mais, aussi bien, excès de gratification ou excès de protection : ce qu'on lui demande excède toujours les limites de sa réponse, de même que ce qu'on lui offre présentera toujours un « en-moins » par rapport à son attente qui vise l'illimité et l'atemporel. On peut ajouter qu'un des traits les plus constants et les plus frustrants dans la demande qu'on lui adresse est de faire profiler à son horizon l'attente d'une réponse qu'il ne peut donner avec le risque que toute réponse soit dès lors perçue comme ne pouvant que décevoir celle à laquelle on la donne, et que toute demande de sa part soit reçue comme preuve d'une frustration qu'elle désire imposer. Le dire et le faire maternels anticipent toujours sur ce que l'*infans* peut en connaître, si, comme nous l'avons écrit dans un texte déjà ancien[1], l'offre précède la demande, si le sein est donné avant que la bouche sache que c'est de lui qu'elle est en attente, ce décalage est encore plus évident et plus total dans le registre du sens. La parole maternelle déverse un flux porteur et créateur de sens, qui anticipe de loin sur la capacité de l'*infans* d'en reconnaître la signification et de la reprendre à son compte. La mère

1. Cf. P. Castoriadis-Aulagnier, Demande et identification, dans *L'Inconscient*, n° 7, juillet-septembre 1968, P.U.F.

se présente comme un « Je parlant » ou un « Je parle » qui pose l'*infans* en situation de destinataire d'un discours, alors qu'il est hors de sa possibilité de s'approprier la signification de l'énoncé et que « l'ouï » ne peut qu'être métabolisé en un matériau homogène à la structure pictographique. Mais, s'il est vrai que toute rencontre confronte le sujet à une expérience qui anticipe sur ses possibilités de réponse au moment où il la subit, cette anticipation trouvera sa forme la plus absolue en ce moment inaugural dans lequel l'activité psychique de l'*infans* est confrontée aux productions psychiques de la psyché maternelle et doit forger une représentation d'elle-même à partir des effets de cette rencontre dont la fréquence est une exigence vitale. Quand nous parlons des productions psychiques de la mère nous entendons de manière précise les énoncés par lesquels celle-ci parle de l'enfant et parle à l'enfant. C'est donc le discours maternel qui est l'agent et le responsable de l'effet d'anticipation imposé à celui dont on attend une réponse qu'il n'est pas en son pouvoir de donner, c'est aussi ce discours qui illustre de manière exemplaire ce que nous entendons par le concept de violence primaire.

Tant que nous restons dans notre système culturel, la mère possède le privilège d'être pour l'*infans* l'énonçant et le médiateur privilégié d'un discours ambiant dont elle lui transmet, sous une forme prédigérée et prémodelée par sa propre psyché, les injonctions, les interdits, et par lequel elle lui indique les limites du possible et du licite. C'est pour ces raisons qu'elle sera appelée dans ce texte le *porte-parole*, terme qui désigne bien ce qui est au fondement de sa relation à l'enfant. Par le discours qu'elle tient à et sur l'*infans* elle se forge une représentation idéique de ce dernier à laquelle elle commence par identifier « l'être » de l'*infans* à jamais forclos de sa connaissance. L'ordre régissant les énoncés de la voix maternelle n'a rien d'aléatoire et ne fait que témoigner de la sujétion du Je qui parle à trois conditions préalables : le système de parenté, la structure linguistique, les effets qu'exercent sur le discours les affects à l'œuvre sur l'autre scène. Trinôme qui est cause de la première violence, radicale et nécessaire, que la psyché de l'*infans* subira lors de sa rencontre avec la voix maternelle. Cette violence est la conséquence et le témoignage vivant, et sur le vivant, du caractère spécifique de cette rencontre : la différence existant entre les structures selon lesquelles les deux espaces organisent leur représentation du monde. Le phénomène de violence, tel que nous l'entendons ici, renvoie en premier lieu à la différence séparant un espace psychique, celui de la mère, où l'action du refoulement a déjà eu lieu et l'organisation psychique propre à l'*infans*. La mère, en droit tout au moins, est un sujet chez lequel se sont déjà opérés le refoulement et la mise en place de l'instance appelée Je ; le discours qu'elle adresse à l'*infans* porte cette double marque responsable de la violence qu'il va opérer. Cette violence à son tour renforce chez celui qui la subit une division préexistante et qui a sa source dans la bipolarité originaire clivant les deux visées contradictoires propres au désir. Mais la surcharge sémantique qui pèse sur le concept de violence exige que nous définissions notre acception du terme : nous proposons de séparer une *violence primaire* qui désigne ce qui dans le champ psychique s'impose de l'extérieur au prix d'un premier viol d'un espace et d'une activité qui obéit à des lois hétérogènes au Je et au discours, et une *violence secondaire* qui se fraye son chemin en s'étayant sur son prédécesseur, dont elle représente un excès, le plus souvent nuisible et jamais nécessaire au fonctionnement du Je, malgré la prolifération et la diffusion dont il fait preuve.

Dans le premier cas nous avons à faire à une *action nécessaire* dont le Je d'un autre est l'agent, tribut que l'activité psychique paye pour préparer l'accès à un mode d'organisation qui se fera aux dépens du plaisir et au profit de la constitution future de l'instance appelée Je. Dans le deuxième cas, la violence[1] au contraire s'exerce contre le Je, qu'il s'agisse d'un conflit entre des

1. C'est la fréquence de ce rapport opposant le sujet et les autres qui explique pourquoi la folie, comme discours qui vient répondre à la violence de ces autres, est à son tour à entendre comme l'interprétation de la violence (voir la deuxième partie de cet ouvrage).

« Je » ou d'un conflit entre un Je et le *diktat* d'un discours social qui n'a d'autre but que de s'opposer à tout changement dans les modèles par lui institués. C'est dans cette aire conflictuelle que se posera le problème du pouvoir, du complément de justification qu'il demande toujours au savoir et de ce qui peut s'ensuivre sur le plan de l'identification : nous retrouverons ces données lors de l'analyse du Je. Mais il est important de souligner que, si cette violence secondaire est aussi étendue que persuasive, au point d'arriver à se faire méconnaître par ceux-là mêmes qui en sont les victimes, c'est qu'elle réussit à s'approprier abusivement les qualificatifs de nécessaire et de naturel, ceux-là mêmes qu'après coup le sujet reconnaît comme propres à la violence primaire dont est issu son Je.

C'est donc d'elle que nous parlerons en définissant ce que désigne la catégorie du nécessaire ou de la nécessité dans notre travail : l'ensemble des conditions — facteurs ou situations — indispensable pour que la vie psychique et physique puisse atteindre et préserver un seuil d'autonomie au-dessous duquel elle ne peut persister qu'au prix d'un état de dépendance absolue. Il est par exemple évident, dans le domaine de la vie physique, que le sujet atteint d'une paraplégie ne peut vivre que si un autre accepte de pourvoir à ses besoins physiologiques : il en résultera, entre autres, que toute autonomie dans le champ alimentaire sera perdue et que s'établira une dépendance absolue entre le besoin du sujet et un autre sujet acceptant de procurer l'aliment, de le donner, de décider de la quantité et de la qualité appropriées à l'état du « malade ». Dans le domaine physique les exemples sont faciles. Mais qu'en est-il dans le domaine psychique ? Et d'abord que peut-on entendre par vie psychique ? Si on appelle ainsi toute forme d'activité psychique, elle n'exige que deux seules conditions : la survie du corps et, pour ce faire, la persistance d'un investissement libidinal résistant à une victoire définitive de la pulsion de mort. Tant que ces deux conditions sont données, est garantie la présence d'une activité psychique, quels que puissent être son mode de fonctionner et ses productions. C'est pourquoi nous ne parlons pas de vie psychique au sens général, mais de la forme qu'elle acquiert à partir d'un certain seuil qui n'est pas là d'emblée. Ce seuil une fois atteint, pourra se consolider l'acquisition d'une certaine autonomie de l'activité de penser et du comportement dont l'achèvement coïncidera avec le déclin du complexe d'Œdipe et avec le refoulement, hors de l'espace du Je, d'une série d'énoncés qui formeront le refoulé secondaire. C'est pourquoi nous dirons que dans le registre du Je existe un seuil au-dessous duquel ce dernier est dans l'impossibilité d'acquérir, dans le registre de la signification, ce degré d'autonomie indispensable à ce qu'il s'approprie une activité de penser permettant entre sujets une relation fondée sur un patrimoine linguistique et sur un savoir sur la signification sur lesquels on se reconnaît des droits égaux, faute de quoi s'imposeront toujours la volonté et la parole d'un tiers, sujet ou institution, qui deviendra seul juge des droits, des besoins, des demandes et, implicitement, du désir du sujet. Expropriation d'un droit d'exister qui va se manifester de manière ouverte dans le vécu psychotique, mais qui peut être présent, sans pour autant qu'il prenne, pour le regard des observateurs, la forme d'une psychose manifeste. Dans ce cas, l'expropriation subie par le Je sera tout aussi grave et il ne se donne l'illusion de fonctionner normalement que tant qu'à l'extérieur existe *réellement* un autre réel qui lui sert de prothèse et d'ancrage. L'état passionnel, quel que soit l'objet de la passion, nous en fournit l'exemple : la disparition ou la privation de l'objet entraîne celle de la « normalité » du Je, le même phénomène peut apparaître dans certaines formes de dépendance idéologique.

Si nous en revenons maintenant au concept de violence nous dirons que nous appelons *violence primaire, l'action psychique par laquelle on impose à la psyché d'un autre un choix, une pensée ou une action qui sont motivés par le désir de celui qui l'impose mais qui s'étayent sur un objet qui répond pour l'autre à la catégorie du nécessaire.*

En reliant le registre du désir de l'un à celui du besoin et du nécessaire de l'autre, la visée de la violence s'assure de sa victoire : la violence primaire, en instrumentant le désir sur l'objet d'un besoin, atteint son but qui est de faire de la réalisation du désir de celui qui l'exerce ce qui deviendra l'objet *demandé* par celui qui la subit. Apparaît l'intrication qu'elle établit entre ces trois registres fondamentaux que sont le nécessaire, le désir, la demande. Intrication qui permet à la violence primaire de rendre impossible de la démasquer comme telle en se présentant sous l'apparence du demandé et de l'attendu. Il faut ajouter que le plus souvent elle permet *aux deux partenaires en cause* d'en méconnaître les caractères constitutifs. La violence primaire qu'exerce l'effet d'anticipation du discours maternel se manifeste essentiellement par cette offre de signification qui a comme résultat de lui faire émettre une réponse qu'elle formule en lieu et place de l'*infans*. Nous trouvons dans cette pré-réponse l'illustration paradigmatique de la définition donnée du concept de violence primaire, et cela d'autant plus que le comportement maternel répondra à ce que l'analyste définira comme « normal », entendant par là le comportement favorisant au maximum un fonctionnement du Je proche du modèle qu'en propose la théorie psychanalytique.

Ce que nous venons de dire sur l'action et le discours maternels nous a fait insensiblement passer de l'état de rencontre conçu comme une expérience coextensive de la vie elle-même au moment où s'origine cette expérience lors d'une rencontre inaugurale entre deux espaces psychiques. Nous avons dit que ce qui les spécifie est le décalage radical entre l'*infans* qui se représente son état de besoin ou de satisfaction et la mère qui répond aux effets de ces représentations en les interprétant selon une signification anticipée qui ne deviendra intelligible à l'*infans* que de manière progressive et qui exigera la mise en action des deux autres processus de métabolisation.

L'effet anticipateur de la réponse maternelle est présent d'emblée, l'effet anticipateur de sa parole et du sens qu'elle véhicule et que l'enfant aura à s'approprier ne fera qu'en prendre la suite. Avant toute analyse de ce qui se joue dans les deux espaces en présence, il faut rappeler que séparer les facteurs propres au représentant de ceux qui appartiennent à l'énonçant (la mère) est une nécessité d'exposition et qu'en réalité l'interaction est constante. Faute de quoi on risque de glisser soit du côté d'une biologisation du développement psychique, soit, à l'inverse, d'opter pour une théorie de la chaîne signifiante qui oublie le rôle du corps et des modèles somatiques qu'il fournit. L'entrée en action de la psyché a comme condition qu'au travail de celle de l'*infans* s'ajoute la fonction de prothèse de celle de la mère, prothèse pour nous comparable à celle que tient le sein, en tant qu'extension du corps propre, parce que objet dont la jonction avec la bouche est une nécessité vitale, mais aussi parce que objet dispensateur d'un plaisir érogène qui est lui une *nécessité vitale* pour le fonctionnement psychique.

En faisant de la première rencontre bouche-sein — tout en sachant qu'elle ne coïncide pas avec l'entrée du nouveau-né en ce monde, puisqu'elle est postérieure à un premier cri dont la représentation qui l'accompagne nous reste énigmatique — le point de départ de notre construction théorique, nous posons à sa source l'expérience originaire d'une triple découverte : pour la psyché de l'*infans*, celle d'un éprouvé de plaisir, pour le corps, celle d'une expérience de satisfaction, et pour la mère... ici rien ne peut se postuler d'universel, on ne peut qu'avancer que la première expérience d'allaitement sera conjointement pour elle la découverte d'un éprouvé physique — sensation au niveau du sein d'un plaisir, d'une souffrance ou d'une apparente neutralité sensorielle — et première réalisation, d'après la grossesse, d'un don nécessaire à la vie de l'*infans*. Ce qu'elle ressent lors de cette rencontre sera fonction de son plaisir d'avoir eu l'enfant, de sa crainte le concernant, de son déplaisir à être mère, de sa façon de concevoir son rôle, etc.

Mais dans tous les cas où le sein est offert deux remarques s'imposent :

— Quelle que soit l'ambivalence présente, l'acte témoigne d'un désir de vie pour l'autre et, *a minima*, d'un interdit concernant le risque de son éventuelle mort.

— Dans la majorité des cas, l'offre du sein sera marquée, dans sa forme et sa temporalité, par les formes culturelles instituant le comportement d'allaitement. Ce dernier est donc fonction :

— du désir maternel vis-à-vis de l'*infans* ;
— de ce qui de ce désir se manifeste dans le sentiment que le Je de la mère porte au nouveau-né[1] ;
— de ce que le discours culturel propose comme bon modèle de la fonction maternelle.

Cette énumération suffirait à démontrer la complexité, la surdétermination et l'hétérégonéité des forces à l'œuvre, dès la première rencontre que le processus originaire aura fonction de représenter : au moment où la bouche rencontre le sein, elle rencontre et avale une première gorgée du monde. Affect, sens, culture sont coprésents et responsables du goût de ces premières molécules de lait que l'*infans* prend en soi : l'apport alimentaire est toujours doublé de l'avalement d'un aliment psychique que la mère va interpréter comme avalement d'une offre de sens. On assiste médusé à la métamorphose que lui fera subir l'activité de l'originaire.

Ici prennent fin nos considérations générales sur la représentation et sur l'état de rencontre. Elles apportent une nouvelle confirmation de ce que nous avons souligné par deux fois en ces premières pages, concernant l'arbitraire de toute séparation entre ces deux espaces psychiques, celui de l'*infans* et celui de la mère, dans lesquels un même objet, une même expérience de rencontre vont s'inscrire en usant de deux écritures et de deux schémas relationnels hétérogènes. A chaque étape on voit la réflexion analytique buter sur le même écueil : devoir séparer l'inséparable. Exigence méthodologique que le discours impose, on ne peut que rappeler inlassablement sa présence et avertir du prix qu'elle coûte au moment où nous allons arbitrairement couper le cordon ombilical liant les deux psychés en présence, pour nous tourner du côté de l'*infans* et de cette première œuvre de la psyché : la représentation pictographique.

1. Sous le terme de *sentiment* nous désignons l'affect conscient, soit un éprouvé affectif dont le Je a connaissance, et dont il peut formuler l'énoncé.

CHAPITRE II

Le processus originaire et le pictogramme

1 | *Le postulat de l'auto-engendrement*

Nous avons dit que le propre de chaque processus de métabolisation, mis en fonction par la rencontre entre l'espace psychique et l'espace hors psyché, se définit par la spécificité du modèle relationnel imposé aux éléments du représenté, modèle qui est le décalque du schéma structural du représentant lui-même. Dans la phase que nous analysons, l'ensemble des productions de l'activité psychique se conformera au postulat de l'auto-engendrement. Nous séparons dans notre analyse ce qui a trait à l'économie plaisir-déplaisir propre à ce postulat et ce qui a trait à la particularité du représenté qu'il engendre : le pictogramme.

Nous avons dit que la rencontre originaire, en droit, se joue au moment même de la naissance, mais que nous nous autorisons à déplacer ce moment, pour le situer lors d'une première et inaugurale expérience de plaisir : la *rencontre entre bouche et sein*. Quand nous parlons de moment originaire, ou de rencontre originaire, c'est à ce point de départ que nous nous référerons. Ce décalage vers l'après sera compensé par une démarche inverse lorsque nous aurons à parler du Je, instance que le discours de l'Autre anticipe de manière bien plus patente.

Si nous restons du côté de l'*infans* on peut isoler une

série de facteurs responsables de l'organisation de l'activité psychique dans la phase considérée :

1 / La présence d'un corps dont la propriété est de préserver par autorégulation son état d'équilibre énergétique. Toute rupture de cet état se manifestera par un éprouvé inconnaissable, un *x* que, dans l'après-coup du langage, on appelle souffrance. Toute apparition de cet éprouvé déclenche, quand cela est possible, une réaction qui vise à en éliminer la cause. Cette réaction, que l'on doit à l'homéostasie du système, échappe à toute connaissance de la part de la psyché. Cette dernière est néanmoins informée d'un possible état de souffrance du corps, auquel elle réagit par la seule action sous sa dépendance : l'hallucination d'une modification dans la situation de rencontre, venant nier son *état de manque*, on verra que ce manque a un rapport fort particulier avec ce qui est, en droit, son équivalent physiologique, l'état de besoin.

Apparaît d'emblée le scandale majeur du fonctionnement psychique : sa première réponse « naturelle » est de méconnaître le besoin, de méconnaître le corps et de ne « connaître » que « l'état » que la psyché désire retrouver. Le comportement d'appel n'apparaît que face à l'échec du tout-pouvoir du pictogramme. Scandale qui dévoile la présence originelle d'un rejet du vivre au profit de la quête d'un état de quiescence et d'un état de *non-désir*, qui restent la visée méconnue mais toujours à l'œuvre du désir. Il faut reconnaître que la présence originaire de Thanatos est plus scandaleuse pour le Je que celle d'Eros, le déjà-là de la haine plus perturbant que le toujours-là de l'amour.

2 / Un pouvoir d'excitabilité auquel on doit « la représentation dans la psyché des stimuli qui s'originent dans le corps et atteignent l'esprit, exigence de travail demandé à l'appareil psychique par suite de son lien avec le corporel ». Cette définition que donne Freud de la pulsion, s'applique en tout point à celle que nous proposons pour l'activité pictographique. Le travail demandé à l'appareil psychique consistera à métaboliser un élément d'information qui vient d'un espace qui lui est hétérogène, en un matériau homogène à sa structure, afin de permettre à la

psyché de se représenter ce qu'*elle* veut retrouver de son propre éprouvé.

3 / Un affect lié à cette représentation, représentation d'un affect et affect de la représentation étant indissociables pour et dans le registre de l'originaire.

4 / D'entrée de jeu la double présence d'une liaison et d'une hétérogénéité entre l'*x* de l'éprouvé corporel et l'affect psychique, se manifestant dans, et par, sa représentation pictographique. En effet l'affect est coextensif de la représentation, or la représentation peut être conforme ou non à la réalité de l'éprouvé corporel. Si nous imaginons une représentation de l'unité bouche-sein accompagnant l'expérience d'allaitement nous avons une conformité entre affect et éprouvé du corps. Si nous envisageons, à l'inverse, la représentation hallucinatoire d'une union bouche-sein qui impose momentanément un silence psychique à l'état réel du besoin, nous aurons une contradiction objective entre affect et éprouvé corporel, mais contradiction totalement ignorée de la psyché et n'existant au mieux que pour l'observateur.

5 / L'exigence constante de la psyché : rien ne peut apparaître en son champ qui n'ait pas été d'abord métabolisé en une représentation pictographique. La représentabilité pictographique du phénomène est une condition nécessaire pour son existence psychique : cette loi est aussi universelle et irréductible que celle qui décide des conditions d'audibilité ou de visibilité d'un objet. Les ondes sonores et les ondes lumineuses excèdent de loin le spectre propre à la sensibilité des organes humains : mais hors de ce spectre elles n'existent pas pour l'homme. De même l'originaire ne peut « connaître » que les phénomènes répondant aux conditions de représentabilité, les autres n'ont pas d'existence pour lui.

Les conditions de représentabilité que doivent posséder les objets pour fournir un matériau dont puisse user l'originaire ne peuvent que se reconstruire à partir d'une phase postérieure, dans laquelle on ne rencontre plus que quelques rejetons. Cette reconstruction nous fait poser comme vraisemblable qu'elles doivent répondre aux propriétés particulières que nous allons décrire.

2 | *Les conditions nécessaires pour la représentabilité de la rencontre*

L'activité du processus originaire est coextensive d'une expérience responsable de la mise en activité d'une, ou de plusieurs fonctions du corps résultant de l'excitation des surfaces sensorielles correspondantes.

Cette activité et cette excitation exigent la rencontre entre un organe sensoriel et un objet extérieur ayant un pouvoir de stimulation à son égard. C'est ce modèle sensoriel que le processus originaire reprend dans ses mises-en-forme. La représentation pictographique de cette rencontre a la particularité d'ignorer la dualité qui la compose. Le représenté se donne à la psyché comme présentation d'elle-même : l'agent représentant voit dans la représentation l'œuvre de son travail autonome, il y contemple l'engendrement de sa propre image. La représentation est donc « mise-en-présentation » de la psyché pour la psyché, autorencontre entre une activité originaire et un « produit », tout aussi originaire, qui se donne comme présentation de l'acte de représenter pour l'agent de la représentation. Ces *sursignification* et *surdétermination* du représenté en sont le caractère essentiel.

La première condition de la représentabilité de la rencontre nous renvoie donc au corps et, plus précisément, à l'activité sensorielle qui lui est propre. Cette première condition sera analysée de manière plus détaillée lorsque nous parlerons de *l'emprunt* fait par la psyché au modèle sensoriel, ce qui nous permettra d'expliciter la texture particulière du pictogramme. Avant de ce faire, nous allons considérer, sous quelles conditions, la représentation de la rencontre peut être source de plaisir et sous quelles conditions elle sera source de déplaisir. Nous rencontrons en ce point une deuxième loi générale de l'activité psychique : le but qu'elle vise n'est jamais gratuit, la dépense de travail qu'elle comporte doit être assurée d'une prime de plaisir, faute de quoi, le non-investissement de l'activité de représentation mettrait fin à l'activité vitale elle-même. Danger contre lequel la psyché est généralement préservée par la présence de ce que nous avons appelé le « plaisir minimal », conséquence de toute mise-en-relation, conforme au postulat, des éléments d'information qui se frayent un accès dans l'espace psychique et de l'état de quiescence qui en résulte pour l'activité de représentation, tant que le représenté s'offre comme un support qui aimante et fixe à son profit l'énergie dont dispose ce processus. Il est évident que si ce « plaisir minimal » était seul en cause, il ne pourrait avoir d'autre but que la pérennité d'une représentation inaugurale qui se ferait support, premier et dernier, de la totalité de l'énergie psychique. Visée impossible à réaliser mais qui, à nos yeux, témoigne de la complicité présente d'emblée entre principe de plaisir et pulsion de mort. Pour que cette complicité n'ait pas trop tôt gain de cause sur la visée d'Eros, il faut qu'à ce plaisir minimal viennent s'ajouter la quête et l'attente d'une « prime de plaisir », équivalent psychique d'un « plaisir d'organe », prime qui, à partir du moment où en est faite l'expérience, devient le but de l'activité psychique. S'il est vrai que, dans le représenté du pictogramme, ne peut exister une différence entre la représentation qui accompagne l'allaitement et la représentation de cette expérience en l'absence du sein, nous postulons néanmoins la perception fort précoce de la part de la psyché, d'un en-plus de plaisir éprouvé lors de la représentation accompagnée d'une expérience de satisfaction réelle, à condition toutefois que cette satisfaction soit apte à apporter du plaisir et ne se réduise pas à faire taire le besoin[1]. Nous verrons à quelles conditions elle doit répondre pour que cela soit possible, nous dirons dès maintenant, que la condition essentielle est que cette expérience puisse se représenter comme apportant du plaisir aux deux entités de ce que nous définirons comme « l'objet-zone complémentaire ». La prime de plaisir, comme visée de l'activité de représentation, est donc

1. Cette prime de plaisir n'implique pas que soit déjà reconnue l'existence du sein comme objet séparé du corps propre, même si elle le préannonce. Elle présuppose, par contre, que l'objet représenté comme auto-engendré soit aussi représenté comme objet expérimentant du plaisir.

reliée à la possibilité d'une représentation et d'une expérience qui puissent mettre respectivement en scène et en présence la jonction de deux plaisirs, celui du représentant et celui de l'objet qu'il représente et qu'il rencontre au cours de l'expérience (de la satisfaction du besoin).

Si on veut maintenant analyser les conditions relatives à l'affect de déplaisir, nous dirons que cet affect est présent chaque fois que l'état de fixation devient impossible et que l'activité psychique doit reforger une représentation. On peut recourir à la métaphore énergétique et dire que le travail nécessaire à la mise en place d'une nouvelle représentation a comme conséquence un état de tension, responsable de ce que nous appellerons le « déplaisir minimal », symétrique de ce que nous avons appelé le plaisir minimal.

Plus importante et plus essentielle pour comprendre le fonctionnement psychique, est la relation existante entre l'affect de déplaisir et la représentation qui lui est indissociablement liée. Cette relation va nous obliger à aborder la question que pose la pulsion de mort et de faire appel au concept que nous avons avancé en parlant d'une haine radicale, aussi originaire que son opposé.

La représentation de l'affect de déplaisir ne pourrait se comprendre sans postuler la présence originaire de l'antinomie propre aux deux visées du désir : désir d'investir l'objet en le métabolisant en la représentation d'une partie du corps propre, désir de l'incorporer, et, grâce à cela, désir d'investir l'incorporant lui-même, et désir d'autonéantisation qui fait de la représentation de l'instance représentante l'autoprésentation de l'instance engendrant le déplaisir. Chaque fois que la persistance du besoin oblige l'activité psychique à en être informée et à représenter, dans et par le pictogramme, ce qui serait cause de déplaisir, va avoir gain de cause une représentation qui respecte, évidemment, le postulat de l'originaire mais qui prouve sa soumission aux visées de Thanatos : dans ce cas l'instance qui se spécularise dans le représenté se contemple comme source engendrant sa propre souffrance, c'est alors cette image d'elle-même qu'elle vise à annuler et à détruire. Le déplaisir a comme corollaire et comme synonyme un désir d'autodestruction, première manifestation d'une pulsion de mort qui voit dans l'activité de représentation, en tant que forme originelle de la vie psychique, la tendance contraire à son propre désir de retour à l'avant de toute représentation. Cette hypothèse a l'avantage de faire mieux comprendre ce qui sépare ces deux concepts, appelés par Freud, le principe de Nirvana et la pulsion de mort. Si l'on peut voir dans le premier l'actualisation d'un principe de plaisir qui tend à la quiescence et à la persistance immuable d'une première représentation, s'offrant à la psyché comme preuve de sa toute-puissance d'auto-engendrement de l'état de plaisir et comme témoin de son pouvoir de créer l'objet conforme à son but et à jamais présent, il faut voir dans le deuxième une tendance tout aussi archaïque et insistante. Tout se passe comme si « l'avoir à représenter » en tant que corollaire de « l'avoir à désirer » dérangeait un sommeil antérieur, un avant inintelligible pour notre pensée et dans lequel tout était silence. Nous assistons à la manifestation d'une haine radicale, présente d'emblée, pour une activité de représentation dont l'entrée en action présuppose, à cause de « sa liaison avec le corporel », la perception d'un état de besoin que sa fonction est d'annuler. Chaque fois que l'activité psychique s'accompagne d'une excitation l'informant d'un état de besoin, son but sera de la métaboliser et de la représenter par sa négation, d'où l'ambivalence qu'elle nourrira à l'égard de sa propre production. L'état de plaisir qu'elle induit recouvre la perception d'un expérimenté que l'on fuit : l'amour que l'on porte à la représentation est l'envers, mais aussi le corollaire, de la haine que l'on porte au besoin en tant que témoin de l'existence d'un espace corporel autonome. Tout surgissement du désir de représenter a sa source dans le désir de forclore la possible irruption du besoin et de ce dont il témoigne : dès lors le désir lui-même risque, paradoxalement, de se découvrir désirant d'un état qui le rendrait inutile et sans objet. Le désir de ne pas avoir à désirer est une visée inhérente au désir lui-même. *Désir de non-désir* : cette formule, par nous souvent employée, exprime notre conception de la pulsion de mort[1]. Parce que partie intégrante des visées du désir, la haine pour tout objet manifestant la présence du désir risque de gagner la partie, chaque fois que le représenté ne réussit plus à ignorer le besoin et donc chaque fois qu'il risque de s'accompagner d'un éprouvé de déplaisir. Dans ce cas la psyché contemplera dans le résultat de son propre travail la démonstration et la preuve de l'existence de *son ailleurs*, *l'espace corporel*, qu'elle ne peut que haïr et vouloir détruire, chaque fois qu'il se révèle soumis à un pouvoir sur lequel elle n'a pas de prise. Etrange destin du corps, lourd de conséquences, qui est conjointement le substrat nécessaire à la vie psychique, le fournisseur des modèles somatiques que lui emprunte la représentation, mais qui, parce que obéissant à des lois hétérogènes à celles de la psyché, et qui devront pourtant imposer leur exigence et obtenir une satisfaction réelle, commence par apparaître à l'instance psychique comme preuve irréductible de la présence d'un ailleurs, et de ce fait comme objet privilégié d'un désir de destruction. Il est vrai qu'à l'inverse, si la vie se poursuit, le corps comme cet ensemble d'organes et de fonctions sen-

1. On peut se demander si les considérations « philosophiques » de Freud concernant la pulsion de mort, ou notre hypothèse d'un mouvement vers l'avant du désir ou d'un désir de non-désir ne sont pas des phantasmes. Mais ces phantasmes rendus intelligibles pour et par le Je, où pourraient-ils trouver leur source sinon dans l'existence d'une force x que le sujet ne peut rendre intelligible qu'en l'appelant pulsion de mort ? Que le Je ne puisse accepter l'existence d'un désir de mort qui va à l'encontre du sentiment de scandale qu'il éprouve face à elle, est naturel.

Mais quand ce même Je accepte le risque de vouloir connaître ce qui n'est pas lui, il est dans l'obligation de voir l'inacceptable et de reconnaître l'impact d'un désir à lui hétérogène et qu'il apprivoisera en le transformant en un concept théorique. Lui reste en prime de pouvoir se dire, que, même s'il ne le sait pas, il mourra parce que tel est son désir : dernière et illusoire victoire du Je ? Peut-être, mais on a l'impression que cette victoire est bien vécue comme telle en un autre espace. Et cette « impression » étrangère au Je et que pourtant l'histoire nous démontre présente bien avant Freud, d'où pourrait-elle surgir sinon d'un tréfonds de la psyché qui attend et espère n'avoir plus de raison de poursuivre son travail de quête ? Si la « pulsion de mort » est un « phantasme » de Freud, il est, comme tout phantasme, réalisation d'un désir inconscient qu'il ne fait que mettre en sens pour lui donner accès dans le champ du Je.

sorielles grâce auquel la psyché découvre son pouvoir — de voir, d'entendre, de goûter, de toucher — devient source et lieu d'un plaisir érogène permettant que certains de ses fragments soient immédiatement investis par la libido narcissique au service d'Eros.

Nous verrons que cette autodécouverte du pouvoir de ses fonctions sensorielles se présentera dans le pictogramme par le modèle du prendre-en-soi un objet auto-engendré.

Ce que nous avons dit jusqu'à maintenant offre un premier schéma des éléments organisant la situation originelle de la rencontre bouche-sein quand on privilégie ce qui est à l'œuvre du seul côté de l'*infans*.

Nous avons successivement rencontré :

— un éprouvé du corps, ce que nous avons appelé l'*x* inconnaissable, qui accompagne une activité de représentation donnant lieu au pictogramme ;
— un affect qui lui est indissociablement lié, et qui peut être affect de plaisir ou de déplaisir ;
— la présence originelle d'une ambivalence radicale du désir face à sa propre production, qui pourra être, tout autant, support de sa tendance à s'y fixer que support de son souhait de la détruire, parce que preuve de l'existence d'un ailleurs qui échappe à son pouvoir, mais aussi d'un ailleurs qui l'oblige à continuer son travail de représentation, qui lui interdit de préserver un état de fixation ;
— enfin, l'ambivalence de tout investissement concernant le corps. Founisseur d'un modèle que le pictogramme reprend à son compte, il apparaîtra, tour à tour, comme ensemble de zones érogénéisées et, de ce fait, comme espace investi par la libido narcissique et comme cet ailleurs abhorré, chaque fois qu'il vient dénoncer les limites du pouvoir de la psyché et démentir la légende de l'hallucination sur la non-existence d'un hors-psyché.

Après cette première mise-en-place des facteurs organisant l'activité et l'économie du processus originaire, nous allons considérer, sous un autre angle, la relation psyché-corps, en explicitant ce que nous entendons par l'emprunt fait au modèle corporel.

3 | *L'emprunt fait au modèle sensoriel par l'activité de l'originaire*

Nous partons de l'hypothèse que la vie de l'organisme a comme fondement une oscillation continue entre deux formes élémentaires d'activité que nous nommons :

— « le prendre-en-soi »,
— « le rejeter-hors-soi »,

ces deux activités s'accompagnant d'un travail de métabolisation du « pris », qui le transforme en un matériau du corps propre, les résidus de cette opération étant expulsés du corps.

Respiration et alimentation en sont un exemple simple et clair. Ce double mécanisme peut, *mutatis mutandis*, s'extrapoler à l'ensemble des systèmes sensoriels dont la fonction implique analogiquement la « prise-en-soi » de l'information, source d'excitation et source de plaisir, et la tentative de « rejeter-hors-soi » cette même information quand elle devient source de déplaisir. Une première différence mérite attention : il est possible de vomir le lait, il est impossible, en cette étape de l'existence, de se boucher le nez ou de fermer la cavité auditive. De plus, toute information sensorielle a le pouvoir d'excéder le seuil de tolérance et de se transformer en excitation, source de douleur[1]. Le terme d'information, que nous avons introduit dès les premières pages, a pour but de donner la préséance au rôle tenu par les fonctions sensorielles. En parlant d'information, nous ne pensons pas nous enfermer dans une nouvelle forme d'organicisme inspiré de la cybernétique ; bien au contraire, nous

1. Nous verrons à propos du processus primaire pourquoi cette impossibilité de forclore l'information concernant l'audition va doter la voix d'un statut particulier.

espérons par là poser à l'avant de la scène un ensemble de fonctions ayant la tâche d'informer psyché et monde de leur mutuelle interdépendance dans un registre bien particulier et bien « psychique », si on ose dire, celui du plaisir et de sa relation au discours. Vu, entendu, goûté, touché se retrouveront, dès qu'il y a accès au langage, sous l'égide d'un énoncé qui décidera du message *affectif* qu'informé et voix informante attendent et reçoivent l'un de l'autre. L'instrumentation du message sur l'objet sensible fera que ce sera ce qui est énoncé par le message qui décidera de la relation de l'expérience sensorielle et de l'objet sensible au plaisir et au déplaisir, au licite et à l'interdit. Ajoutons que les expériences récentes de désafférenciation sensorielle semblent prouver que, parallèlement à ces objets de besoin que sont l'aliment, l'air, l'appoint calorique, est nécessaire, pendant la phase vigile, un apport d'information sensorielle continu faute duquel la psyché semble avoir bien du mal à pouvoir fonctionner sans avoir à halluciner l'information qui lui fait défaut.

En termes psychanalytiques, le « prendre-en-soi » et le « rejeter-hors-soi » peuvent d'emblée se traduire par un autre binôme : l'investissement ou le désinvestissement de ce dont on est informé et de l'objet d'excitation responsable de cette information. Il est important de souligner que la représentation pictographique des concepts du « prendre » et du « rejeter » reste en cette phase la seule représentation possible de toute expérience sensorielle : vu, entendu, goûté seront, ou bien perçus par la psyché comme une source de plaisir par elle auto-engendrée et donc par excellence faisant partie de ce qui « est pris » à l'intérieur d'elle-même, ou bien comme une source de souffrance à rejeter et ce rejet *implique* que la psyché s'automutile de ce qui, dans sa propre représentation, met en scène l'organe et la zone, source et siège de l'excitation.

En parlant de ce double modèle du prendre-en-soi et du rejeter-hors-soi nous abordons la description de la représentation que la psyché se donne de *son* éprouvé de plaisir ou de déplaisir. Les termes de modèle sensoriel ou corporel et d'emprunt réfèrent en effet aux matériaux présents dans la représentation pictographique, par laquelle la psyché s'auto-informe d'un état affectif qui la concerne seule. Il serait vain en ce registre de poser un ordre de préséance entre l'affect et sa représentation et aussi bien entre l'éprouvé et l'information que la psyché en a ; de même serait-il asensé de faire de la représentation la source d'un affect que son surgissement déclencherait, ou de voir dans l'affect un état préexistant que l'activité de représentation mettrait en scène. Il faut postuler la coalescence d'une représentation de l'affect qui est indivisible de l'affect de la représentation qui l'accompagne. Ils ne sont pas plus séparables que ne l'est le regard du vu : voir c'est la rencontre d'un organe sensoriel avec un phénomène doué de visibilité, aucune hiérarchisation temporelle n'est possible. Si nous avions à parler du Je, on nous accorderait facilement qu'il serait incongru de vouloir décider si un sentiment de joie, de dépit, d'envie, précède ou non sa nomination par le Je : il n'y a pas de sentiment séparable de la possibilité de l'exprimer par un énoncé. L'expression, intérieure ou communiquée, explicite ou implicite, du sentiment est corrélative de l'état qu'il manifeste et qui n'existerait simplement pas *pour le Je* sans cette possibilité de le nommer. Si on accepte d'appeler sentiment les affects présents et se manifestant, dans la sphère du Je, leur formulation devenant ainsi l'équivalent de la représentation pour l'affect, on comprendra mieux l'indissociabilité des deux termes de ce second binôme.

Se pose ici la question du rapport existant entre le terme d'emprunt que nous proposons et celui d'étayage employé par Freud : leur proximité est évidente, néanmoins sur un point ils se différencient. L'étayage, dans l'acception que lui donne Freud, s'apparente plus à une « ruse de la psyché »[1] qui profiterait du chemin que fraye la perception du besoin, ou l'état de satisfaction, pour permettre à la pulsion de l'informer de ses exigences vitales afin, comme l'écrit Freud, « d'obliger le système nerveux à élaborer des activités plus interdépendantes

1. En fait, il faudrait parler d'une ruse de ce que Freud a commencé par appeler les pulsions de conservation.

et plus complexes capables d'effectuer des modifications sur le monde extérieur dans le but de satisfaire la source des stimulations endogènes »[1].

L'hétérogénéité, posée d'emblée par Freud, entre besoin et pulsion est un concept nodal de la théorie psychanalytique : mais cette hétérogénéité n'empêche pas qu'on trouve entre ces deux entités une relation qui n'est plus de l'ordre de l'étayage, mais d'une dépendance effective et persistante dans le registre du représenté. Persistance dont nous retrouverons la trace dans les figurations scéniques forgées par le primaire, dans lesquelles apparaîtra la place prépondérante tenue par l'image du corps. Notre hypothèse sur l'originaire, comme création se répétant indéfiniment le long de l'existence, implique une énigmatique interaction entre ce que nous nommons le « fond représentatif » sur lequel fonctionne tout sujet et une activité organique, dont nous ne pouvons percevoir les effets, dans le champ psychique, qu'en des moments singuliers et privilégiés, ou alors, et ici encore de manière déguisée, dans le vécu psychotique. Ayant défini le terme d'emprunt, nous pouvons aborder l'analyse du représenté : c'est-à-dire ce que nous supposons qu'un hypothétique et impossible regard verrait s'il pouvait contempler la représentation pictographique. Parler de regard hypothétique et impossible suffit à rappeler que nous ne faisons que reconstruire ce qui nous paraît vraisemblable, à partir de la connaissance que l'analyste peut avoir d'expériences vécues par des sujets qui ont, depuis longtemps, dépassé ce moment où le seul processus originaire occupait la scène.

4 | *Pictogramme et spécularisation*

Nous analyserons dans la partie réservée au Je le concept de stade de miroir, tel que le définit Jacques Lacan. Mais bien avant ce moment, et en fait dès l'origine

1. Sigmund Freud, *Les pulsions et leur destin.*

de l'activité psychique, on constate la présence et la prégnance d'un *phénomène de spécularisation* : toute création de l'activité psychique se donne à la psyché comme reflet, présentation d'elle-même, force engendrant cette image de chose dans laquelle elle se reflète ; reflet qu'elle contemple comme sa création, « image » qui est conjointement pour la psyché présentation de l'agent producteur et de l'activité produisante. Si on admet qu'en cette phase le monde — le hors-psyché — n'a pas d'existence hors la représentation pictographique que l'originaire en forge, il s'ensuit que la psyché rencontre le monde comme un fragment de surface spéculaire, dans laquelle elle mire son propre reflet. Du hors-soi elle commence par ne connaître que ce qui peut se donner comme image-de-soi, et le soi à son tour se présente à lui-même comme, et par cette activité et ce pouvoir qui ont engendré ce fragment du hors-soi qui en est la spécularisation[1]. Terme qui est fort proche, dans l'acception que nous lui donnons, de celui de complémentarité : si dans la problématique, ici en cause, on ne considère que ce qui est du ressort de l'activité de représentation, on constate que représentant et représentation du monde sont complémentaires l'un de l'autre, chacun étant pour l'autre condition d'existence. Ce travail de réflexion continue est la pulsation même de la vie psychique, son mode et sa forme d'être, exigence aussi impérieuse que l'exigence du pouvoir respirer pour la survie de l'organisme.

Cette complémentarité spéculaire entre l'espace psychique et l'espace du monde trouve son modèle de représentation dans l'emprunt fait par la psyché à l'expérience sensible. C'est sur le « *vecteur sensoriel* » que s'étaye le pulsionnel ; la perception du besoin lui-même se fraye un accès à la psyché grâce à une représentation qui met en scène l'absence d'un objet sensible, source de plaisir pour l'organe correspondant. Si nous avons choisi, comme point de départ de notre construction, l'expérience inaugurale d'un éprouvé de plaisir, c'est en raison de la fonc-

1. Quand nous parlons de « soi » nous n'entendons rien d'autre que *l'instance représentante*.

tion que nous accordons à l'activité sensorielle, source originelle d'un *plaisir* (du goûter, de l'entendre, du voir, du sentir, du toucher) qui est *condition et cause* de l'investissement d'une activité corporelle que la psyché découvre en son pouvoir. Expérience d'un plaisir qu'elle se procure qui est *le préalable nécessaire à l'investissement de l'activité de représentation et de l'image qui en résulte*. Il faut bien souligner l'intrication synchronique de ces différents moments qui s'additionnent pour former une expérience globale et indissociable :

— perception sensible d'un bruit, d'un goût, d'un toucher, d'une odeur, d'un vu, *source de plaisir*, coïncidant temporellement avec l'expérience de la satisfaction du besoin alimentaire et l'excitation effective de la zone orale, mais aussi, avec la satisfaction d'une attente de l'organisation sensible, pour énigmatique que nous restent la présence de ce besoin élémentaire d'information des sens et ce plaisir résultant de leur mise en activité ;
— découverte d'un pouvoir « voir, entendre, sentir, toucher, goûter », qui va être métabolisé par la psyché dans la représentation de son pouvoir d'auto-engendrer l'objet et l'état de plaisir ;
— représentation de cette dualité « zone sensorielle-objet cause de l'excitation » par une image qui les met en scène comme une entité unique et indissociable ; c'est cette entité que nous appelons « l'image de la chose corporelle » ou, formulation que nous préférons, « *l'image de l'objet-zone complémentaire* ». Cette image est le pictogramme, en tant que mise en forme d'un schéma relationnel, dans lequel le représentant se reflète comme totalité identique au monde. Ce que l'activité psychique contemple et investit dans le pictogramme, c'est ce reflet d'elle-même qui l'assure que, entre l'espace psychique et l'espace du hors-psyché, existe une relation d'identité et de spécularisation réciproques.

Nous reviendrons de manière plus détaillée, à propos de la voix, sur le concept de zone érogène, mais il faut dès maintenant souligner que dès l'origine de l'expérience de plaisir, tout plaisir d'une zone est conjointement, et doit l'être, plaisir global de l'ensemble des zones. L'expérience de l'allaitement s'accompagne d'une série de perceptions touchant les différents organes sensoriels : le plaisir, dès sa première apparition, va paradoxalement anticiper sur cette expérience d'une totalité indicible de l'éprouvé que, dans un lointain après-coup, on appellera jouissance. Nous verrons, à propos de l'entrée en action du primaire, que cette réflexion se retrouve dans la première phase de cette activité : la première reconnaissance d'un hors-soi reste tributaire d'une première relation d'identité dans laquelle la reconnaissance d'une « altérité » est conjointement reconnue et niée. Reconnue comme peut l'être le sosie dont j'accepte de savoir qu'il n'est pas moi, niée puisque à la réalité de la différence se substitue l'illusion de la mêmeté entre ce qui apparaît dans un ailleurs reconnu comme tel et la forme sous laquelle la psyché se pense et se représente.

A partir de ces constatations on peut définir comme suit ce qui spécifie la représentation pictographique : la mise-en-forme d'un perçu par laquelle se présentent, dans l'originaire et pour l'originaire, les affects dont il est successivement siège, activité inaugurale de la psyché pour laquelle toute représentation est toujours auto-référente et reste à jamais indicible, ne pouvant répondre à aucune des lois auxquelles doit obéir le dicible, pour élémentaire qu'il soit. Cette spécularisation soi-monde démontre l'ambiguïté de l'acception, donnée couramment au concept de narcissisme primaire. Si le représentant *est* le monde, et inversement, cette réflexion « folle » du monde par le représentant fait que ce dernier se présente à lui-même comme reflet du « tout » ou comme reflet du « néant » : Eros et Thanatos signent de leur nom deux autoprésentations qui subsument la totalité de l'existant. Dès lors à côté d'une présentation narcissique d'un soi-monde il faut poser la présentation (narcissique ?) d'un soi-néant : on peut évidemment qualifier de narcissique la réduction du monde à un « néant », qui réfère, de fait, à un état de la psyché, mais dans ce cas s'effondre l'idée d'une étape originelle et paradisiaque où la psyché ne percevait dans le monde qu'une totalité pleine s'offrant comme preuve de son tout-pouvoir sur le plaisir.

5 | *Pictogramme et plaisir érogène*

La totalité synchronique de l'excitation des zones est d'une importance fondamentale : préalable nécessaire à l'intégration du corps comme unité future, mais, aussi, cause d'une fragmentation de cette « unité » qui est à la source d'une angoisse de morcellement, dont on comprend quelle désintégration de l'image du corps elle implique. Cette synchronie des plaisirs érogènes est de plus coextensive d'une première expérience d'allaitement qui met en présence une bouche et un sein et s'accompagne d'un premier acte d'avalement de nourriture qui, dans le registre du corps, fait disparaître son état de besoin. Si le concept d'oralité, ou de phase orale, tient une telle place dans la théorie analytique, c'est bien parce qu'il réfère à cette expérience inaugurale de plaisir qui fait coïncider :

— la satisfaction du besoin ;
— l'avalement d'un objet pris en soi ;
— la rencontre par l'organisation sensorielle d'objets, source d'excitation et cause de plaisir.

Le sein doit être considéré, en ce stade, comme un fragment du monde qui a la particularité d'être conjointement audible, visible, tactile, olfactif, nourrissant, et donc d'être dispensateur de la totalité des plaisirs. Ce fragment, par sa présence, déclenche l'activité du système sensoriel et de cette part du système musculaire nécessaire à l'acte de la succion : la psyché va dès lors établir une identité entre ce qui est réellement effet d'une activité musculaire, qui avale un élément extérieur et qui, ce faisant, satisfait un besoin, et ce qui résulte de l'excitation sensorielle qui, à son tour, pourrait-on dire, « avale » le plaisir qu'elle éprouve le temps de son excitation. C'est pourquoi la bouche deviendra représentant pictographique, et métonymique, des activités de l'ensemble des zones, représentant qui *autocrée par avalement* la totalité des attributs d'un objet — le sein — qui sera à son tour représenté comme source globale et unique des plaisirs sensoriels. Zone et objet primordiaux qui n'existent que l'un par l'autre, leur indissociabilité est corrélative de leur représentation et de son postulat, exactement au même titre que dans l'expérience de l'audition sont indissociables l'activité de l'organe sensoriel et l'onde sonore, source d'excitation. Cette « *zone-objet complémentaire* » est la représentation primordiale par laquelle la psyché met en scène toute expérience de rencontre entre elle et le monde. Elle est la protoreprésentation de ce que l'on retrouvera à la source de l'activité phantasmatique du primaire, soit le phantasme originaire d'une scène primitive. Ce que l'activité originaire perçoit du milieu ambiant (psychique) où elle baigne, ce qu'elle intuitionne quant aux affects dont sont responsables les ombres qui l'entourent se présentera pour elle et sera par elle représenté par la seule forme dont elle dispose : l'image d'un espace extérieur qui, ne pouvant être que le reflet d'elle-même, devient l'équivalent d'un espace où entre les objets existe une même relation de complémentarité et d'interpénétration réciproque.

La présentation pictographique, que le primaire transformera en une scène primitive, métabolise le couple parental dans la représentation de deux parties qui ne peuvent exister que sous une forme indissociée : prise-en-soi ou rejet de l'une par l'autre, sans qu'il puisse y avoir une quelconque préséance.

Nous avons jusqu'ici parlé de l'objet-zone complémentaire comme coextensif d'une expérience de plaisir. Or, le déplaisir et la souffrance du corps sont des phénomènes tout aussi présents. Nous avons vu plus haut quelle était notre hypothèse sur la représentation accompagnant l'affect déplaisir : ce que nous venons de dire sur le pictogramme permet de mieux comprendre notre option. La complémentarité zone-objet et son corollaire, soit l'illusion que toute zone auto-engendre l'objet à elle conforme, fait que le déplaisir résultant de l'absence de l'objet ou de son inadéquation, par excès ou par défaut, va se présentifier comme absence, excès ou défaut de la zone elle-même. « Le mauvais-objet » est en ce stade indissociable d'une « mauvaise zone », le « mauvais sein » de la « mauvaise bouche » et plus généralement le mauvais, comme totalisation des objets, du mauvais comme totalisation des zones et donc comme totalisation du représentant. Mais, comme leur indissociabilité reste entière dans le registre pictographique, il s'ensuivra la mise-en-scène d'un impossible écartèlement, d'un arrachement, violent et réciproque, se perpétuant entre zone et objet : une bouche essayant d'arracher le sein, un sein tentant de s'arracher de la bouche. Le pictogramme représentera une même unité « objet-zone » comme lieu d'un double désir de destruction, lieu où se déroule un conflit mortifère et sans fin. Le « rejeter-hors-soi » trouve sa première illustration dans la mise-en-scène d'un rejet mutuel entre zone et objet et, de ce fait, d'un *rejet mutuel entre l'instance représentante et le représenté*, conséquence de la réfraction spéculaire propre à ce stade. Le résultat sera que le rejet de l'objet, son désinvestissement impliqueront un même rejet et désinvestissement de la zone complémentaire. Le désir de détruire l'objet s'accompagnera toujours, dans l'originaire, du désir d'anéantir une zone érogène et sensorielle, et aussi l'activité dont cette zone est le siège : l'objet vu ne peut être, en cette phase, rejeté qu'en renonçant à la zone visuelle et à l'activité qui lui est propre. Dans cette mutilation d'une zone-fonction source de plaisir, on retrouve le prototype archaïque de la castration que le primaire aura à remodeler. Dans l'originaire, tout organe de plaisir peut devenir ce dont on se mutile afin d'annuler le déplaisir dont il se montre tout à coup responsable. Au cours de l'évolution psychique, le phantasme de castration viendra donner sa forme dernière et définitive à une angoisse que le sujet ne fait que retrouver : celle qui le saisit en voyant se lever à ses frontières cette force destructrice toujours prête à anéantir tout ce qui le confronte à un éprouvé de déplaisir[1]. C'est

1. Nous restons fidèle à une option faite par nous depuis longtemps : l'angoisse de mort précède l'angoisse de castration, qui en est une réélaboration.

ici que prend, à nos yeux, toute son importance ce passage de Freud :

« Le Moi hait, déteste, poursuit de ses desseins de destruction tous les objets qui deviennent une source d'impression désagréable, qu'ils constituent pour lui un renoncement à la satisfaction sexuelle ou bien à la satisfaction du besoin de conservation. On peut poser que le véritable prototype de la relation de haine n'émane pas de la vie sexuelle mais des luttes du Moi pour se maintenir et s'affirmer. L'amour et la haine qui nous apparaissent comme des contraires pleinement tangibles ne sont pas toutefois dans un rapport simple. *Ils ne sont pas issus de la scission de quelque chose de primitivement commun mais ont des origines différentes et ont chacun subi une évolution particulière avant de s'être constitués en contraire sous l'influence de la relation plaisir-déplaisir...* Du point de vue de la relation avec l'objet *la haine est antérieure à l'amour*, elle émane du rejet initial par le Moi narcissique du monde extérieur, fauteur d'excitation » (Freud, *Les pulsions et leur destin*). *(C'est nous qui soulignons.)*

Dans notre conception, la haine n'est ni antérieure ni postérieure à l'amour : les deux termes désignent l'affect et le but, propres à deux représentations inaugurales, une fois que le discours veut en rendre compte. La première a sa source dans la visée englobante, unifiante et centrifuge d'Eros, qui, par l'indissociabilité zone-objet, met en forme l'image d'un monde dans lequel tout objet tend vers et rejoint son complément, s'y unit pour retrouver une totalité parfaite. La seconde prend racine dans l'aire de Thanatos, sa visée restera la néantisation du désir et de sa quête, sa tendance sera de haïr radicalement tout ce qui, en se présentant comme complément nécessaire à la satisfaction, vient démontrer la dépendance de la zone à l'objet, et rappeler que la psyché pourrait se découvrir en état de manque, être obligée de désirer ce qui n'est pas là, se présenter à elle-même comme manquant de pouvoir sur le plaisir, comme capacité de souffrance et d'attente. C'est cette présentation d'elle-même qui est à la source inaugurale de la haine. La mise-en-scène de l'arrachement et du rejet entre zone et objet est *aussi* la représentation de la relation de haine présente entre Thanatos et Eros, dès que celui-ci ne réussit plus à prendre le premier au piège d'une fixation entre la libido et l'objet, fixation qui apporte l'illusion d'un retour à un silence et à un *statu quo* éternel.

Ces deux représentations inaugurales des deux expériences affectives, dont la psyché est tour à tour le siège, sont l'infrastructure responsable de ce qui se *re-produira* sur la scène de l'originaire le temps de la vie : cette re-production d'un représenté toujours identique à lui-même est un des caractères distinctifs de l'originaire. Elle est responsable de ce que nous avons appelé le « fond représentatif » qui accompagne l'éprouvé et l'expérience du Je.

6 | *La re-production du même*

Le terme d'originaire définit donc une forme d'activité et un mode de production qui sont seuls présents en une phase inaugurale de la vie. La relation existant entre l'énergie à l'œuvre et sa production tend au maintien d'un état statique. Cette visée peut se réaliser de deux façons :

— Par la fixation de l'énergie à un support (le représenté) qu'elle investit ; il y a dans ce cas attraction entre l'activité représentante et l'image représentée dont la psyché désirera dès lors la présence ou le retour. Ce tendre vers la représentation, ce désir de présence est ce que nous appelons Eros. On voit comment le sexuel pourra prendre la suite de l'érogène, dont il restera inséparable.

— Par la tentative d'anéantir toute raison de quête et d'attente grâce au retour à un silence premier, à un avant du désir où l'on ignorait d'être « condamné à désirer ». D'où la haine qui accompagne le premier éprouvé d'un non-plaisir venant dévoiler l'existence d'un ailleurs et la dépendance psychique à son égard. Cette tendance régressive vers un impossible avant est ce que nous appelons Thanatos. Ce n'est pas la mort, telle que le discours la conçoit qui est désirée, mais cet avant *impensable* pour le discours : avant de la vie, avant du désir, avant d'un plaisir toujours payé d'un moment où le déplaisir est, ou serait, possible, et aussi, avant d'un « avoir à représenter » synonyme d'un « avoir à exister ».

Il y a donc antinomie entre les deux voies qui s'offrent à l'énergie psychique pour atteindre son but. Le conflit est d'emblée présent puisque chaque fois que l'état de désir surgira — ce qui a comme préalable l'éprouvé d'un état de manque[1], fût-il ponctuel — il y aura, conjointement, quête de l'objet attendu et rejet de toute activité de quête, désir de présence et haine pour une rencontre, qui est preuve indirecte de l'existence du besoin et du manque. Dès lors, Eros ne peut gagner la partie que si l'attente du plaisir ne se prolonge pas, sa ruse étant d'offrir à Thanatos *par la voie de l'objet* l'illusion qu'il a atteint son but : le silence du désir, l'état de quiétude, le repos de l'activité de représentation.

Dans le registre économique, l'originaire reste sous l'emprise de cette force aveugle qui tend à préserver un état de quiescence et qui, laissée à elle-même, ne pourrait osciller qu'entre une fixation perpétuelle au premier support rencontré et l'impossible néantisation d'elle-même. Dans cette optique on pourrait dire que la mort est le dernier leurre que l'homme rencontre sur son chemin, qu'en désirant mourir il espère « follement » atteindre un avant du désir, en oubliant que cet avant implique l'annulation de toute possibilité d'en jouir. On voit la ténacité d'une haine dont l'objet est « en vérité » le désir, haine qui réussit à faire de la mort la ruse, par laquelle Eros pourra croire trouver un dernier objet finalement conforme à son attente, alors que ce qui est de fait attendu « ailleurs », c'est la néantisation définitive de tout désir et de toute raison d'avoir à désirer.

Nous avons avancé que rien ne peut apparaître sur la scène psychique sinon dans et par cette représentation : d'où l'importance accordée à ce qui se figure sur la scène, à l'emprunt fait au modèle sensoriel et au concept de

1. Ce manque se réfère au même titre aux objets nécessaires aux besoins du corps et aux « besoins » de la psyché, objets que le hors-soi doit pouvoir fournir.

pictogramme qui en résulte. Le pictogramme n'est rien d'autre que la première représentation que se donne d'elle-même l'activité psychique par sa mise-en-forme de l'objet-zone complémentaire et par le schéma relationnel qu'elle impose à ces deux entités. Plaisir et déplaisir dépendront des relations respectivement mises en scène entre l'objet et la zone. L'état d'attraction réciproque, d'aimantation de l'une par l'autre sera la représentation coextensive de tout éprouvé de plaisir : l'état de rejet, d'agression de l'un par l'autre, celle coextensive de tout éprouvé de déplaisir.

Quelle que soit la diversité des expériences de plaisir ou de déplaisir de l'*infans*, quels que soient la zone et l'objet concernés et quelle qu'en soit la cause (endogène ou exogène), l'expérience elle-même, l'expérience en soi pourrait-on dire, sera métabolisée, ou bien en une représentation dans laquelle l'acte de prendre-en-soi, de se réunir indissociablement à son complément, est corrélatif de l'état de plaisir, ou bien en une représentation où l'acte du rejeter, du déchirer est corrélatif de l'état de déplaisir. En d'autres termes, la psyché contemple dans la représentation sa propre forme d'activité (prendre ou rejeter) ; dans le premier cas, elle investit cette force produisante et le produit qui en résulte, dans le second, elle voit dans la représentation de son activité et de son produit la cause haïe de sa souffrance. Ce schéma relationnel, première métabolisation de la relation psyché-monde *et* de la relation de la psyché à ses productions psychiques reste, selon nous, pour toujours à l'œuvre : l'agir de l'homme, la succession de ses expériences se traduiront sur la scène de l'originaire par ce « flux représentatif » dans lequel la relation de la psyché à ce qu'elle produit, et à ce qu'elle expérimente, s'exprime et se manifeste par un pictogramme dans lequel la relation du représentant au représenté exprime, ou bien leur coalescence, leur investissement réciproque, ou bien leur haine, leur rejet, leur tentative de se détruire l'un l'autre. Cette représentation reste tributaire de l'emprunt fait à l'image d'une chose et d'une fonction du corps. C'est par cette même représentation que le processus originaire va métaboliser les productions psychiques que l'on doit aussi bien au primaire qu'au secondaire, chaque fois que ces productions ont à faire avec la mise-en-scène et la mise-en-sens d'un *affect*. Joie et douleur, en tant que sentiment du Je, seront métamorphosés par ce processus en des hiéroglyphes corporels. Toute représentation d'une zone érogène, et de sa fonction, devient métonymie de la totalité de l'espace et de l'activité du corps et, donc, de l'espace et de l'activité psychique. Toute production de cet espace sera métabolisée par l'originaire et représentée comme effet de son pouvoir d'engendrement de l'objet de plaisir, ou comme effet de son pouvoir d'engendrer l'objet à détruire. C'est l'image de la réunification des deux entités constituant l'objet complémentaire, source d'un plaisir continu, ou l'image d'un objet dans lequel les deux entités qui le composent se déchirent et s'écartèlent, qui viennent tour à tour représenter, sur la scène de l'originaire, ce qui est à l'œuvre dans les deux autres espaces qui appartiennent à une même psyché. Répétition immuable d'une représentation qui ne peut user que de ces signes. Le plaisir ou le déplaisir éprouvé par le Je et la relation du Je à la « pensée », conçue comme sa production et par laquelle il prend connaissance de son éprouvé et le remodèle en le nommant, se représentera sur la scène de l'originaire par un pictogramme illustrant de manière conforme à son postulat, la relation du pensant au pensé et, donc, du Je à l'idée produite. L'hétérogénéité radicale séparant la représentation idéique du Je du représentant pictographique de ce même Je comporte un décalage entre l'intensité des affects coextensifs de la représentation pictographique de la relation Je-pensée et les sentiments présents entre le Je et les représentations conformes à son postulat. Si, dans le deuxième cas, il y a possibilité d'une gradation, d'une relativisation, de la coexistence de sentiments divers, l'originaire est toujours sous l'emprise de la loi du « tout ou tout » de l'amour ou de la haine. Cela implique le risque d'une irruption soudaine et destructurante dans l'espace du Je, pour bien défendu qu'il soit (et il l'est), d'un affect immaîtrisable qui pourra indifféremment faire précipiter le sujet dans le gouffre de la fusion ou dans celui du meurtre (de lui-même ou de l'Autre). C'est cette possibilité qui justifie l'importance que nous accordons à notre hypothèse pour la compréhension de certains phénomènes cliniques propres à la psychose[1] et que nous retrouverons dans la partie qui lui sera consacrée.

On peut néanmoins souligner qu'un trait spécifique de la psychose est de rendre possible la réactualisation entre l'espace originaire et l'espace du hors-soi d'un état de spécularisation. Possibilité qui, même dans la psychose, n'apparaît que dans ces moments ponctuels et dramatiques que l'observateur nomme *acting out* ou impulsion. Le pictogramme, comme tel, n'a pas de place dans la figuration phantasmatique qui, elle, comporte la présence d'un troisième pôle représenté par un regard extérieur à la scène, et, encore moins, a-t-il une place dans le registre du dicible.

A l'opposé, la scène de la réalité peut se prêter à sa projection chaque fois que le Je risque de percevoir, sur la scène du réel, une image de lui-même proche de sa propre représentation pictographique. Dans ce cas le Je, loin de trouver à l'extérieur des repères identificatoires consolidant son pouvoir de forclore toute production de l'originaire, contemple sidéré une image de lui-même qu'il ne peut reconnaître, mais qui entre en résonance avec la représentation pictographique du Je, dans et par l'originaire. Deux reflets identiques se renvoient l'un à l'autre ; de quelque côté que se tourne le Je, il bute sur un même inconnaissable, parce que indicible, surgissant aux deux frontières de son espace psychique. La relation Je-originaire et Je-monde n'est plus différenciable. Il en résultera une mise-hors-fonction du percevant, l'annulation momentanée de tout écart séparant regardant et regardé, le *fading* du Je et de ces résidus, qui le représentent dans la psychose. On assistera, alors, non pas à un « ça parle » mais à un « ça réagit » ou à un « ça agit » : sur l'espace du réel se projettera la haine radicale ou le désir de fusion signant le pictogramme. Que son propre

1. Plus précisément à l'*acting out*, tel que nous le définirons.

corps ou le corps de l'autre deviennent l'espace à détruire ou avec lequel fusionner montre qu'ils ont retrouvé une indifférenciation première. Le pictogramme n'est évidemment en rien spécifique de la psychose, il permet néanmoins de comprendre pourquoi cette dernière garde la possibilité d'agir un impensé qui est aussi, pour les autres sujets, un impensable.

Avant de terminer ce chapitre sur l'originaire par le rappel des caractères que nous en avons proposés et afin de justifier l'importance que nous accordons à la représentation que ce processus se donne du Je et de ses productions, nous allons faire une parenthèse, pour donner un premier aperçu de ce que nous entendons par activité de penser et par représentation idéique, deux formulations synonymes, dans notre conception, du Je lui-même et dont on trouvera l'analyse dans le quatrième chapitre.

7 | *A propos de l'activité de penser*

A partir d'un certain moment, qui signe le passage de l'état d'*infans* à celui d'enfant, la psyché va conjointement acquérir les premiers rudiments du langage et une nouvelle « fonction » : il en résultera la constitution d'un troisième lieu psychique dans lequel tout existant devra acquérir le statut de « pensable », nécessaire à ce qu'il acquière l'attribut de dicible. Ce pensé-dicible peut se définir par le terme d'intelligible : se met ainsi en place une « fonction d'intellection » dont le produit sera le *flux idéique* qui accompagnera l'ensemble de l'activité, de la plus élémentaire à la plus élaborée, dont le Je peut être l'agent. Toute source d'excitation, toute information ne peut avoir accès dans le *registre du Je* que si elle peut donner lieu à la représentation d'une « idée ». Il faut ajouter que toute activité du Je va dès lors se traduire par ce « flux pensant », implicite ou explicite. On assiste à une véritable « traduction simultanée » en « idée » de toute forme du vécu du Je qui ait la qualité du conscient. Cette traduction représente un fond latent, généralement silencieux, mais qu'il est, le plus souvent, au pouvoir du Je de rendre présent par un acte de réflexion sur sa propre activité.

Le dicible est donc la qualité propre aux productions du Je. Si nous considérons maintenant non plus le Je mais cette phase intermédiaire entre l'originaire et le secondaire constituée par le *primaire*, nous dirons que le « pensable » y a place, qu'on y voit à l'œuvre des représentations idéiques, qu'image de mot et image de chose ont, après une première phase, opéré leur jonction, mais aussi que les liaisons reliant entre elles ces pensées-idées donnent jour à un « langage » dont la logique diffère de celle qu'imposera, par étapes, le discours constituant le Je.

Le surgissement de la « fonction d'intellection », comme nouvelle forme d'activité va, en un premier temps, s'adjoindre aux fonctions partielles préexistantes. Elle se présente à la psyché comme une nouvelle « zone-fonction » érogène dont « l'idée » serait l'objet à elle conforme et à la source de son plaisir, c'est là une condition nécessaire pour qu'il y ait investissement par le processus primaire de cette « zone pensante » et de sa forme d'activité. Comme nous le montrerons plus explicitement pour le plaisir d'ouïr, en tant que préalable nécessaire à un désir d'entendre, un « plaisir de penser » doit précéder un « vouloir » ou un « désirer penser ». On peut dire que l'activité de penser, condition d'existence du Je, se constitue comme l'équivalent d'une fonction et d'un plaisir « partiel », qui vont s'imposer à l'investissement du primaire grâce à l'érogénéisation que ce plaisir induit.

Si nous revenons sur la scène du Je, une fois achevée la mise-en-place des limites défendant son propre *Topos*, on constate que tout éprouvé, tout acte implique la coprésence d'une « idée » le rendant pensable et donc nommable. Ce dont le Je ne peut avoir une représentation idéique ne peut avoir pour lui d'existence, ce qui ne veut pas dire que le Je ne puisse pas en subir les effets. C'est pourquoi toute activité du Je comporte une production idéique, *une auto-information*, sorte de commentaire du vécu qui est l'œuvre et le but même de l'activité de penser, fonction du secondaire. Ce qui se déroule en ce registre s'accompagne de ce que nous appelons les *sentiments du Je*, soit l'*affect dans sa forme consciente*. Mais le propre du système psychique est de ne jamais renoncer à ses modes successifs de représentation : la participation du primaire à l'activité du Je n'est plus à démontrer.

Notre hypothèse sur le pictogramme postule sa coprésence, en un lieu forclos au Je et à son entendement, lors de toute pensée, de tout éprouvé, de toute production revendiqués par le Je comme *son* œuvre et *son* « bien ».

Il en résultera que tout acte d'investissement opéré par le Je et donc l'ensemble des relations présentes entre le Je et un objet — qu'il s'agisse d'un autre Je ou des « objets-biens » que le Je possède ou convoite — donneront lieu à une triple inscription dans l'espace psychique :

— Dans le registre du Je nous trouverons l'inscription de l'énoncé d'un sentiment, énoncé par lequel le Je prend et donne connaissance de sa relation aux « emblèmes-objets » par lui investis et qui ont aussi fonction de repères identificatoires.

— Dans le registre du primaire les souhaits du Je et ses sentiments se traduiront par un phantasme qui mettra en scène le déjà-là d'une réunification opérée ou d'une dépossession subie.

— Dans le registre de l'originaire on aura un pictogramme dans lequel, et c'est sa spécificité, le Je lui-même se présente comme zone complémentaire, l'objet investi — idée ou image — tenant lieu de l'objet complémentaire.

Ce pictogramme est la représentation que forge l'originaire des sentiments reliant le Je à ses objets. Cette hypothèse implique que l'idée, soit l'énoncé du sentiment, source de plaisir ou de souffrance, va se représenter par l'objet indissociablement relié à cette zone complémentaire qui représente pour l'originaire l'activité du Je : leur relation se présentera par la mise-en-scène d'un acte d'avalement, d'attraction mutuelle ou à l'inverse d'un acte de rejet, de répulsion, de haine. Cette hypothèse, nous la devons à notre mode d'entendre le discours psychotique : au-delà du sens manifeste ce qui nous a frappé depuis longtemps, plus particulièrement dans le discours schizophrénique, est la relation de l'énonçant à l'acte même de l'énonciation et la réponse qu'elle suscite chez celui qui reçoit « l'objet énoncé ». Il y a une sorte d'étrange réification du flux discursif, ou de sa rétention, qui fait irrésistiblement penser à une bouche qui déverse un flux alimentaire qui envahit l'Autre, pour le nourrir ou l'étouffer, à une bouche qui retient une gorgée d'aliment-excrément qui l'empoisonne. La relation du sujet à ce qui « est pensé » semble se rapprocher de ce qu'avait été une relation archaïque à l'avalé ou au vomi. « L'activité de penser » redevient, partiellement, l'équivalent de l'activité d'une « zone-fonction partielle » qui peut, comme toute zone partielle, être, tour à tour, perçue comme source d'un plaisir permis, comme zone dont l'autre risque de vous mutiler, ou comme zone dont l'activité est interdite par le verdict du désir de l'Autre.

8 | *Le concept d'originaire : conclusions*

Dès le début nous avons souligné qu'analyser l'activité psychique en hypostasiant un espace psychique isolé du milieu qui l'entoure et sans lien avec ce dernier était une fiction impossible à éviter, dont le seul avantage est de privilégier l'analyse des caractères propres à « l'originaire en-soi ». L'activité de l'originaire se spécifie par sa métabolisation de toutes expériences, source d'affect, en un pictogramme, dont nous avons défini la structure. La seule condition nécessaire à cette métabolisation est que le phénomène responsable de l'expérience réponde aux caractères de la représentabilité.

Cela permet de poser une première séparation entre deux types « d'existants », que la source en soit le corps ou le monde :

— Le premier comprend ce dont le sujet n'aura jamais aucune connaissance, le terme sujet incluant ici la totalité des instances présentes dans l'espace psychique.

— Le second comprend deux sous-ensembles : le sous-ensemble du représentable et le sous-ensemble de l'intelligible.

Ce qui appartient au premier type n'a d'autre forme d'existence pour l'homme que celle qu'il doit au savoir mythique ou scientifique, qui affirme que le visible est loin d'inclure l'existant, que ce que nous pouvons connaître du monde est partiel, et qui plus est, dans le domaine de la science, que l'on ne peut *subjectivement* rien savoir ni rien percevoir d'une partie des activités fondamentales de notre organisme : la génétique nous en propose une série de formules fascinantes qui donnent de notre corps une idée aussi étrangère, aussi irreprésentable, et dans un sens aussi non pensable, que peuvent l'être les formules physiques traitant des ondes lumineuses par rapport à la perception que le sujet a de la lumière.

Le deuxième registre comprend à l'inverse ce qui de l'existant se fraye un accès dans l'espace psychique :

— les phénomènes représentables (les productions de l'originaire) ;
— les phénomènes figurables et pensables (les productions du primaire et du secondaire).

La relation existant entre les deux est différente : en effet, si tout pensable a un représentant dans l'espace du représentable, à l'inverse les représentations originaires restent forcloses de l'espace du primaire-secondaire.

Nous allons revenir au registre du représentable et rappeler l'hypothèse dont nous sommes partis ; l'information sensorielle que l'on doit aux propriétés de stimulation que possède une série d'objets, dont, dans un premier temps, le corps maternel est le dispensateur privilégié, a comme résultat la mise en activité des organes des sens. Cette activité sur le plan d'au moins un des sens, le gustatif, correspond temporellement à l'expérience de la satisfaction du besoin et à l'ingestion de l'apport alimentaire. Nous pensons que ce qui résulte de cette rencontre inaugurale ne dépend pas de la juxtaposition fortuite entre le plaisir du goût et la satisfaction du besoin alimentaire mais bien qu'existe dans le registre de la sensibilité, une « attente » de l'objet ayant un pouvoir d'excitabilité et un « besoin » d'information qui explique que la mise en activité des différentes zones sensibles a la propriété de s'accompagner de ce que nous appelons le plaisir érogène. Il y a donc *équivalence entre l'excitabilité et l'érogénéité des zones* : il s'ensuit que c'est l'activité découlant de leur excitation lors de la rencontre avec leurs objets (vu, entendu, goûté), qui est investie par la libido et devient source de plaisir pour la psyché. Cet investissement de l'activité sensorielle est la condition même de l'existence d'une vie psychique puisqu'elle est *condition de l'investissement de l'activité de représentation.* En effet, toute information sensible n'est telle que pour autant qu'elle a une représentation dans l'espace psychique : « excitation, érogénéisation, représentation » forment un trinôme indissociable, elles désignent les trois qualités que doit *nécessairement* posséder un objet pour qu'il puisse avoir un statut d'existant pour la psyché.

Que l'investissement de l'activité de représentation soit la condition même du vivre nous paraît une évidence, c'est par cette seule voie que les fonctions du corps peuvent être érogénéisées et ce qui en résulte devenir pour la psyché cet objet de plaisir dont elle hallucine la présence. L'identité de perception comporte l'identité de l'affect qui accompagne la représentation hallucinée de l'expérience. L'hallucination du sein s'étaye sur un mouvement de succion des lèvres qui reproduit l'activité propre à la zone orale lors de l'avalement du lait, le pouce venant à son tour reproduire, au niveau tactile, l'excitation que l'on devait au mamelon. C'est ici que prend son importance, ce que nous avons avancé sur la totalisation propre au plaisir érogène. A partir d'une mise-en-fonction « réelle » des mouvements de la zone orale, et du plaisir qui en résulte, ce que reproduit la représentation est l'*hallucination de la présence de l'ensemble des attributs*, source d'excitation, dont le sein a été doté. Seront hallucinées la visibilité, l'audibilité, la tactilité de l'objet absent : sont donc hallucinées l'activité de l'ensemble des zones érogènes et la présence de l'ensemble des objets à elles conformes. Le pictogramme est la représentation que la psyché se donne d'elle-même comme activité représentante, elle se re-présente comme source engendrant le plaisir érogène des parties corporelles, elle contemple sa propre image et son propre pouvoir dans son engendré, soit dans ce vu, cet entendu, ce perçu qui se présente comme auto-engendré par son activité. Si par *affect* on désigne le plaisir ou le déplaisir résultant de l'expérience que fait la psyché lors de sa rencontre avec le monde, y compris ce fragment du monde représenté par son propre espace corporel, il s'ensuit, comme nous l'avons déjà avancé, que la qualité de l'affect dépendra de la relation positive ou négative qui relie dans le pictogramme le représentant au représenté. *Condamné à représenter* ce qui est par elle expérimenté, et cet expérimenté qui lui est imposé comprend aussi l'éprouvé du besoin et de la souffrance, ne pouvant en fonction de sa propre structure se représenter l'éprouvé que comme sa propre création, l'affect est ce qui dans la représentation se manifeste soit par l'attraction soit par la répulsion liant représentant et représenté. Les deux éléments indissociables et constituant l'objet-zone complémentaire mis en relation par le pictogramme tiennent lieu de l'agent représentant et de son engendré, leur relation, d'attrait ou de rejet, est ce par quoi la représentation met sur scène l'affect éprouvé par le représentant. L'image de la chose corporelle, telle que la forge le pictogramme, est donc ce par quoi l'originaire se représente ce qui de sa rencontre au monde est pour lui représentable : de cet espace infini n'apparaît sur sa scène que ce qui peut se faire reflet de l'espace corporel, de son mode de fonctionnement, et du schéma structural du représentant. Une conséquence majeure en découle pour notre compréhension du fonctionnement psychique : *la représentation par l'originaire de ce qui résulte de l'activité du Je obéit à la même loi, est soumise à la même métabolisation.*

C'est face au risque que fait courir au Je sa représentation pictographique par le processus originaire, que ce même Je fera appel à ce type de défense particulier qu'on appelle délire : nous les retrouverons en fin de parcours. Avant d'aborder les étapes qui nous en séparent nous résumerons ce chapitre, en énumérant les implications théoriques qui en découlent :

1 / L'espace et l'activité de l'originaire sont pour nous différents de l'inconscient et des processus primaires. Cette activité a comme propriété de métaboliser tout éprouvé affectif présent dans la psyché en un pictogramme qui est, indissociablement, représentation de l'affect et affect de la représentation.

2 / Cette représentation ne peut avoir comme « représenté » que ce que nous avons défini sous le terme d'objet-zone complémentaire.

3 / Cette mise-en-forme est représentation de l'affect reliant l'objet et la zone, mais cet affect est aussi représentation de la relation liant le représentant aux expériences que lui impose l'existence du hors-soi (son propre corps et le monde).

4 / L'affect, en tant qu'éprouvé de l'originaire, est représenté par une *action* du corps et plus précisément par l'action d'attraction ou de rejet réciproque de la zone et de l'objet, action qui reflète la relation d'attraction ou de rejet entre représentant et représenté.

5 / Cet avalement ou cette attraction et ce rejet sont l'illustration pictographique de ces deux sentiments fondamentaux que le discours appelle amour et haine : il s'ensuit que tout mouvement positif du représentant vers le monde s'illustre par un désir d'avalement, tout mouvement négatif par un rejet et un désir de néantisation.

6 / La mise-en-forme du pictogramme s'étaye sur le modèle du fonctionnement sensoriel : c'est pourquoi toute expérience de plaisir reproduit la coalescence organe sensible-phénomène perçu, toute expérience de déplaisir implique le désir d'automutilation de l'organe et de destruction des objets d'excitation correspondants.

7 / De cet emprunt fait aux fonctions du corps résulte que du monde ne peut se représenter dans l'originaire que ce qui peut se donner comme reflet spéculaire de l'espace corporel. La spécularisation soi-monde est de fait spécularisation psyché-corps, le corps désignant ici le lieu de cette série d'expériences dépendantes de la rencontre sujet-existant, expériences que la psyché se représente comme *effets de son pouvoir d'engendrer les objets source d'excitation*, et d'engendrer ce qui est cause de plaisir ou de déplaisir.

8 / Cette métabolisation qu'opère l'activité de représentation persiste le temps de l'existence. L'activité intellectuelle et « l'idée » qu'elle produit s'accompagnent sur la scène de l'originaire d'une même représentation : le Je se présente pour et est représenté par l'originaire, comme une « fonction pensante » venant prendre place à côté des autres fonctions partielles, « l'idée » comme objet à elle conforme et par elle produit. En d'autres termes, l'espace et les productions de la psyché qui *ne sont pas* l'originaire se représentent pour ce dernier comme les équivalents d'un objet-zone complémentaire, dont l'activité peut être source de plaisir ou de déplaisir.

9 / C'est cela que nous appelons le « fond représentatif » forclos au pouvoir de connaissance du Je. Mais les effets sur le Je se manifesteront, hors du champ de la psychopathologie, par ces sentiments indéfinissables que le langage traduit par des métaphores dont l'usage a émoussé le sens profond : « se sentir bien dans sa peau », « être en forme », « être mal à l'aise », « porter le monde sur ses épaules », « sentir son corps en morceaux », et d'autres encore.

10 / Dans le champ de la psychose ce fond représentatif peut par moments occuper l'avant de la scène : non pas que le pictogramme, comme tel, vienne envahir la scène du conscient, mais le travail du processus secondaire, qui à sa façon continue sa lutte et tente de se défendre contre cette effraction, va voir sa tâche s'inverser. Il ne s'agit plus d'une mise-en-sens du monde et des sentiments qu'on prétend conformes aux rencontres où ils surgissent, mais de la *tentative désespérée de rendre sensés et dicibles des éprouvés qui trouvent leur source dans une représentation dans laquelle le monde n'est plus que le reflet d'un corps s'autoavalant, s'automutilant, s'autorejetant.*

11 / Hors du registre de la psychose, il existe des moments de *fading* du Je, que l'on taxera de lucidité ou d'aveuglement selon la philosophie de celui qui en rendra compte, dans lesquels vacille cette construction, œuvre du Je, qui donne sens au monde et le rend conforme à un principe d'intelligibilité. Le Je découvre qu'entre le monde et l'idée qui le rend connaissable la conformité est indécidable. Chaque fois que l'idée du monde risque de vaciller, de manière imprévue et non maîtrisable, le fonctionnement psychique risque de ne plus pouvoir rencontrer qu'une image du monde proche de l'originaire. Si le regard désinvestissait la scène extérieure pour se tourner exclusivement vers la scène originaire, il ne pourrait qu'y contempler, sidéré, ces images de la chose corporelle, cette force engendrant une image du monde devenue reflet d'un espace corporel, déchiré par des affects qui sont, à chaque instant et totalement, amour ou haine, action fusionnelle ou action destructrice.

12 / Ces moments sont rarement absents du vécu du Je du psychotique : ils se manifestent par ce que le discours appelle l'*acting out*, la sidération, certaines formes catastrophiques de l'angoisse. On oublie souvent que ces termes, que l'on préfère croire pathognomiques de la psychose, ponctuent fugitivement notre propre existence. Ce qui change, chez le non-psychotique, c'est la possibilité que garde le Je de reprendre possession de son espace et de son mode de fonctionnement, d'oublier ces moments d'épreuve ou de les maîtriser, *mais seulement dans leur après-coup*, en les traitant comme des « corps étrangers », des « symptômes passagers », dont il imputera la cause à tel ou tel événement extérieur.

13 / En définitive, l'originaire est pour nous ce « réservoir » pictographique dans lequel restent agissantes, et à jamais fixées, ces représentations qui, en dernière analyse, sont ce par quoi se représente et s'actualise indéfiniment le conflit irréductible qui oppose Eros et Thanatos, le combat que se livrent désir de fusion et désir de néantisation, amour et haine, activité de représentation comme désir d'un plaisir d'être et comme haine d'avoir à désirer. Le pictogramme est une représentation dans laquelle l'action, reliant les deux entités complémentaires, vient tour à tour témoigner qui, d'Eros ou Thanatos, a momentanément gagné la partie. Tant que l'éprouvé subjectif est à l'abri de la souffrance et du manque, entre représentant et représenté, psyché et corps, psyché et monde, pourra se maintenir une relation de fusion, d'attraction mutuelle : chaque fois que corps et monde se révèlent cause de souffrance, on assistera à une relation de haine, au retour du désir d'anéantir ce dont le représenté témoigne, de retrouver un « avant » où rien ne dérangeait le silence du désir et le silence du monde.

Il nous faut maintenant analyser les effets de la structure originaire, telle que nous l'avons définie, en les replaçant dans la situation « réelle » de leur apparition et de leur fonctionnement : cette rencontre dans laquelle à l'originaire vient répondre le « secondaire » régissant le comportement de la mère, rencontre dont le premier effet sera l'entrée en action du processus primaire. Si on peut affirmer que la représentation pictographique est preuve de la métabolisation totale opérée par la psyché sur l'image du monde à laquelle le « Je » des autres accorde foi, apparaît à ses côtés la violence tout aussi radicale que fait subir à la psyché le discours de l'Autre et les demandes de ce porte-parole qui ne peut répondre aux besoins de l'*infans* qu'en prétendant « savoir » ce dont il n'a, en réalité, aucune connaissance. Au nom de ce « savoir » les affects de la représentation et les exigences qui en découlent ne pourront trouver de réponse qui ne soit accompagnée d'un abus de pouvoir commis par le répondant, abus aussi absolu que nécessaire. Dès ce moment l' « objet-savoir » est à la source de la problématique identificatoire et devient ce « bien » dont l'*appropriation* sera imposée à l'*infans*. Le mode selon lequel se fera cette appropriation décidera de la place et de la fonction qu'occupera dans la psyché l'instance appelée Je.

CHAPITRE III

La représentation phantasmatique du processus primaire : image de chose et image de mot

I. IMAGE DE CHOSE ET PHANTASMATISATION DU CORPS

Notre conception du processus primaire et de sa représentation phantasmatique de la relation psyché-monde reste, pour l'essentiel, fidèle à celle que nous devons à Freud. C'est pourquoi nous nous bornerons à analyser les facteurs qui différencient radicalement ses productions psychiques de celles propres à l'originaire, en insistant plus particulièrement sur trois concepts que l'entrée en fonctions de ce processus oblige à prendre en considération : l'image de chose, le masochisme primaire, l'image de mot.

La possibilité pour le primaire d'user dans ses mises-en-scène de l'image de mot n'est pas immédiate ; elle n'apparaîtra que dans une deuxième phase et donnera lieu à ces productions métissées qui sont l'œuvre de ce que nous définirons par le terme de *primaire-secondaire* : l'analyse en sera donnée dans la deuxième partie de ce chapitre.

L'entrée en fonction du primaire est la conséquence de la reconnaissance qui s'impose à la pysché de la présence d'un autre corps et, donc, d'un autre espace, séparé du sien propre. Cette reconnaissance n'est pas compatible avec le postulat de l'auto-engendrement propre à l'originaire, auto-engendrement dans lequel ne peut avoir place la représentation d'une quelconque séparation entre l'engendrant et l'engendré. C'est la reconnaissance de la séparation entre deux espaces corporels, et par là de deux espaces psychiques, reconnaissance qu'impose l'expérience de l'absence et du retour, qui devra pouvoir se représenter par la mise-en-scène d'une relation reliant le séparé. Cette représentation est, conjointement, reconnaissance de la séparation et négation de celle-ci : le propre de la production phantasmatique est une mise-en-scène dans laquelle il y a bien représentation de *deux* espaces, mais ces deux espaces restent soumis au tout-pouvoir du désir d'un seul.

En d'autres termes, si la psyché est confrontée à l'obligation de reconnaître que le sein est un objet séparé du corps propre, et que donc ce n'est pas un objet dont la possession vous est assurée, elle ne peut, à juste titre, que refuser de voir dans une séparation qu'elle n'aurait pas le pouvoir d'abolir l'effet de son propre désir. Et cela d'autant plus que, si tel était le cas, elle devrait aboutir à la conclusion d'un désir qui pourrait être sans-pouvoir, conclusion inacceptable pour le primaire. A cette double nécessité de sauvegarder le postulat du tout-pouvoir du désir et de s'approprier une première information sur la séparation des espaces psychiques et corporels, viennent répondre la mise en place d'une représentation de l'Autre, agent et garant du tout-pouvoir du désir, et la représentation du propre espace corporel en tant que séparé comme une conséquence de ce désir : le plaisir ou le déplaisir dont cet « espace » peut faire l'expérience se présentera à son tour comme l'effet du désir de l'Autre d'une réunification entre les deux espaces séparés ou, à l'inverse, comme l'effet de son désir de rejet. Nous avons là l'infrastructure du schéma relationnel que l'on retrouvera dans toute représentation phantasmatique et, aussi bien, dans toute représentation du phantasmant luimême. Avant d'aborder la structure du phantasme, nous désirons éclaircir l'acception donnée au terme d'image de chose dans le processus primaire.

Nous subsumons sous ce terme le matériau présent dans les représentations que forge le primaire du phantasmant et de l'Autre, dans une phase qui précède l'entrée sur scène de l'image de mot. Quelle que soit la « chose » que le primaire métabolisera dans l'image qu'il en forge, il en résultera toujours une mise en relation des éléments présents dans le phantasme, qui sera le décalque de la représentation que le primaire se forge de la relation reliant les parties et les fonctions érogènes de son propre corps, et, conjointement, de la relation reliant ces mêmes parties et fonctions au corps de l'Autre. On pourrait dire que dans cette phase de l'activité du primaire il y a coïncidence entre l'image représentant l'espace du monde et les éléments qui l'occupent et celle représentant l'espace du corps et les parties qui le composent. Coïncidence qu'il ne faut pas confondre avec ce que nous avons appelé la spécularisation propre à l'originaire : en effet, si la relation présente entre les éléments du monde est supposée coïncider avec le schéma relationnel sur lequel est construite l'image du corps, à l'inverse, à ce que nous pourrions, métaphoriquement, appeler l'image « du corps du monde » est reconnu le pouvoir d'un désir s'opposant à celui de « l'habitant » de l'image du corps. Mais quelle que soit la « chose » que le primaire se représente par l'image, cette image sera aussi ce par quoi se présente une partie érogène du corps ; quelle que soit la relation reliant les images entre elles, elle sera aussi représentation de la relation liant entre elles des parties érogènes de corps. Il en résultera que, dans toute phantasmatisation, aura toujours place, explicitement ou comme toile de fond, la représentation phantasmatique du propre espace corporel, perçu comme un ensemble de zones érogènes. Le plaisir ou le déplaisir qu'elles éprouvent et qu'elles ont le pouvoir d'offrir ou d'imposer sera supposé dépendre de la présence ou de l'absence du corps d'un autre doué du même pouvoir. Si tout phantasme est réalisation d'un désir on peut ajouter que toute phantasmatisation vise l'obtention d'un plaisir érogène et que, de ce fait, tout phantasme nous renvoie, en dernière analyse, aux représentations successives que forge le primaire de ce qui peut être cause d'un plaisir sexuel.

1 | *La représentation phantasmatique et l'inconscient*

Dans notre conception, le pictogramme est au phantasme ce que l'originaire est à l'inconscient : phantasme et inconscient résultent de l'œuvre conjointe du postulat constitutif du primaire et d'un premier jugement, imposé par le principe de réalité, sur la présence d'un espace extérieur et séparé. Cette première participation du principe de réalité dans le travail de la psyché est responsable de l'hétérogénéité présente entre production pictographique et production phantasmatique. Entre ces deux entités et ces deux modes d'activité on peut situer, comme une sorte de production limite, la « scène primitive » représentant le noyau de toute organisation phantasmatique et qui apporte un témoignage de ce que nous appelons l'engramme pictographique.

Le primaire construit la scène primitive en empruntant un scénario qu'il reprend à l'originaire et qu'il remodèle afin que puisse s'y inscrire une première relation de cause à effet entre l'éprouvé de celui qui regarde la scène et ce qui y apparaît. C'est la reconnaissance du corps de la mère comme entité autonome qui induira la psyché à admettre l'existence, sur la scène extérieure, d'un couple qui n'est plus représenté comme l'équivalent de l'objet complémentaire. Il y a séparation des éléments que le pictogramme présentait comme indissociables. Le lien unissant la mère à ce tiers, présent dans l'espace le plus familier à l'*infans*, n'est plus la fusion, mais un acte qui peut venir unir ce qui est par nature séparé, ou rejeter tout possible rapprochement. Cet « acte » l'*infans* le perçoit comme manifestation d'amour ou de haine. Mais parce que pour lui, en cette phase, tout amour se figure par la jonction avec une partie de corps et toute haine par son rejet, il existe, précédant toute possible compréhension du coït, le modèle d'une partie de corps pénétrant dans un autre corps et s'unifiant à lui ou le modèle d'un corps rejetant une partie dont il souhaite la destruction. Modèle par lequel vient « *naturellement* » se mettre en scène toute réponse que forge l'*infans* aux questions du désir, de sa propre origine, de la relation présente entre son espace corporel et l'espace de l'Autre. C'est ce modèle que nous appelons l'engramme pictographique, entendant par là que l'emprunt fait par l'originaire au modèle somatique du prendre-en-soi et du rejeter-hors-soi va fournir au primaire un matériau qu'il métabolisera pour qu'il devienne apte à figurer la relation présente entre lui et le corps maternel, entre le père et la mère, entre lui et le couple parental. Ces figurations successives vont toujours le renvoyer soit à l'image d'une pénétration prouvant une possible réunification désirée, soit à celle d'un objet expulsé par violence d'un corps qui le rejette. Ce double modèle est donc la préfiguration de l'acte sexuel conçu comme acte de désir et d'amour ou comme acte de rejet. En tant qu'acte d'amour, il permet l'investissement de deux supports, dont la rencontre vient témoigner de l'existence d'un monde « aimant » s'unifiant et unifiant : le sujet contemple dans cet « extérieur » l'avant qui lui a donné origine. On comprend le risque que représente pour la structuration psychique l'impossibilité de se représenter cette scène comme acte d'amour et de ne pouvoir la figurer que comme réalisation d'un désir de rejet mutuel. Nous verrons à propos de la psychose ce qui peut en résulter.

Si une seule scène figure conjointement l'origine du sujet, du désir et du plaisir, c'est qu'en se présentant comme cause de l'amour ou de la haine, mais dans les deux cas comme *cause* de l'affect éprouvé, elle pose le phantasmant dans la position de celui auquel on offre un plaisir de voir, d'entendre, d'être, ou de celui qui est rejeté par le vu, l'entendu, l'existant ; rejet qui lui rendra impossible d'éprouver lors de la contemplation de la scène du plaisir. La première perception d'un monde « séparé » exige la reconnaissance qu'il existe des affects qui parcourent l'extérieur, que l'affect du monde n'est pas toujours identique à l'affect du phantasmant, mais la mise-en-scène de ce monde présuppose la métabolisation d'un modèle qui, ici encore, s'étaye sur un modèle corporel. Métabolisation qui va néanmoins donner au phantasme un statut non conforme au postulat de l'originaire.

2 | *Le postulat du primaire et le principe économique qui en résulte*

Le postulat du primaire a deux conséquences essentielles :

— donner une interprétation scénique d'un monde où tout événement et tout existant trouvent leur cause dans l'intention projetée sur le désir de l'Autre ;
— faire du déplaisir, dont l'expérience est inévitable, ce qui vient prouver la réalisation du désir de l'Autre : déplaisir qui peut, dès lors, devenir source de plaisir puisqu'en l'éprouvant on s'assure d'être conforme à ce que l'Autre désire. Cette interprétation projetée sur le désir de l'Autre est au fondement du masochisme primaire. Quel que soit le prix dont la psyché peut payer cette interprétation, c'est à elle qu'elle doit la possibilité de métaboliser un désir d'autonéantisation, qui ne pourrait aboutir qu'à la néantisation du phantasmant, en un désir de déplaisir qui exige, pour se réaliser, que le phantasmant puisse se préserver afin de l'éprouver.

Par interprétation scénique, il faut d'abord entendre la mise-en-scène de l'intention supposée du sein. Une fois reconnue l'existence de cet objet primordial, sa présence ou son absence ne pourra plus être conçue comme effet du hasard, concept radicalement étranger à la psyché, et qui est toujours, soit pur concept théorique, soit une rationalisation secondaire. Présence et absence seront interprétées, par et dans le phantasme, comme conséquence de l'intention du sein, avant que ne s'y substitue l'intention du désir de la mère, d'offrir du plaisir ou d'imposer du déplaisir. Cette interprétation, comme tout ce qui appartient au primaire, quel que soit son degré d'élaboration, exige que l'expérimenté puisse trouver sa cause dans l'intentionnalité d'un désir posé d'abord comme désir de l'Autre à l'égard du sujet. Le but conforme au désir de la psyché restera toujours et exclusivement l'état de plaisir, il est désir de plaisir. Que le plaisir fasse défaut ne peut être pour elle qu'effet d'un désir, et ce désir elle ne peut l'imaginer que comme celui d'un Autre dont l'objet serait son non-plaisir à elle. L'image du phantasmant et du monde spécifiant le primaire fera que ce qui est mis en scène est toujours une relation entre ces deux désirs, ou, pour mieux dire, entre les deux positions complémentaires de tout désir : tout ce qui témoigne de l'existence du hors-soi sera interprété comme manifestation du désir de l'Autre, l'éprouvé du phantasmant comme effet de la réponse que ce désir attend ou impose.

L'organisation de la construction phantasmatique fait que le phantasmant ignore qu'il en est le metteur en scène, que son *constructum* résulte de la projection sur l'Autre, d'un désir qui le concerne. Cette méconnaissance, qui est conjointement reconnaissance de l'existence du représentant de l'Autre, est responsable d'un caractère spécifique et constitutif de l'organisation phantasmatique : l'exigence, pour le phantasmant, de poser dans le scénario qu'il contemple *deux* objets et, à l'extérieur de la scène, un troisième représenté par le *regard* qui la contemple. Si toute phantasmatisation est toujours aussi représentation de la relation liant l'espace du corps propre à l'espace du corps du représentant de l'Autre, on comprend pourquoi il faut que dans le scénario deux objets soient les représentants métonymiques de ces deux espaces. La nécessité de poser à l'extérieur de la scène un regard supposé éprouver du plaisir, ou du déplaisir, est la conséquence du postulat selon lequel fonctionne le primaire, postulat qui exige qu'une relation de cause à effet doive toujours être posée entre l'éprouvé de plaisir, ou de déplaisir, et le tout-pouvoir du désir de l'Autre.

En affirmant que l'entrée en fonction du primaire comporte la reconnaissance de la présence d'un sein séparé du corps propre, nous avons laissé dans l'ombre celle qui la suit de façon immédiate : la reconnaissance d'un « ailleurs-du-sein », investi par le premier représentant de l'Autre sur la scène du réel, ailleurs par lequel se pré-annoncent à la psyché l'existence du père et la reconnaissance du couple parental. Avant que cet « ailleurs » ne soit occupé par les attributs prouvant la présence paternelle, il est ce par quoi la psyché se présente l'existence d'un énigmatique objet ou lieu qui permettrait à l'Autre de réaliser un désir qui ne fait plus appel à celui qui contemple la scène. Va ainsi se mettre en place l'infrastructure à trois éléments de toute organisation phantasmatique : un regard éprouvant un affect de plaisir ou de déplaisir dont la cause est imputée à la relation mise-en-scène entre le représentant de l'Autre et cet ailleurs[1]. Ce sera cette infrastructure qui rend possibles les phénomènes de retournement, de substitution, de changement de but, définissant le jeu pulsionnel. On peut ajouter que le mode de relation phantasmée présent entre les deux objets de la scène que le regard contemple, dépendra de la prévalence que prendra telle ou telle pulsion partielle et qui se dévoilera par la forme que prendra l'action reliant les deux objets. Mais tant qu'on reste dans le phantasme inconscient, l'image de l'objet sera toujours le tenant-lieu de l'image d'une chose corporelle, c'est-à-dire d'une partie érogène d'un corps.

L'analyse de la représentation phantasmatique conçue comme représentation de la relation du phantasmant au désir et au plaisir sera reprise à propos de la psychose.

Avant de voir ce que comporte pour l'activité du primaire l'entrée sur scène de l'image de mot, nous allons montrer comment, dès la première phase de son activité, le primaire met en place les prototypes du secondaire,

1. Pour des raisons qui, à la relecture de ce texte, nous paraissent critiquables, nous avions préféré donner une analyse plus détaillée de l'organisation phantasmatique et de ses figurations successives dans le dernier chapitre consacré à la paranoïa et à sa phantasmatisation de la scène primitive. Nous prions le lecteur de s'y rapporter.

sans lesquels la psyché ne pourrait avoir accès à ce qui deviendra la troisième représentation de sa relation au monde. Ces prototypes concernent la réalité, le Je, la castration et l'Œdipe.

3 | *Les prototypes du secondaire*

Par la réalité de l'Autre, il faut entendre, d'abord, la réalité de la différence présente entre le désir de la mère et celui de l'*infans*[1]. Première butée que rencontre le principe de plaisir et butée de loin plus dure et plus incontournable que ne le sera toute autre. Que ce désir de l'Autre le concerne est un constat auquel le primaire ne peut renoncer : si la psyché réussit à érogénéiser même l'état de besoin, si elle peut transformer le « rien » en ce dont se nourrit l'anorexique, elle ne pourrait pas, par contre, exister en un monde où désir et rien coïncideraient. Tout phénomène, pour avoir accès à l'originaire, doit être représentable par un pictogramme ; pour cela il faut que la zone-fonction, siège de la perception, soit érogénéisable. Dès ce moment on constate que c'est en tant que source de plaisir que l'objet peut avoir accès dans l'espace psychique. Le champ du primaire obéit à la même loi : la phantasmatisation de l'expérience doit s'accompagner de son investissement, on ne phantasme jamais gratuitement. Par cette activité on recherche la représentation d'un état de plaisir dont une première expérience a été à la source, avec la différence que le phantasme remodèle un fragment du monde *reconnu*

1. Quand cette différence entre ces deux désirs disparaît ou devient trop petite, elle entraîne l'impossibilité du jeu pulsionnel : risque alors de disparaître de la scène phantasmatique ce troisième pôle qui est le regard. Regardant et regardé, en coïncidant, fixent le désirant dans une position immuable avec la conséquence de réduire dangereusement la capacité de reconnaître l'écart séparant scène phantasmatique et scène de la réalité. La réduction de cet écart est au cœur du phénomène psychotique, sa conséquence la plus grave sera que la scène de la réalité puisse se présenter de manière à permettre au pictogramme de retrouver l'état de spécularisation originaire. Si cela advient, on assistera à ce que nous avons décrit plus haut comme ce « ré-agir » responsable de l'*acting out*.

extérieur, mais rendu conforme à la visée du désir. L'activité primaire part du constat de l'existence de fragments du monde connaissables parce que occupés par des objets investis, mais ces objets, comme l'espace qu'ils occupent, exigent pour être investis que la cause de leur existence et de leur ordre s'illustre en termes de désir. L'existence du désir de l'Autre est pour la psyché ce que le concept de Dieu est pour le système théologique : point nodal et postulat à partir desquels peut se mettre en place l'ensemble du système, qu'il soit phantasmatique ou métaphysique n'y change rien. La certitude de l'existence et du pouvoir de ce désir est pour l'activité phantasmatique une nécessité logique, la voie et la seule lui permettant de poser l'existence d'un Autre, et plus tard, des autres et, ce faisant, l'existence d'une réalité. A partir de là pourra s'élaborer une réciprocité entre deux désirs permettant à la psyché de se reconnaître à son tour comme source d'une activité désirante et non plus comme effet passif de la réponse. Dès lors, et c'est l'autre face de cette accession à la réalité de la différence du désir de l'Autre, la psyché sera confrontée à ces catégories fondant l'ordre humain que sont l'interdit, la culpabilité, l'envie, le désir de maîtrise. La dialectisation du désir exige que le désir de l'un — de transgresser, d'avoir, de détruire, de réparer — rencontre comme allié ou ennemi un autre désir, et non pas une « réalité physique » qui comme telle ne peut avoir de statut psychique *dans aucun des trois processus*. Si le biberon n'était offert ou refusé par une main, il n'y aurait probablement jamais d'anorexie, mais pas plus d'être humain.

a / Le prototype identificatoire

Le terme d'identification appliqué au processus primaire nous paraît source de confusion, il ne devrait avoir place que dans le registre du Je, instance constituée par le langage et par le système d'interprétation du monde qu'il impose. Dire, avec Freud, que l'incorporation en est le prototype, exige que l'on ajoute que ce prototype a la même parenté avec le Je que celle pouvant exister entre deux classes de vertébrés. Si on retrouve une même structure neurophysiologique, les différences propres à chacune d'elles aboutiront à des modes d'être et d'existence hétérogènes. Le primaire comprend l'ensemble des prototypes sur lesquels la fonction du langage vient s'appuyer pour opérer ce travail de métabolisation qui les rendra conformes aux lois du processus secondaire et à celles de la mise-en-sens sous l'égide du discours.

Le prototype identificatoire, comme précurseur du Je, désigne la représentation du phantasmant telle qu'elle résulte de la réflexion de l'activité du primaire sur elle-même, réflexion à la source de ce que nous appelons, *le sujet de l'inconscient.* C'est autour de cette position réflexive que gravitera l'ensemble des mises-en-scène présentes en ce champ. Le sujet de l'inconscient est cette auto-présentation dans, et par laquelle, le phantasmant se reconnaît comme réponse et effet de l'interprétation que l'activité primaire forge du désir de l'Autre. Ce qui revient à dire que le précurseur et le tenant lieu du Je, en cette phase de l'activité psychique, se constitue comme image de la réponse donnée au désir projeté sur la mère, il est *mise-en-scène d'une relation.* Ce n'est donc pas à un objet ni à un attribut d'intentionalité, que s'identifie le sujet de l'inconscient, mais bien à une réponse, c'est pourquoi il renvoie toujours à la mise-en-scène d'une *relation* et, en premier lieu, à la relation phantasmée présente entre le désir de la mère et le plaisir de l'enfant. La représentation de cette relation comporte cette action psychique que l'on définit par le terme d'introjection. Introjection qui présuppose, de la part de la psyché, la perception sur la scène extérieure de la présence d'un « signe » interprété comme preuve de la présence de l'Autre et comme manifestation de son désir de donner ou de refuser le plaisir. Cette interprétation est conjointement *projection* en un fragment de l'extérieur d'un Autre désirant et accusé de réception ou *introjection* sur la scène psychique d'une manifestation concernant le désir qu'on lui impute et auquel on répond. C'est la relation entre ces deux désirs qui est projetée-introjectée, car si le sujet de l'inconscient surgit au lieu même où s'écrit la trace de la réponse, c'est encore de ce même lieu que part vers l'Autre sa réponse à la réponse.

Cette première dialectisation symétrique que la psyché forge de la relation « plaisir du sujet-désir de l'Autre » explique pourquoi toute figuration du désir implique l'introjection de la réponse que l'Autre est supposé donner : réponse par laquelle fait retour à la psyché sa projection sur l'Autre de la relation présente entre le phantasmant et les occupants de l'espace extérieur.

Nous allons illustrer par un exemple ces formulations qui risquent d'être obscures, ce qui nous permettra d'esquisser le mécanisme projection-introjection fondant toute dialectique pulsionnelle.

1 / Imaginons qu'un état d'insatisfaction soit le résultat d'une certaine manière d'offrir le sein, ou encore que cet état, d'origine endopsychique, ne puisse être apaisé par l'offre du sein. L'acte d'offrir sera dès lors perçu et interprété comme « signe » du désir du sein, et donc de l'espace extérieur, de *ne-pas-offrir-de-plaisir*. Un *désir de non-plaisir* est projeté sur le sein.

2 / Le déplaisir éprouvé se figurera dès lors comme la réponse induite par ce désir de déplaisir de l'Autre : l'éprouvé sera interprété par le primaire comme effet de l'acte d'agression qu'il phantasme être l'intention de l'Autre.

3 / C'est donc comme objet agressé qu'il se contemple dans la figuration qu'il met en scène (ce que nous avons appelé la représentation du phantasmant comme réponse au désir de l'Autre).

4 / De cette position, il va dès lors éprouver pour l'objet agresseur un même désir d'agression (sa réponse à la réponse).

5 / Mais, ce faisant, il ne pourra phantasmer comme réponse à son désir d'agression que son propre éprouvé ; l'agression sur l'Autre lui renvoie en reflet sa propre réponse à l'agression, soit une nouvelle agression.

6 / Il en résulte que le scénario figuré comporte *l'ensemble des positions* qu'agresseur et agressé peuvent occuper dans une dialectique régie par une pulsion agressive.

Si on imagine maintenant le point de départ opposé, soit la perception d'un signe interprété comme intention d'offrir du plaisir, nous aurons les mêmes séquences que l'on peut résumer ainsi :

1 / L'acte d'offrir sera interprété comme signe du désir du sein de « donner du plaisir ».

2 / Le plaisir qui en résulte se figurera comme cause de ce désir : l'affect éprouvé se figurera comme effet du désir de l'Autre.

3 / Le phantasmant dès lors contemple dans sa présentation l'effet d'un désir-de-plaisir qui fait de lui celui dont le plaisir est désiré.

4 / De cette place, il va renvoyer à l'Autre un même désir d'être source de son plaisir.

5 / Ce faisant, ce qu'il met-en-scène comme réponse sera la reprise de la sienne propre : être source de plaisir.

Ces considérations permettent de mieux comprendre qui et quelle fonction représentent le prototype du Je : non pas une quelconque unité mais une suite de *scénarios*, dans lesquels sont *mises-en-scène les relations* que la psyché expérimente dans sa rencontre avec les objets par elle investis, relations par lesquelles elle *se* figure les situations, source pour elle de plaisir ou de déplaisir. C'est à l'organisation de ces figurations relationnelles que l'on doit la mise en place du premier modèle sur lequel se structurera secondairement la problématique œdipienne *stricto sensu*. Il faut ajouter que si, déjà en cette phase de l'activité du primaire, on rencontre le précurseur du Je, ce sera néanmoins l'entrée sur scène de l'image de mot, qui va le doter des attributs permettant à son successeur de répondre aux exigences du fonctionnement du secondaire et de faire sien ce projet identificatoire qui définit de manière spécifique la structure du Je.

b / Le prototype de l'Œdipe

Nous avons dit que toute phantasmatisation comporte une scène à trois éléments : le regard contemplant un scénario dans lequel deux objets sont présents. Les relations regardant-vu et la relation présente entre les deux objets du scénario sont complémentaires l'une de l'autre. A partir du moment où l'enfant pose le désir de la mère comme différent du sien, il va devoir figurer pour ce désir un objet qui n'est plus exclusivement lui-même. Tant qu'il peut se croire objet exclusif du désir maternel et tant qu'il garde la certitude qu'elle le désire comme seul objet de son plaisir, elle continue à désirer exactement ce que lui désire. A cette identité il devra renoncer dès qu'il a l'intuition de la possibilité d'un désir de l'Autre pour un « ailleurs » qui le déloge de cette position d'objet exclusif du plaisir. Dès ce moment la triangulation du phantasme montre qu'une place y est donnée à cet « ailleurs » occupé par un *x* désignant l'objet énigmatique du désir de la mère. Pour confuse que reste pour l'enfant cette première indication, elle pose, face à son regard, une scène dans laquelle l'action pulsionnelle phantasmée présente entre les deux objets fait que, alors qu'un des objets continuera à être le représentant du désir imputé à la mère, l'autre objet (l'objet *x*) deviendra le représentant d'un attribut paternel. Par attribut paternel, il faut d'abord entendre tout objet corporel pouvant avoir un rapport avec le corps érogénéisé de la mère, objet qui n'est plus phantasmé comme un appendice propre à ce même corps, mais comme un objet qui vient « d'ailleurs » pour compléter ce corps, l'agresser, lui donner quelque chose ou lui enlever un morceau.

A cette figuration scénique viendra ajouter sa qualité « œdipienne » ce qui se joue, de fait, sur la scène extérieure, et dont la psyché infantile commence à avoir une perception. Près de la mère se meut généralement cet autre sujet auquel elle est reliée par une relation privilégiée, quelle qu'elle soit, qui est le plus souvent responsable de la rupture du tête-à-tête mère-enfant, qui a son mot à dire, et souvent le crie, sur les pleurs par lesquels ce dernier manifeste son refus de rester seul, qui peut lui offrir, même si moins fréquemment, un *plaisir corporel*, le caresser, faire résonner à ses oreilles une suite phonématique que la tonalité transforme en l'équivalent d'une berceuse, dont la voix maternelle n'est plus seul émetteur.

Ainsi le plaisir du corps de l'enfant apprend à découvrir un *autre-sans-sein* mais qui peut néanmoins se révéler pour l'ensemble de ses zones-fonctions érogènes source de plaisir, devenir une présence qu'on désire, même si elle est souvent la présence qui dérange[1]. L'entrée du père sur la scène psychique obéit à la condition universelle réglant cet accès pour tout objet : être source d'une expérience de plaisir qui en fait pour la psyché un objet d'investissement. L'objet responsable du déplaisir renvoie toujours à un premier éprouvé de plaisir qu'il a dispensé et qu'il vient refuser ou interdire. Mais il faut tout autant tenir compte des relations liant entre eux ces deux occupants de la scène extérieure et, avant tout, des conséquences de leur propre refoulement de l'Œdipe. On constatera alors que le précurseur de l'Œdipe dans le primaire n'est rien d'autre que ce qui, de l'Œdipe parental, se fraye un accès dans cette même activité. Le « désir d'enfant » de la mère, en un lointain passé, était d'abord « désir d'avoir un enfant de sa propre mère » et, si tout s'est déroulé « normalement », son enfance aura été marquée par le « désir d'un enfant du père », puis par un « désir d'enfant » dont le père imaginaire, pour ne plus être le sien propre, restait néanmoins cet homme futur qui en aurait les qualités et qui en serait le successeur légal. Quant au père, son « désir d'enfant » s'est d'abord formulé comme « donner-recevoir un enfant à et de la mère » avant que le terme « femme » ne vienne s'y substituer. L'enfant du couple est donc effectivement successeur d'un « enfant » dont le désir a comme origine la transmission d'un « déjà-là-depuis-toujours » de la configuration structurant le désir œdipien, structure qui

1. La précocité de l'entrée en scène du « désir du père » montre l'erreur de bien des théorisations sur la psychose, et plus particulièrement sur la schizophrénie, dans lesquelles la seule place laissée à ce désir est sa « forclusion » par la mère ou son absence. Ce que l'expérience clinique ne cesse de démentir. Le désir du père joue dans le destin psychique du sujet un rôle fort important : en privilégiant abusivement le « désir ou le non-désir » de la mère pour le père, et en laissant dans l'ombre les conséquences du *désir du père pour l'enfant*, les formes et le but qu'il poursuit, les théoriciens se font complices, sans le savoir, d'un effet qu'ils prennent pour une cause. La fréquence de traits paranoïaques chez le père du « schizophrène », et aussi bien la fréquence d'une attitude para-nourricière, méritent réflexion. Il en est de même dans les cas où le père est l'agent de l'exercice d'un pouvoir qui fera coïncider toute forme de pouvoir avec un abus de pouvoir et cela sans contestation possible. Nous reviendrons sur ce problème à propos de la paranoïa.

témoigne de l'historisation du désir dans l'ordre humain. Dès le moment où l'activité primaire vient mettre en place un système qui fait communiquer son espace psychique avec l'espace psychique maternel, le regard contemple une scène dans laquelle tout événement affectif porte la marque de l'Œdipe : ajoutons que cette marque va se manifester, par *ce qui est à garder dans le refoulé.* Le comportement de la mère et du père sont la conséquence de ce qui, du désir œdipien, ne peut plus s'exprimer, ne doit pas se manifester, et de ce fait, *s'exprime et se manifeste* par ces sentiments qui se nomment la tendresse, l'attachement, la recherche du « bien » de et pour l'enfant. Il faut souligner que les formes licites d'amour, comme les interdits que rencontre l'enfant, sont des conséquences directes de l'Œdipe parental, ils représentent ce que le couple s'autorise, dans le registre des sentiments, afin de préserver son refoulement, tout en offrant une libre voie à ce qui de son narcissisme, de son amour, de son agressivité vis-à-vis de l'enfant, peut et doit s'instrumenter sous une forme permise et valorisée par la culture. Si l'enfant « réel » est le successeur historisé de « l'enfant » d'un désir originaire[1], les sentiments qu'on lui porte, tout aussi réellement, sont les successeurs historiques des « affects » tels qu'ils ont été éprouvés en leur temps. Le processus primaire en étant confronté à l'œuvre du processus secondaire des autres et, en premier lieu, à leur discours va subir une série de modifications qui font qu'en son propre espace prennent forme les prototypes du secondaire alors même que son but exige qu'il résiste à l'action de ce dernier. Avant ce tournant décisif où fera irruption dans le primaire l'image de mot, on rencontre un dernier prototype concernant la castration.

c / Le prototype de la castration

La forme première que prendra ce qui persistera, chez tout sujet, comme cette angoisse de castration, dont

1. L'analyse de cette transmission d'un « désir d'enfant » et de son rôle sur le refoulement sera reprise et élaborée page 142.

l'ombre n'est jamais effaçable, quelle que soit la phase psychique considérée, sera l'angoisse d'une mutilation. Ce sera la tâche du secondaire de faire que cette angoisse ne se figure plus, sauf en des moments particuliers, toujours possibles, comme la peur d'une mutilation du corps, mais se transforme en la crainte d'être privé d'un « bien » — l'aimé, la réalisation du projet identificatoire, l'enfant, la santé, la beauté, le plaisir sexuel — dont l'absence vient faire obstacle à la jouissance. En d'autres termes, après l'Œdipe, pourra toujours resurgir la peur que tout à coup on perde l'objet de la jouissance, mais cette peur — comme un renoncement à jouir qui anticipe sur un risque qu'on préfère s'imposer plutôt que de le rencontrer comme traumatisme inattendu et sur lequel on serait sans défense — n'est plus vécue comme une mutilation mortifère ni comme un morcellement du corps propre. On peut dire que le névrosé, par son renoncement à jouir, s'autorise à vivre comme corps unifié ; ce qu'il sacrifie c'est son sexe comme *instrument* et lieu de plaisir, afin de garder une image corporelle non morcelée. Il met ainsi à l'abri une forme unifiée de l'image de son espace corporel, *condition nécessaire* à ce que, de son propre espace psychique, il puisse préserver l'image d'une surface dont un fragment n'a pas été arraché et capté par la psyché d'un autre.

Tant qu'on reste dans le primaire, la psyché paye un lourd tribut à sa dépendance à une figuration qui se sert des images de la chose corporelle pour représenter sa relation au plaisir érogène et au désir de l'Autre. Ce tribut a comme conséquence que, tant que l'affect éprouvé par la psyché ne peut se représenter que par la mise-en-scène d'images de zones érogènes, du corps maternel ou du corps propre, et donc par une relation reliant des représentants de l'espace corporel, tout événement survenant dans le monde sera identifié par le regardant, à un accident survenant à son corps ou à celui de l'Autre. Qu'il s'agisse du corps maternel ou du sien propre n'a pas d'importance, puisque la contemplation de l'agression du corps maternel ou, à l'inverse, de sa plénitude, pose le regardant dans une position de mutilé ou d'unifié, conséquence du désir imputé aux acteurs du scénario. A propos de l'originaire, nous avons dit, que le représentant ne peut néantiser le vu, source de déplaisir, qu'en se mutilant de la fonction du regard et de son organe. Dans l'activité primaire la psyché ne peut agir ou subir un événement sans le figurer comme cause du désir et, de ce fait, comme *action* visant le plaisir de son propre espace corporel.

La psyché va donc se trouver confrontée à deux types d'expérience :

— Celles qui ont un effet intégrant sur les différentes zones partielles. Toute expérience de plaisir, quelle que soit la zone-objet privilégiée par la figuration, n'est telle que grâce à l'irradiation totalisante du plaisir éprouvé. Métaphoriquement on dira que le regard *voit* aussi bien un son, un goût, un touché, une odeur. Il ne peut y avoir conjointement plaisir de voir et déplaisir du goût ou de l'entendu : si plaisir il y a, encore faut-il que ne puisse apparaître, lors de sa présence, un manque de plaisir éprouvé comme tel dans une autre zone. C'est pourquoi toute zone érogène est *représentation métonymique de la totalité des zones*, son activité métonymie de la fonction globale du pouvoir-percevoir du corps et pour cette raison *métaphore du pouvoir de la psyché* qui figurera le phantasmant et le monde comme deux totalités ignorant le manque.

— A l'inverse, et pour les mêmes raisons, toute expérience de déplaisir sera morcelante. Dans ce cas, la zone-fonction et l'objet viennent figurer ce que le regard rencontre comme un rejetant-rejeté. Le « vu » se transforme en l'objet d'une « activité de voir » qui n'est plus preuve d'un pouvoir que la psyché reconnaît comme sien, mais preuve de l'*exigence-d'avoir-à-voir* qu'impose un regardant qui n'est pas elle. L'activité du regard persiste mais se transforme en une fonction au pouvoir de l'Autre ; le regardant se découvre pareil à un aveugle auquel on aurait greffé un « œil », dont le fonctionnement resterait relié au nerf optique d'un cerveau étranger et à ce que ce dernier décide de voir ou de ne pas voir[1].

1. Ce que nous disons pour le regard vaut évidemment pour toute autre fonction-zone érogène.

C'est pourquoi le déplaisir comportera le phantasme d'être mutilé de *l'autonomie* d'une fonction du corps propre, mutilation qui touche ce qui dans le monde pouvait être source du plaisir de voir. Cette mutilation vient *amputer* le propre espace psychique du sujet de son pouvoir sur une fonction qui tombe sous l'emprise d'un « corps étranger », prouvant à la psyché le désir d'expropriation et de captation que l'Autre éprouve vis-à-vis d'elle.

Le fait d'employer le même terme de « mutilation » pour ce qui se passe dans l'originaire et dans le primaire peut prêter à confusion. Or, entre ces deux phénomènes existe une différence essentielle : tant qu'on reste dans l'originaire la psyché ne peut rejeter le perçu-vu, entendu, touché — qu'en s'automutilant de la zone-fonction siège de la perception.

Dans le fonctionnement du primaire le rejet du perçu s'accompagne de l'amputation, non pas de la zone-fonction, mais de son *autonomie*. L'activité de « voir » persiste, mais on est dépossédé de toute forme de choix que le regardant pourrait exercer sur son activité. Tant que ce mode de fonctionnement reste tel, l'interdiction touchant l'objet source de plaisir ira de pair avec celle de l'activité qui lui est reliée : c'est pourquoi ce qui se joue *effectivement* sur la scène maternelle aura un poids déterminant dans la prévalence d'une position intégrante de l'image corporelle ou d'une position mutilante. Il faut insister sur ce qu'a de spécifique et de dramatique l'activité phantasmatique tant que l'image de chose est seule représentation possible. Est exclu, de ce fait, de la scène psychique tout accès à une protosymbolisation, nécessaire pour séparer la totalité d'une fonction d'un *moment* de cette fonction, pour différencier l'activité du regard, ou de tout autre organe-zone érogène, comme *activité continue*, d'une *expérience actuelle* et *ponctuelle*, pour maintenir la continuité de l'investissement autrement que comme suite de fragments séparés.

S'il est vrai qu'il existe, déjà en cette phase, une première possibilité de liaison et qu'on est en droit de postuler qu'il n'y a pas oubli total des expériences successives, que l'état de déplaisir garde un vague écho de la possibilité de son contraire et inversement, cette « mémoire » primaire s'exerce *a minima.* Si elle est capable, contrairement à l'originaire, de relier les fragments scéniques, les tableaux qui se succèdent, son mode de fonctionner fait penser à un sujet qui collerait sur un album les photos qu'un appareil prendrait successivement de lui-même, sujet qui saurait que toutes les photos ont comme agent le même appareil, qu'elles lui appartiennent, mais qui serait néanmoins incapable d'y lire l'histoire de sa temporalité ou de prévoir, à partir d'elles, ce qu'il deviendra dans un temps futur.

L'importance de la mutilation comme prototype de la castration confirme que le primaire est bien ce créateur de prototypes que le secondaire hérite et transforme sans jamais être assuré qu'ils ne pourront pas régresser vers leur forme première.

Moule de la configuration œdipienne et précurseur du phantasme de castration, le primaire est déjà mise en place d'une logique du désir qui a affaire à l'activité secondaire de la psyché maternelle et qui préannonce à la psyché l'accès à ce type de représentation qu'elle devra faire sien. L'image de chose est le préalable nécessaire à ce que l'image de mot puisse s'y adjoindre : *le primaire scénique suit le pictographique et prépare le dicible* qui va lui succéder. Il est pont de passage entre un avant dont le sujet n'aura jamais connaissance et qui gardera sa mêmeté et sa clôture, et un après qui se constituera en prenant appui sur lui et qui s'en séparera en refoulant ce premier matériau qui a été partie essentielle de sa propre chair.

C'est pourquoi les productions que l'on doit à l'activité du processus primaire comprennent deux ensembles non homogènes :

1 / celui que nous venons d'analyser sous le terme de primaire-scénique et dont le matériau est représenté par les images de chose, dans l'acception que nous avons donnée à ce terme en la reliant au corps ;

2 / celui que nous allons aborder, dans lequel fait son entrée en scène l'image de mot qui, en s'unissant à l'image de chose, va donner lieu à ces productions métissées qui montrent que le primaire s'imposera la tâche de rendre conforme à son postulat ce qui « par nature » lui est hétérogène : le système de signification qu'impose le discours. La caractéristique de ce deuxième ensemble est de posséder la qualité du dicible et donc la qualité de conscient. Ce sont ces productions qui feront partie du refoulement secondaire, c'est-à-dire du refoulement hors de l'espace du conscient de mises en scène qui en avaient fait partie.

L'analyse de ce deuxième ensemble nous oblige à abandonner définitivement la fiction qui implique d'analyser la psyché et ses productions sans interroger pas à pas le rôle tenu par le porte-parole et par le discours de ceux qui répondent à la demande infantile et qui vont, en contrepartie, exiger que l'enfant soit conforme à une image de lui-même qui occupait le berceau bien avant que son corps ne vienne y prendre place. L'image de mot n'est pas création *ex nihilo*, elle a sa source dans ce premier porte-parole possédant un « sein-lait-parlant ». De même, l'action refoulante resterait une énigme si on ne trouvait sa source dans la parole d'un représentant de l'Autre, déjà marqué par un refoulement effectué : transmission indéfinie de sujet à sujet d'un « avoir à refouler » auquel nul être parlant, névrosé ou psychotique, n'échappe totalement.

II. L'ENTRÉE SUR SCÈNE DE L'IMAGE DE MOT ET LES MODIFICATIONS QU'ELLE IMPOSE A L'ACTIVITÉ DU PRIMAIRE

1 | *Le système de significations primaires*

« ... la différence réelle entre une représentation inconsciente et une représentation préconsciente (idée) consisterait en ce que celle-là se rapporte à des matériaux qui restent inconnus, tandis que celle-ci (la préconsciente) serait associée à une représentation verbale. Première tentative de caractériser l'inconscient et le préconscient autrement que par leurs rapports avec la conscience. A la question : « comment quelque chose devient-il conscient ? » on peut substituer avec avantage celle-ci : « comment quelque chose devient-il préconscient ? ». Réponse : grâce à l'association avec les représentations verbales correspondantes.

« Ces représentations verbales sont des traces mnémiques : elles furent jadis des perceptions et peuvent, comme toutes les traces mnémiques, redevenir conscientes. Avant que nous abordions l'analyse de leur nature, une hypothèse s'impose à notre esprit : ne peut devenir conscient que ce qui a déjà existé à l'état de perception consciente ; et, en dehors des sentiments, tout ce qui, provenant du dedans, veut devenir conscient, doit chercher à se transformer en une perception extérieure, transformation qui n'est possible qu'à la faveur des traces mnémiques »[1].

L'inscription psychique de l'image de mot exige-t-elle le passage au processus secondaire ou retrouve-t-on déjà sa trace dans le fonctionnement du processus primaire ? La réponse demande qu'on s'entende sur la fonction qu'on accorde à l'image de mot. Si on fait coïncider appropriation de l'image de mot et accès à la logique du discours, ce qui suppose une forme assez élaborée du langage pour qu'il s'impose, selon l'expression de Cassirer, comme « totalité autonome soustraite à tout arbitraire », alors l'entrée en scène de l'image de mot devra coïncider avec l'élaboration achevée de l'instance qu'institue le processus secondaire : le Je. Si, à l'opposé, on admet l'existence d'une phase précoce, d'une étape de transition entre l'état d'*infans* et celui d'enfant, phase pendant laquelle s'opère la jonction image de chose-image de mot, et s'impose un nouveau type d'information à l'activité psychique alors que garde encore tout son pouvoir le postulat définissant la logique du phantasme, on dira, et c'est notre opinion, que des productions psychiques, bien que déjà représentées par une double inscription, peuvent continuer à se mettre au service de la confirmation de ce postulat.

1. S. FREUD, *Essais de psychanalyse*, *Le Moi et le Soi*, Payot, p. 173.

L'hypothèse que nous défendons peut se formuler dans les termes suivants : la représentation d'une idée exige que la psyché ait acquis la possibilité d'adjoindre à la représentation de chose la représentation de mot qu'elle doit à la perception acoustique *une fois* que cette dernière a pu devenir perception d'une *signification* : de cette signification la voix de l'Autre est la source émettrice. L'adjonction de ces « entendus » à l'image de chose met-en-place un système de significations primaires qui se différencie du système propre aux significations secondaires par le fait que dans le premier la représentation de sa relation au monde que forge ce système de signification reste organisée de manière à démontrer le tout-pouvoir du désir de l'Autre. Cette démonstration peut seule apporter au phantasmant la certitude de la vérité de sa représentation, alors que dans le second système l'épreuve de vérité devient une exigence que seul le discours culturel, que nous définirons comme le discours de l'ensemble[1], est en droit d'apporter.

Dans son ouvrage sur les formes symboliques auquel nous ferons appel à propos de la définition de la fonction du même nom, Cassirer écrit :

> « L'homme rencontre le langage comme une totalité qui possède en elle-même sa propre essence, ses propres relations soustraites à tout arbitraire individuel. »

Affirmation incontestable mais qui n'est énonçable que par un sujet capable de se servir de la totalité du système linguistique pour réfléchir sur le langage. Une autre définition concernant le moment premier de cette rencontre s'impose :

> « L'*infans* rencontre le langage comme une série de fragments sonores, attributs d'un sein qu'il dote d'un pouvoir de parole, le premier apport de sens que l'on doit à ces fragments est sous l'égide absolue et arbitraire de l'économie psychique de l'*infans*. »

L'écart temporel séparant ces deux moments coïncide avec le temps nécessaire à la psyché pour passer de la signification primaire à une activité idéique, œuvre du

1. Cf. le chapitre suivant, « Le contrat narcissique ».

Je, qui tient compte des significations secondaires et du système interprétatif qu'elles organisent.

Il faut revenir ici sur le rôle que joue l'emprunt fait par l'originaire à l'organisation sensorielle et sur celui par nous attribué aux zones-fonctions érogènes : retour nécessaire pour comprendre quelle est la première forme que prend l'entendu dans l'originaire lui-même. Le pictogramme témoigne de la présence d'une capacité d'ouïr : l'activité vitale manifeste d'emblée un pouvoir d'excitation de la zone auditive, de purs sons a-sensés seront source de plaisir ou de déplaisir mais seulement en fonction du moment de leur apparition qui peut coïncider avec un état de plaisir ou de déplaisir et, à condition, bien sûr, que leur intensité ne dépasse un seuil à partir duquel l'excitation deviendra source de douleur.

Tant qu'on reste dans l'originaire la zone auditive obéit au même mode de fonctionnement psychique que toute autre zone érogène. Si, comme nous l'avons avancé, il existe un besoin d'information sensorielle dont le répondant psychique est le désir de retrouver le plaisir lié à l'excitation des zones correspondantes, il faut admettre la présence d'un plaisir d'ouïr qui n'a en cette phase aucun rapport avec la qualité significative des bruits émis par le milieu ambiant et ne se rapporte qu'à la qualité sensorielle de l'audible. Cette hypothèse aurait dû nous induire à nous pencher sur les expériences de désafférenciation sensorielle auditive. Mais nous avons vu que la présence sur la scène psychique de la seule activité de l'originaire ne peut être que d'une durée extrêmement brève qui s'apparente plus au concept de moment qu'à celui de phase.

Dès l'entrée en activité du primaire, le bruit, et nous serions tenté d'ajouter tout bruit, devient synonyme pour ce processus d'un élément qui l'informe de la présence ou de l'absence du premier objet que le primaire reconnaît conforme à l'attente de la zone-fonction auditive : la voix maternelle en tant qu'attribut sonore du sein, voix dont la présence se fera pour le phantasmant signe du désir maternel, que la zone auditive éprouve du plaisir ou en soit privée.

Nous verrons les conséquences qui peuvent résulter de la présence d'une voix trop souvent source de déplaisir. Il faut d'abord insister sur la première fonction que va attribuer le primaire à l'ensemble des perceptions acoustiques : les métaboliser en une suite sonore qui témoigne de la présence ou de l'absence de l'objet-sein et du désir de plaisir, ou de déplaisir, que ce sein, représentant métonymique de la mère, éprouverait vis-à-vis du phantasmant. Si le sein est le représentant métonymique de la mère et donc de tous les objets dispensateurs de plaisir, tout plaisir partiel est à son tour représentant métonymique du plaisir du sujet en tant qu'objet du désir maternel. Que le désir de la mère attende le plaisir de telle ou telle zone érogène signifie au et pour le phantasmant que c'est de son plaisir global qu'elle est désirante. C'est pourquoi nous avons dit que la présence ou l'absence du sein sera conçue par le primaire comme intention de l'objet d'offrir ou de refuser *le* plaisir. Il faut ajouter qu'en cette phase la présence d'un sein, source de déplaisir, et l'absence du sein, source de plaisir, ne peuvent probablement pas être distinguées. Un corollaire en sera que la présence d'une voix source de déplaisir ou l'absence de toute voix, c'est-à-dire le silence, se manifestant également par un éprouvé de déplaisir, ne seront pas plus différenciables. Une des conséquences, qui pourra secondairement en résulter, sera de faire de tout silence l'équivalent d'une parole destructrice et de le rendre de ce fait intolérable[1].

La primaire et première signification d'un désir de déplaisir imputé au sein, en tant que représentant métonymique du monde, assimile ce monde à un espace vide parce qu'il se refuse à être investi par le sujet, refus qui se manifeste par la disparition de sa scène du seul support qui puisse aimanter vers lui la libido : l'objet du plaisir.

L'intention projetée sur le sein d'interdire que l'état de plaisir soit possible équivaut à la projection sur ce sein-

1. Conséquence que la psychanalyse de la psychose ne laisse jamais oublier.

monde, occupant global de l'espace extérieur, d'un refus de plaisir pour la psyché, refus de plaisir équivalant pour elle à un refus qui concerne son existence. La psyché dans ce cas rencontre le refus du monde, elle se découvre confrontée à un retrait de l'existant dans sa totalité. On comprend l'intensité dramatique d'une telle expérience dont l'écho se retrouve dans ce sentiment de fin du monde dont témoigne si souvent l'entrée dans la psychose. A l'inverse, la présence d'un sein-monde source de plaisir se signifie par la rencontre avec un « plein » qui concerne au même titre toutes les zones sensorielles, y compris celle que notre analyse privilégie dans ce paragraphe : la zone auditive. Il serait illusoire de vouloir établir une hiérarchie de valeur ou un ordre temporel entre le voir et l'entendre. S'il est vrai que le primaire a comme premier matériau l'image de chose, il faut ajouter que la représentation phantasmatique qui en résulte est figuration d'un état de la psyché qui accompagne n'importe quelle excitation sensorielle érogène. C'est parce que l'oreille commence par « voir » l'entendu qu'image de chose et image de mot pourront se souder l'une l'autre avec le résultat que le sujet ne pourra *voir* que tant qu'il peut se « penser » voyant[1]. Si le registre de l'entendu et de la voix mérite une attention particulière, c'est à cause de la place prépondérante qu'ils prendront dans l'organisation du système sémantique constituant le Je. Ce qui deviendra le propre de cette instance sera que tout vu, tout perçu, tout éprouvé, se traduira par un sentiment, condition nécessaire pour que la perception existe pour cette instance, et sentiment dont la tonalité dépendra, non pas de l'objectivité du perçu, mais de la signification projetée sur, et interprétée comme, la cause de son apparition ou de sa disparition. Rappeler que le langage est d'abord reçu comme une suite sonore ne doit pas faire oublier que pour la voix qui parle, cette suite est tout à la fois message, expression, imputation d'un sentiment

1. Voir, ouïr, penser l'entendu : dès que l'image de mot devient un matériau métabolisable par le processus primaire, toute hiérarchisation devient impossible.

et d'un désir, et que le possesseur de cette voix *oublie* que pour l'*infans* les effets qui en résulteront sont d'un tout autre ordre. Le représentant de l'Autre agit de manière qui se veut conforme à son dit, œuvre du secondaire, opérant ainsi cette anticipation qui projette sur l'enfant l'avant-coup d'un entendement dont elle constitue le préalable indispensable.

Du côté de la voix, il y a d'emblée l'émission de messages hautement significatifs, d'expressions qui transforment la réponse au besoin en réponse aux sentiments que la mère éprouve et auxquels elle conforme sa réponse ; du côté de l'écoutant la perception d'éléments sonores que le processus primaire métabolisera en des signes l'informant du désir du sein à son égard. Ces signes primaires sont le noyau à partir duquel s'élaborera et s'organisera le langage comme système de signification. Cette organisation exigera une série de modifications faisant translater l'objet-voix de son statut premier d'attribut sonore du sein à son statut dernier où il sera demandé à la voix de rendre compte du droit à se faire entendre et d'avoir à soumettre à une épreuve de vérité l'entendu et l'énoncé. Ce lent parcours qui va de la perception d'une sonorité à l'appropriation du champ sémantique, peut être divisé en trois phases, chacune dotant l'entendu et l'acte d'énonciation de fonctions spécifiques qui se conformeront aux buts propres aux trois processus de l'activité psychique : le plaisir d'ouïr, le désir d'entendre, l'exigence de signification, but de la demande du Je.

2 | *Le plaisir d'ouïr*

Propre au fonctionnement de l'originaire, ce plaisir que le primaire va modifier en le reliant au désir « d'ouïr » la présence du sein et de l'Autre, est la condition nécessaire à l'investissement de l'activité de l'audition par ce processus. Ce désir d'ouïr à son tour est l'antécédent indispensable pour que surgisse un désir d'entendre, terme à prendre ici dans sa double acception, ce que la voix énonce : ce désir d'entendre implique l'activité du primaire-secondaire. Tant qu'on considère le processus originaire, tout son se présente, dans et par le pictogramme, comme le produit d'un « tympan-sein sonore » représentant, dans le registre de la fonction auditive, les deux entités indissociées de l'objet-zone complémentaire. D'où une même réponse à l'entendu source d'un affect de déplaisir : tendre vers l'automutilation de la zone-organe correspondante. Cela explique, à nos yeux, où trouvent leur source certains phénomènes de surdité psychique que l'on rencontre dans l'autisme infantile et dans la catatonie : dernière défense que le sujet oppose à la voix, dans l'espoir de lui faire croire à sa surdité et dans l'espoir qu'elle pourrait ainsi, finalement, se taire.

A propos du signe phonétique, Humboldt écrit :

> « Le signe phonétique représente la matière de tout processus de formation du langage. En effet, d'un côté le son est parlé et en tant que tel il est son produit et formé par nous, mais de l'autre côté, en tant que son reçu il devient partie de la réalité sensible qui nous entoure. »

Cette définition souligne la pérennité de cette double face du signe phonétique, objet, plus que tout autre, se présentant au sujet comme une partie de lui-même qui lui revient de l'extérieur. Ce que confirme cette expérience, à tous familière, de l'étonnement de nous découvrir parlant en l'absence d'interlocuteur, expérience dans laquelle on verra, fût-ce par plaisanterie, le signe d'une « folie » qui a un statut bien particulier puisqu'on sait, dans son for intérieur, que personne n'y échappe. Et pourtant, la parole émise dans la solitude inquiète, peut-être parce que preuve du clivage qui déchire notre fausse unité et tout à coup dévoile une séparation entre le parlant et l'écoutant, entre celui qui émet le conseil, la plainte, l'injonction, le commentaire de l'acte et celui auquel il s'adresse. Si nous appliquons la définition de Humboldt à ce temps premier, sa vérité apparaît évidente : tout son émis, que l'émetteur soit l'*infans* ou l'extérieur, revient à son oreille comme une production que le monde lui renvoie, témoin anticipé du plaisir ou de la souffrance qui accompagneront son séjour sur une scène où le discours est maître. Son propre cri ou son propre gazouillis refont irruption dans sa cavité auditive comme son de haine ou d'amour dont un sein-tympan indivisible serait l'émetteur. Le plaisir d'ouïr est un premier investissement du langage qui a comme seule condition l'audibilité du perçu, investissement d'une unique qualité du signe linguistique qui laisse hors champ son essence. Il reste pourtant l'antécédent pouvant seul frayer sa voie à une deuxième forme de perception de l'entendu qui transformera le pur son en un signe qui fonde le système des significations primaires organisant les productions du processus du même nom à partir du moment où ce dernier tient compte de l'image de mot.

3 | *Du désir d'ouïr au désir d'entendre*

L'entrée en jeu d'un désir d'entendre, plus que tout autre phénomène psychique, montre la modification radicale que comporte le primaire et l'acquisition sur laquelle il repose. Dans le registre que nous privilégions, cette modification se manifeste par sa possibilité de transformer le plaisir dû à la pure excitation de l'activité d'une zone-fonction par l'objet-voix en un plaisir lié à un signe que la voix de l'Autre vient offrir. Signe qui se réfère au désir de l'Autre, et qui, dès ce moment, est responsable de la légende du scénario que le phantasme figure. Cette transformation de la cause du plaisir présuppose la reconnaissance d'un sein comme objet séparé. Nous avons déjà vu que cette reconnaissance est nécessaire pour que l'organisation phantasmatique mette en place les deux pôles d'une dialectique désir-plaisir que le regard, à l'extérieur de la scène, contemple dans la joie ou dans l'angoisse. Cette dialectique présuppose aussi la préséance donnée à ce qui dans le phantasme se présente comme mise en scène d'un sens projeté sur le désir de l'Autre. C'est ce sens qui a la tâche de rendre conforme à la logique du metteur en scène[1] l'affect éprouvé. Ces mises-en-scène d'un sens concernant le désir forment ce que nous appelons le registre des significations primaires sous lesquelles fonctionne la logique du phantasme. La présence de la voix sera dès ce moment investie ou rejetée en fonction de ce que le primaire lui fait dire sur le désir de l'Autre à l'égard du phantasmant. Si nous prenons comme repère la présence d'un son émis dans l'extérieur et perçu par ce processus, nous dirons que le plaisir ou le déplaisir qui en résulte dépend de la fonction de signe que lui attribue le primaire : ce que le primaire voit et entend c'est un signe par lequel l'Autre lui communique l'intention de son propre désir et le déplaisir, ou le plaisir, qui va en résulter pour le phantasmant. Le signe renvoie donc, dans ce registre, à la cause que le phantasmant projette sur la raison de son apparition, de sa disparition ou de sa particularité : il renvoie au sens que le phantasmant impute au désir de l'Autre.

Par signification primaire ou par système de significations primaires, nous entendons l'activité grâce à laquelle le primaire organisera les images de mots présentes dans ses mises-en-scène de manière à ce qu'elles démontrent l'irréductibilité d'un même postulat : « Le désir de l'Autre est la cause de ce qui est mis en scène et la cause de l'affect qui en résulte pour le regard qui contemple la scène. » Le système de signification primaire désigne le mode selon lequel le primaire s'approprie les images des mots et les asservit à une mise-en-relation qui assure que ce qu'ils signifient ne viendra jamais contredire le postulat qui fonde son « langage ». Dans ce même « langage » le déplaisir peut continuer à faire sens parce que objet visé par le désir de l'Autre. Que l'Autre désire le déplaisir du sujet ne pose aucun problème à la logique du phantasme. Le paradoxe que, de ce fait, le primaire réussit à annuler est de ne pouvoir méconnaître la possibilité d'un éprouvé de déplaisir *subi et* de préserver la certitude que tout éprouvé a comme cause un désir. Nous avons déjà analysé les conséquences de cette solution propre au primaire.

1. Et aussi bien homogène à sa structure.

Si nous y revenons à propos de la voix, c'est que l'exploit économique que réussit le primaire en transformant le déplaisir dans ce qui peut se faire visée d'un désir va être payé de l'entrée sur scène d'une relation persécuté-persécuteur, dans laquelle la dialectique déplaisir de l'un et désir de l'autre trouve sa formulation la plus pure. La clinique montre que l'objet-voix, plus souvent que d'autres, peut jouer le rôle de l'objet persécuteur : il est difficile de ne pas s'interroger sur les raisons qui lui accordent cet étrange privilège, avant même que nous reprenions l'analyse de cette relation dans la partie consacrée à la psychose.

4 | *A propos de l'objet persécuteur*

La clinique confirme la fréquence avec laquelle cet objet apparaît sous la forme sonore : les voix, la compulsion à penser et à entendre le pensé, la menace perçue dans tel entendu, forment un ensemble de phénomènes pathologiques signant la psychose et montrent leur relation privilégiée avec l'auditif.

Indépendamment de l'entité nosographique responsable de la forme qui la particularisera, la relation persécuté-persécuteur n'est jamais absente du vécu psychotique : ce qui montre bien que cette relation garde un pouvoir de réactivation très intense. Ce pouvoir de réactivation pose une question et on doit se demander si le rôle privilégié que peut tenir la voix comme objet persécuteur ne renvoie pas à la facilité avec laquelle, dans ce cas, la réponse maternelle, c'est-à-dire la réalité du silence « entendu », était venue confirmer la mise-en-scène que le phantasmant se donnait du désir maternel de le priver de tout objet de plaisir. Confirmation qui se substitue au travail de modification que cette réponse aurait dû exercer. Le silence maternel — quelles que soient les raisons qui le motivent — est une expérience que tout enfant fait de manière répétitive, expérience qui sera phantasmée comme le refus maternel d'offrir l'objet sonore source de plaisir ; de plus cette expérience est ce que la mère très souvent ne pense pas devoir justifier, ce qu'elle peut imposer sans savoir qu'elle l'impose. Mais si l'expérience du silence peut dans certains cas avoir une telle action pathogène, c'est d'abord à cause des caractères particuliers propres à l'objet-voix. Caractères dont on pourra mieux comprendre l'action si on tient présent que le trait spécifique de l'objet persécuteur est bien d'interdire toute fuite de la part du persécuté, d'exiger sa présence constante, de le désirer parce que seul objet pouvant réaliser le désir de persécution qu'on lui impute.

Or, si on se penche sur la fonction auditive, on constate l'absence en ce registre de tout système de fermeture comparable à la clôture des paupières, des lèvres, ou au retrait tactile que permet le mouvement musculaire. La cavité auditive ne peut se soustraire à l'irruption des ondes sonores ; c'est un orifice ouvert dans lequel, en état d'éveil, l'extérieur pénètre de manière continue. Sans sous-estimer la fonction qu'il faut accorder au travail de l'interprétation dans le délire, ce caractère particulier de l'onde sonore et de son réceptacle explique pourquoi un premier entendu peut se retrouver si souvent comme moment déclenchant de l'entrée dans le délire. Mais cette description des caractères propres à l'audition et à son objet ne suffirait certainement pas à comprendre pourquoi l'objet-voix peut devenir si facilement l'incarnation de l'objet persécuteur. Un facteur autrement important en est responsable : nous avons dit que la voix de la mère, perçue comme manifestation du désir qu'on lui impute, va décider de l'affect pouvant accompagner toute perception. Que sur cette voix soit projetée une intention menaçante et tout plaisir partiel se transforme en son contraire. Le plaisir de voir ne peut aller de pair avec la tonalité menaçante présente ou projetée sur la voix. Or, le propre de cette voix est de pouvoir faire irruption pendant qu'on éprouve le plaisir de voir, de toucher, d'avaler : faire irruption et renforcer le plaisir ou, à l'inverse, le rendre impossible. L'écoute de l'enfant sera dès lors en attente de cet objet sonore qui va prendre vis-à-vis des autres plaisirs partiels une position hiérarchique. L'absence de la voix de l'Autre comporte une menace lors de la réalisation de tout éprouvé de plaisir, qui ne peut s'expérimenter dès qu'il s'accompagne d'un état de crainte.

Il en résulte que toute attente de plaisir partiel va s'accompagner aussi de l'attente de l'objet de plaisir de la zone auditive, attente d'une voix dont la présence assure qu'on n'a pas à craindre qu'elle fasse irruption sous une forme qui interdira le plaisir présent en une autre zone et le transformera en du déplaisir. C'est pour ces raisons que la voix peut devenir cet objet dont la présence ne saurait manquer, l'objet d'un plaisir qui doit accompagner les autres, s'y ajouter, et, peut-être aussi, le premier objet partiel pour lequel on peut dire qu'il est attendu, non pas à cause du plaisir qu'il offre à une zone érogène, mais en fonction de son pouvoir sur *les* plaisirs, pouvoir qui va lui faire prendre une place particulière parmi les objets partiels et dont on constatera les effets quand le sujet devra investir, non plus la voix, mais les paroles qu'elle émet en tant que premiers rudiments d'un savoir sur le langage, nécessaire à toute quête du savoir tout court.

La psychose nous montre sous quelles conditions peuvent se réactiver ces propriétés de la voix comme « objet-auquel-on-ne-peut-fuir » et comme « objet-qui-ne-saurait manquer » ; l'objet persécuteur est aussi cet objet pour lequel le complément (le persécuté) est une présence constamment nécessaire, objet qui a le pouvoir de lui interdire tout moment et tout mouvement de retrait, objet qui peut faire irruption à chaque instant sans que son apparition soit prévisible. Qu'on pense à Schreber parlant des rayons de Dieu. On voit que la problématique persécuté-persécuteur, qui ne peut s'élaborer qu'après la reconnaissance d'un hors-soi où se meut l'Autre, fait que l'action persécutrice se manifestera au sujet comme l'interdiction de se séparer de ce hors-soi, de mettre une distance entre lui et l'autre.

C'est pourquoi l'originaire ignore le persécuteur qui ne peut être qu'une construction du primaire.

« Aimer le mauvais objet », tel est le verdict méconnu

que s'impose le persécuté[1]. Cette esquisse de la relation que pourra avoir le sujet avec l'objet persécuteur avait pour but d'éclairer la relation que peut entretenir l'activité primaire avec l'objet voix. Objet qui lui aussi ne saurait manquer à partir du moment où lui est attribuée la fonction de se faire signe de l'intention projetée d'abord sur le sein, ensuite sur la mère dans sa fonction de porte-parole. Que ce signe puisse être source d'un affect de déplaisir reste conforme à la logique du primaire, mais que ce qui apparaît dans le hors-psyché puisse ne pas être signe d'un désir est un énoncé informulable dans le langage du primaire, la conséquence en sera que reste pour lui inexistant tout ce qui dans cet espace ne peut être modelé de manière à confirmer son postulat.

5 | *Les signes et le langage du primaire*

Cette série de signes informant le primaire de l'intention du désir de l'Autre forme le système primaire de significations donnant sens aux constructions qu'on lui doit. Dès le primaire apparaît le chemin que se fraye ce qui restera la spécificité et l'essentialité du langage : être donateur et créateur de sens. Au sein primordial perçu comme contenant l'ensemble des objets source d'excitation érogène, va s'ajouter un dernier attribut qui, en coiffant ses prédécesseurs, les pose dans une relation d'équivalence : ce dernier attribut c'est son pouvoir de faire sens, d'engendrer les signes que la psyché reçoit comme message d'un désir qui, dès ce moment, décidera de l'affect de la réponse donnée à l'excitation, quelle

1. Cette analyse de la relation du persécuteur montre qu'au fondement de son infrastructure on trouve l'autre face de tout phénomène de persécution : le phénomène d'idéalisation. L'objet persécuteur est toujours un objet dont le pouvoir est idéalisé, et combien ! Or, ce second phénomène est aussi l'œuvre du primaire. Persécution-idéalisation : ce binôme désigne les deux actions psychiques, complémentaires et antinomiques, que peut subir l'objet investi dans le registre du primaire. Ce même binôme se retrouve chaque fois qu'on analyse la relation du psychotique à son corps, à l'autre, au monde.

qu'elle soit. L'ouï ne pourra être source de plaisir que s'il devient l'entendu d'un message de l'amour de l'Autre : l'ouïr précède l'entendre, mais le désir d'entendre-comprendre le signe décide dès ce moment de l'effet de l'ouï. A la source de l'investissement du langage nous trouvons le désir de retrouver la présence d'un signe concernant le désir de l'Autre. Investissement qui pré-annonce celui du signe linguistique, langage primaire qui a des caractères bien précis.

Si par signifiant primaire nous entendons, de manière abusive, les suites phonématiques entendues et qui ne forment pas encore des phrases, nous dirons que le propre de ces signifiants primaires est de connoter toujours et exclusivement deux seuls « signifiés » :

— Le premier englobe un ensemble de représentations du percevant qui sont équivalentes : elles le désignent comme l'objet désiré, comme celui dont l'éprouvé de plaisir est le but du désir de l'Autre.

— Le second englobe l'ensemble contraire : les représentations par lesquelles l'éprouvé de déplaisir se présente comme but visé par le désir de l'Autre.

Cela implique une première, même si ambiguë, différence entre la voix comme objet libidinal et la signification de ce qu'elle énonce et qui peut connoter deux signifiés contradictoires. Un premier fragment du champ sémantique se fraye un accès dans la psyché grâce à ces significations primaires auxquelles l'analyste doit sa propre découverte du sens dont tout phantasme témoigne. Si le Je peut percevoir, fût-ce pour la taxer d'a-sensée, l'intelligibilité de l'image d'un rêve, d'un phantasme, d'une rêverie, c'est qu'il peut y découvrir l'œuvre d'une raison qui, pour ne pas être la sienne, n'en obéit pas moins à une certaine logique. Cette logique, il peut la désavouer, la déclarer effet d'un corps étranger (le symptôme), la méconnaître ; dans tous les cas, il sait que, ce faisant, il se défend contre l'inquiétante étrangeté que provoque tout phénomène conjointement trop proche de l'être et trop différent de la connaissance qu'on en possède : être et connaissance se réfèrent ici au Je lui-même.

Que le primaire soit création de sens est une évidence

pour tout analyste. Plus important est de souligner ce qui va résulter de la coprésence d'un langage dans lequel sont présentes des significations primaires donnant lieu à des productions psychiques conformes à la logique du phantasme, et parallèlement des productions qui tiennent compte des significations secondaires, ce qui implique une connaissance de la part du sujet de ce que le signe linguistique signifie *pour les autres*.

6 | *Les signes et le discours des autres*

Pour qu'un écart apparaisse entre le signe primaire et le signe linguistique, il faut que la psyché perçoive que des signes différents, et non plus deux signes contradictoires, sont émis par un même énonçant. Cette possibilité pour une même voix d'être source de messages différents induit la psyché à s'approprier un certain savoir sur la signification non arbitraire de l'énoncé ; il en résulte que le signe linguistique devient l'instrument qui pourra être utilisé par une demande qui, au-delà de l'objet attendu, quête dans le oui, le non, le peut-être, la raison de la réponse donnée. Ce n'est plus le seul objet, ou le seul oui ou non, qui satisfait la demande mais ce qui lui est dévoilé par la signification qu'elle attribue à la réponse. Les objets demandés deviennent les instruments grâce auxquels se manifeste un désir qu'on reconnaît être le sien propre ou celui de l'Autre : soi-même et l'Autre ne sont plus métonymie des objets demandés mais désignent l'agent qui désire, demande, rejette, attend, refuse les objets : la séparation entre le registre de la demande et le registre du désir ne trouvera sa forme achevée que dans et par le secondaire, mais on la voit déjà infiltrer le champ du primaire.

Deux conséquences essentielles s'ensuivront :

1 / La variété et la substitution des objets de demande sur lesquels le désir viendra s'instrumenter. Ceci comporte la possibilité que des objets partie du corps — le sein, la bouche, le regard, l'écoute — en perdant leur fonction privilégiée de supports exclusifs du désir gardent néanmoins pour la psyché leur statut d'existants, et plus particulièrement, en ce qui concerne le corps propre, restent des existants dont l'activité peut se préserver. S'il est vrai qu'il n'y aurait simplement pas de vie si d'une façon ou d'une autre, pour une instance ou une autre, il n'y avait présence d'un plaisir de vivre se manifestant par l'investissement des fonctions vitales, à partir du moment où l'activité de manger, ou une autre activité, n'est plus de manière exclusive la fonction nécessaire à l'avalement d'un signe cause de plaisir, il peut y avoir écart entre le fonctionnement alimentaire et la fonction érogène de la bouche — qui se manifestera par le toucher des lèvres, par la parole, ou par toute autre action. Cet écart, il faut le souligner, ne permet jamais qu'il y ait désérogénéisation totale de la fonction alimentaire, qui peut, dans certains cas, retrouver l'intensité de son érogénéisation première. Mais il permet néanmoins que la bouche préserve son existence psychique comme partie du corps propre, et que la quête d'un signe, ou son refus, trouve à s'instrumenter dans un éventail composé par toute une série d'autres activités et d'autres objets supports de la demande infantile. Le sujet se préserve, ce faisant, du risque de devoir renoncer à toute fonction d'avalement et met à sa propre disposition une série d'objets substitutifs lui permettant de mettre à l'abri certains plaisirs essentiels pour le vivre en transférant et en instrumentant sur d'autres supports sa demande d'un plaisir dont l'éventuelle absence ne coïncide plus obligatoirement avec la nécessité de refuser l'aliment[1]. Fait tout aussi important, ces objets substitutifs permettent une organisation plus élaborée et plus stratifiée du scénario phantasmatique. L'organisation phantasmatique va mettre en place les repères permettant au phantasmant

1. Cette mise à l'abri peut échouer : sa réussite implique en effet que l'Autre aussi — la mère — accepte ce jeu substitutif. Si, à l'inverse, l'activité et le fonctionnement oral de l'enfant gardent pour elle une valeur privilégiée et non substituable, l'enfant ne pourra que maintenir l'investissement exclusif de cette fonction ou renoncer à demander quoi que ce soit.

de cohabiter avec des pulsions différentes, de ne plus être fixé à un représentant exclusif, de poser les jalons d'un premier repérage dans la succession de ses expériences, embryon nécessaire à l'accès du sujet à la temporalité, à une histoire et à la problématique identificatoire propre au Je.

2 / Dans le registre de l'écoute une différenciation tout aussi fondamentale va se faire jour. Si le signe primaire renvoyait à une suite sonore ne possédant que deux seules significations, va secondairement s'ajouter l'intuition que ces signes ne sont pas équivalents pour celle qui les prononce, qu'ils sont par elle et pour elle reliés à un sens qui dépend du type de paroles effectivement prononcées. Précédant la connaissance de la signification littérale de l'énoncé, apparaît ainsi une connaissance concernant la possibilité d'énoncés multiples et non identiques. Ce moment de transition marque le passage du signe primaire au signe linguistique, il est aussi moment limite entre une première forme de l'activité psychique régie par le postulat du primaire et une forme d'activité qui préannonce celle qui suivra. Dans le rapport au langage, ce moment de transition se différencie par le fait que l'énoncé, comme message émis par l'énonçant, peut être reconnu différent de la signification que lui accordait le signe primaire, alors qu'on continue à demander à l'énoncé, indépendamment de ce qui est compris de son contenu manifeste, de témoigner de la vérité du désir de l'énonçant, de dévoiler le message du non-dit.

On peut résumer comme suit ces deux étapes successives parcourues par l'activité psychique dans son accès au langage :

a / La première est elle-même résultat d'une série de différences préalablement acceptées :

Soi - hors-soi
Bouche - sein
Plaisir de l'un - désir de l'Autre

Quel que soit le sens manifeste de la suite sonore, elle est perçue ou comme signe d'un désir du sein, et puis d'un désir de l'Autre d'offrir du plaisir, ou comme signe de son intention persécutrice. Il y a donc perception de signifiants qui réfèrent à deux seuls référants possibles.

b / Dans la seconde étape, au signe est reconnue la possibilité de signifier différentes choses pour l'énonçant, et de les signifier en fonction du matériau particulier de l'énoncé.

Il en résultera une première compréhension de l'énoncé ; mais les fragments du sens manifeste perçu, ou la totalité de la phrase comprise, cèdent le pas à la question que l'écoutant se pose sur l'intention de l'énonçant. Avant la formulation d'un « Que dit-elle ? » ou d'un « Quelle signification comporte ce dit ? » surgit un « Pourquoi parle-t-elle ? » « Que veut dire l'offre ou le refus de sa parole ? »

Cependant, l'investissement libidinal reste séparé de la quête de signification, le premier gardant la priorité. Quoi que dise la voix, elle sera toujours perçue comme désir de plaisir ou comme intention persécutrice ; le sens libidinal a gain de cause sur la signification linguistique, mais néanmoins, il lui trace un accès en induisant la psyché à admettre que cette signification existe, qu'elle fait partie du patrimoine du porte-parole, et qu'elle n'est pas sans rapport avec l'offre ou le refus présent dans sa réponse.

A partir de ce moment où la psyché reconnaît les significations que les autres donnent aux énoncés, vont se constituer des productions psychiques qui méritent le qualificatif par lequel Freud désignait le phantasme.

Ces productions de « sang-mêlé » sont des pensées conscientes énonçables et énoncées par l'enfant, qui, sur un plan, respectent et prennent en considération la signification littérale de l'entendu et du dit et qui, sur un second plan montrent, ou bien que ce dit réussit à ne pas être contradictoire avec la logique du postulat primaire, ou bien, dans le cas inverse, que l'enfant prête conjointement foi à un autre énoncé, lui aussi conscient, qui confirme ce postulat, énoncé qui au regard de l'observateur est contradictoire avec le premier. Contradiction que l'enfant ignore sans pour cela refouler aucun des deux énoncés.

Il semble que, pendant une phase de son existence,

l'enfant est confronté à l'exigence de s'approprier un savoir sur le langage et de connaître donc la signification du discours maternel alors que ces mêmes significations, il les refuse chaque fois qu'elles contredisent une interprétation qui continue à identifier ce qui est cause du monde au tout-pouvoir du désir.

A cette exigence contradictoire, l'enfant, pendant un temps plus ou moins court, apportera une solution originale : il clivera la signification et le sens imputé au dit de manière à être capable d'une réponse conforme à la signification de la demande, alors qu'il dote sa réponse, apparemment pragmatique, d'un sens qu'il est seul à connaître. Ceci lui permet de rendre sa réponse agie conforme au principe de plaisir et non contradictoire avec le principe de réalité rencontré d'abord comme une exigence des autres.

On verra dès lors l'enfant qui agit de manière conforme aux demandes parentales et à leur injonction, doter ses actes d'un sens qu'on pourra appeler magique, et qui n'est autre que le résultat de pensées conformes au postulat du primaire. A ce prix, il pourra accepter qu'on lui refuse, pour prendre un exemple parmi d'autres, de jouer avec ses excréments, ou qu'on l'oblige à aller sur le pot à heures fixes : le refus sera transformé en preuve du désir de l'Autre de réglementer son pouvoir d'excréter ou, à l'inverse, le pot en un récipient magique qui transforme les fèces en or. Le contraire est tout aussi vrai : l'énoncé exprimant l'amour de la mère peut parfaitement être entendu et être interprété au nom d'un sens qui en fait le témoin de son désir de captation.

Parallèlement aux significations manifestes que l'enfant entend et dont il use, se déroule une autre chaîne dont il a connaissance et qui redouble le premier discours. La nomination de la chose est clivée : à l'appellation que le discours en donne s'ajoute le surnom (au sens hiérarchique, est-on tenté d'ajouter) dont la dote le discours infantile et qui en fait sa chose, soit un objet doué d'un pouvoir maléfique ou bénéfique responsable de sa réponse affective face à elle. Il faut insister sur la coprésence de cette double appellation : son surnom de la chose et son nom pour les autres ne s'annulent pas, ils clivent de manière nouvelle l'objet, qui peut tour à tour et conjointement être l'un et l'autre. Ce n'est que dans un deuxième temps que les deux appellations se distancieront pour s'inscrire dans des espaces séparés ; avant cela, le clivage opère à l'intérieur du même, même chose, même espace, même conscience. Il en résultera un autre clivage, qui concerne l'énonçant qui parle et agit un double discours et une double action : double discours, puisque, au moment où il accepte d'appeler père et mère ses parents et donc a accès à la signification de ces termes, il continue à appeler mère celle à qui il dit ouvertement qu'il désire devenir son mari ; double action puisqu'en même temps il peut, par exemple, accepter de boire de l'eau à la place du lait, tout en s'affirmant que cette eau est sortie du sein maternel.

Cette double présence d'une signification secondaire et primaire coexistant à ciel ouvert pendant une phase de la vie infantile est un phénomène qui mérite attention. Il témoigne d'une autre dualité : principe de plaisir et principe de réalité, dont les effets traversent de part en part toutes les productions psychiques au-delà de l'originaire et montrent que le secondaire commence bien par cohabiter avec le primaire et à pactiser avec sa logique.

Rendre le discours qui parle la réalité conforme à la logique du primaire : ainsi se formule la première visée du processus secondaire. Il reconnaît le pouvoir autonome du discours, ne peut nier qu'il est porteur de significations, mais va tenter d'interpréter l'ensemble du système qu'elles constituent selon une logique contradictoire avec ce même système. Le primaire présuppose la reconnaissance d'un extérieur dont la présence et la séparation ne peuvent être annulées : le secondaire, la reconnaissance d'un discours porteur de significations non arbitraires, qui l'informe de quel nouveau postulat logique il sera obligé de tenir compte. Dans un cas comme dans l'autre l'activité psychique va commencer par mettre cette information au service du but qui précédait son entrée sur scène. Le changement de but ne pourra se faire qu'à partir du moment où le nouveau but peut assurer qu'il offre une meilleure forme de plaisir. Autre forme mais même résultat : garantir une prime de plaisir.

Le processus primaire désigne le modèle selon lequel va fonctionner l'activité psychique à partir du moment où s'impose la reconnaissance d'une première différence entre deux espaces et deux désirs : première action d'un jugement de réalité qui ne concerne, en cette étape, que la séparation qui peut apparaître entre deux supports désirants, celui dans lequel se reconnaît le phantasmant et celui par lequel il représente le désir de l'Autre.

Cette première perception de la possibilité d'une dualité ouvre la voie à un travail de l'activité psychique dont les moments féconds coïncident avec l'assomption d'une série de différences qu'on peut, d'après l'ordre temporel, énumérer comme suit :

— la différence entre deux espaces psychiques ;
— la différence entre les deux représentants du couple parental ;
— la différence désir-demande ;
— la différence des sexes,

et, pour terminer :

— la différence entre signification primaire et secondaire.

A chaque fois la différence reconnue implique que la psyché réorganise le lieu à partir duquel elle se présente comme agent de cette reconnaissance, ce qui va, comme contrecoup, impliquer la réorganisation de la représentation qu'elle forge de sa relation au monde.

On peut dès lors illustrer la dualité principe de plaisir et principe de réalité en considérant leur relation au concept de différence pour dire que le principe de réalité a partie liée avec la catégorie de la différence alors que le principe de plaisir tend à la méconnaître. Le premier exige que tout élément puisse se différencier, être situé par rapport à l'avant et à l'après, au même et à l'altérité, à l'unité et à l'ensemble. Le principe de plaisir, à l'inverse, organise un champ dans lequel la différence tend à s'annuler, l'après à se présenter comme le retour de l'avant, l'altérité comme identité, le tout comme amplification de l'unité. Mais, fait plus important à nos yeux, si la reconnaissance d'un hors-soi précède, comme nous l'avons affirmé, l'entrée en activité du secondaire, il s'ensuit que principe de plaisir et principe de réalité sont d'emblée présents dans le primaire. Le secondaire aura la tâche de mettre le principe de réalité au service d'un plaisir que l'instance que ce principe va constituer — le Je — éprouvera chaque fois que sa construction se montre conforme à un postulat qui se différencie de celui qui fonde la logique du phantasme. L'expérimenté impose au primaire la reconnaissance de l'ailleurs, c'est pourquoi nous disions qu'il est déjà entrée en jeu d'un jugement de réalité, l'action du principe de plaisir sera de remodeler cet ailleurs pour le rendre conforme à la représentation du monde forgé par le primaire, ce qui lui permet de méconnaître ce qui a rendu nécessaire son entrée en fonction.

La phantasmatisation que l'on doit au primaire opère à partir d'un désaveu, mais le désaveu a comme raison d'être l'existence de l'aveu fugitif et préalable d'un su, d'un vu, d'un entendu, qu'on remodèle. Au fondement du processus primaire nous rencontrons le travail des deux mécanismes fondamentaux du fonctionnement psychique : le désaveu et le clivage. Désaveu de l'autonomie irréductible du hors-soi, clivage entre ce que l'expérience préannonce et dévoile et ce que la figuration représente, désavoue et se voile.

Ces deux mécanismes, à l'œuvre dès l'entrée en fonction du processus primaire, n'infirment pas mais, bien au contraire, confirment le métissage que la prise en considération de l'image de mot leur impose.

C'est pourquoi, dès son entrée sur scène, il faudrait parler d'un processus *primaire-secondaire*, entendant par là cet ensemble de représentations idéiques, ou de pensées, qui ont la qualité du dicible et du conscient alors qu'elles peuvent continuer à être soumises à une logique dans laquelle la préséance est donnée au postulat du primaire.

Entre primaire et secondaire, il faut postuler la possibilité d'un compromis signé, en une première étape, par une instance capable d'entendre une signification conforme à la logique du discours et de répondre à un sens conforme au postulat qui donne tout pouvoir au désir ; on pourrait croire que c'est là une « maladie infantile » du Je, dont il guérira. Et il est vrai que ce sera la tâche de ce même Je, non pas d'empêcher que la représentation de ce « sens » s'opère, ce qui n'est pas en son pouvoir, mais de réussir à refouler cette représentation quand elle vient mettre en danger la cohérence de son projet. Il n'en reste pas moins vrai que, quand on prête l'oreille à ce qu'énonce le Je, une fois l'enfance passée, on réalise que ce dernier continue à payer son tribut à une représentation du monde qui reste l'objet d'une nostalgie qui lui fait périodiquement rêver qu'il pourrait se la réapproprier, réussir à la rendre conforme à son projet et... le fait buter sur la même défaite.

L'image de mot et le métissage qu'elle impose à ces productions du primaire pour lesquelles nous avons avancé le qualificatif de primaire-secondaire nous ont conduit à parler du Je dont nous allons analyser les fonctions et la structure.

Ce qui a été dit sur cette phase de l'activité psychique pendant laquelle on assiste à une cohabitation transitoire de deux représentations de la relation sujet-monde, qui vont secondairement devoir se séparer, explique pourquoi cette séparation nécessaire n'est jamais absolue. Non seulement la représentation primaire de l'idée peut toujours faire effraction dans l'espace du Je, mais le Je lui-même reste sous la double emprise du principe de réalité et du principe de plaisir : les significations primaires dont le Je ne veut rien savoir ne dépendent pas de *leur appartenance au registre du primaire*[1], mais du fait qu'elles concernent un « savoir », une illusion ou un souhait dont découlerait *pour le Je* un sentiment de déplaisir parce qu'elles comporteraient un risque pour ses repères identificatoires.

La particularité du Je sera de pouvoir *différer* le plaisir attendu et, tout autant, de pouvoir fuir sa propre ten-

1. Le Je continue bel et bien, le long de son existence, à accorder foi à des croyances conformes aux visées du primaire, mais encore faut-il, hors de la psychopathologie, que ces croyances restent non contradictoires avec le projet identificatoire du Je.

sion et attention en rêvant la satisfaction qu'il souhaite.

Ce pouvoir de *rêverie* est une nécessité pour son fonctionnement, une exigence de sa structure, les moments de trêve pendant lesquels il suspend l'action, qu'il s'agisse d'un faire ou d'un penser, pour rêver l'inutilité de l'action, pour redonner fugitivement place à l'illusion d'une offre qui précéderait toute demande, d'une réalisation qui précéderait tout désir. Même au cours de l'activité théorique la plus investie et la plus rigoureuse, il est au pouvoir du théoricien, et nécessaire peut-être, de lever les yeux et d'imaginer : le théorème démontré, le prix Nobel offert, un voyage sur Mars, le retour de l'aimé.

L'action essentielle du refoulement, œuvre du Je, consiste à permettre que ces moments de coexistence dans la même instance des deux principes ne soient que des « moments-enclaves » : réserves d'illusions grâce auxquelles le Je retrouve ses sources et ses précurseurs familiers, replonge dans sa propre enfance, oublie son acceptation d'un différé qui implique toujours une différence entre le souhaité et l'obtenu.

Dire que déjà dans le primaire se fraye une voie le principe de réalité, présent dès qu'il y a reconnaissance d'un hors-soi, confirme la précocité du rôle de prothèse tenu par la psyché maternelle et par son discours qui anticipe le Je, impose à la psyché une interprétation du monde qui lui fait violence et rend de ce fait possible l'organisation d'un espace où le Je puisse advenir.

Prennent ici fin nos propos sur le fonctionnement du processus primaire. Notre but se bornait à pointer les mouvements de ce début de partie qui se joue entre la psyché et les éléments que lui fournit le discours du porte-parole, partie qui continue le temps de la vie et ne prend même pas fin avec l'échec et mat que la mort impose au discours du sujet singulier. Son successeur sera d'entrée de jeu confronté à la mémoire d'un discours dont les autres gardent le souvenir, discours qu'ils imposent au nouveau venu sous la forme d'un destin généalogique déjà par eux préformé. Sur ce destin, le sujet aura son mot à dire, mais ce mot, exprimerait-il le refus catégorique de l'accepter, montrerait encore que son histoire telle que le sujet la construit reste liée à la réponse qu'il fait à cette préhistoire qui n'est que la reprise de l'histoire des prédécesseurs.

Entre le début et la fin de partie, le jeu n'en reste pas moins mouvementé et imprévisible : l'idée-pensée, la mise-en-scène figurée, le pictogramme coexisteront côte à côte. L'expérience corrélative à cette rencontre continue entre le sujet et le monde se traduit de manière tout aussi continue par ces trois productions. Aucune d'elles n'abandonne jamais sa tendance et son espoir d'abolir toute concurrence, d'obtenir une satisfaction qui ne pourrait être totale que si elle était seule présente, et si elle pouvait réduire au silence les exigences des autres processus et instances psychiques.

C'est pourquoi la pensée, la figuration primaire, le pictogramme gardent, plus ou moins ouvertement, une relation conflictuelle. Ce qui oblige à privilégier l'idée-pensée dépend de la relation spécifique liant l'activité du secondaire à la connaissance et, aussi, du paradoxe propre à cette relation. Quand Lacan affirme que le sujet parlant est avant tout un sujet parlé, il énonce une vérité certaine, mais cette affirmation n'éclaire, à notre avis, qu'une face du phénomène. En effet, la découverte de cette condition de l'homme d'être parlé, à qui la doit-on sinon à un sujet parlant qui réussit à définir par le langage ce que le langage avait en partie fonction de cacher ? Quand nous avançons le terme de pictogramme, que faisons-nous sinon tenter de le penser et de le rendre dicible par une hypothèse et une construction qui sont l'œuvre du Je ? Il nous semble que la source de confusion réside dans la difficulté pour le sujet, théoricien inclus, à accepter que ce qui est au pouvoir de sa connaissance, et donc au pouvoir du discours, ne s'accompagne pas *ipso facto* d'un pouvoir de modification, que l'illusion du Je voudrait transformer en un pouvoir de pure et simple annulation.

Modifier la réalité — psychique ou du monde — fait à juste titre partie du projet du Je, mais à condition qu'on se rappelle ce que modifier veut dire.

La modification ne détruit pas l'avant. Modifier la

grange pour en faire une bibliothèque, ou le palais pour en faire un hôtel, ce n'est pas les détruire : c'est respecter les caractéristiques de la grange ou du palais, mais les changer pour les rendre plus habitables ou plus rentables. Nous avons à comprendre aussi bien la nécessité d'une modification permettant que le monde et l'espace psychique propre deviennent habitables pour le Je, que les limites que son œuvre de modification rencontre inévitablement. Ces modifications que l'on doit au travail de mise-en-sens du Je sont d'autant plus essentielles que cette instance peut se distancier de ses précurseurs et l'activité secondaire réduire les productions du primaire qui se frayent un accès parmi les siennes propres.

Mais réduction ne veut pas dire annulation : on constate la persistance de l'activité du primaire dans le secondaire, et l'impossibilité pour ces deux processus d'éviter un effet d'interaction. Ce qui se modifiera est la place de plus en plus mince que le secondaire donnera à une représentation du monde conforme à un postulat hétérogène au sien, sans jamais pourtant pouvoir l'exclure définitivement.

CHAPITRE IV

L'espace où le Je peut advenir

1 | *L'organisation de l'espace où le Je doit advenir*

Tout sujet vient à naître dans un « espace parlant », c'est pourquoi avant d'aborder la structure du Je, comme instance constituée par le discours, nous allons analyser les conditions nécessaires pour que cet espace offre au Je un habitat conforme à ses exigences.

L'état infantile fait qu'entre cette psyché singulière et le « milieu psychique ambiant » un « micromilieu » — le milieu familial ou ce qui en tient lieu — va servir de chaînon intermédiaire et être, dans un premier temps, perçu et investi par l'enfant comme métonymie du tout. Ce minuscule fragment du champ social devient pour lui l'équivalent et le reflet d'une totalité dont il ne découvrira les caractères différentiels qu'au cours d'une série d'élaborations successives. D'où la nécessité de définir les paramètres propres à ce micromilieu, l'organisation des forces libidinales qui parcourent son champ et, plus particulièrement, l'action, pour et sur la psyché de l'*infans*-enfant, de ces deux organisateurs essentiels de l'espace familial que sont le discours et le désir du couple parental.

L'analyse de ce milieu psychique privilégié par la psyché de l'*infans*, et qui en marquera le destin, portera successivement sur les facteurs suivants :

— le porte-parole et son action refoulante, effet et but de l'anticipation propre au discours maternel ;
— l'ambiguïté de la relation de la mère au « savoir-pouvoir-penser » de l'enfant ;
— le redoublement de la violence qu'impose ce que nous appelons, en paraphrasant Schreber, « le langage fondamental », soit cette série d'énoncés « performatifs » qui viendront nommer l'éprouvé, et qui, de ce seul fait, transformeront l'affect en sentiment ;
— ce qui du discours du couple revient sur la scène psychique de l'enfant pour constituer les premiers rudiments du Je ; ce sont ces « objets » extérieurs et déjà investis par la libido qui, *après coup*, donnent naissance au Je en le désignant comme celui qui les convoite, les possède, les refuse, les désire ;
— le désir du père (d'enfant, pour cet enfant).

2 | *Le porte-parole*[1]

Ce terme définit la fonction dévolue au discours de la mère dans la structuration de la psyché : porte-parole au sens littéral du terme, puisque c'est à sa voix que l'*infans* doit, dès sa venue au monde, d'être porté par un discours qui tour à tour commente, prédit, berce l'ensemble de ses manifestations, mais porte-parole aussi au sens de délégué, de représentant d'un ordre extérieur dont ce discours énonce à l'*infans* les lois et les exigences. Nous avons suffisamment parlé de l'objet-voix et de la

1. Nous avons souligné dans notre introduction le mouvement de balancier qu'impose à toute recherche psychanalytique l'avoir à analyser successivement ce qui se joue dans deux espaces psychiques lors d'un même temps, d'une même rencontre, d'une même découverte inaugurale. Va-et-vient qui ne peut éviter certaines redites et certaines répétitions à partir du moment où l'analyse rencontre le même phénomène. Une fois l'angle de vision déplacé, on découvre aussi bien l'hétérogénéité des mises-en-forme de l'expérience, que la similitude de certains effets et, avant tout et toujours, l'interaction continue qui joue, au même titre, pour les deux partenaires en présence. La répétition inévitable de certains thèmes vient confirmer l'écueil que rencontre en ce champ la réflexion théorique. En dévoilant la fiction de la séparation, apparaît l'impossibilité de concevoir l'espace psychique, quelle que soit la phase choisie, autrement que comme lieu de communication, d'osmose continue avec le hors-espace qui l'entoure.

fonction que la voix doit à sa charge libidinale, pour pouvoir interroger, ici, le discours effectif de la mère, comme porteur de signification, et revenir sur une formulation avancée et laissée en suspens : le rôle de prothèse de la psyché de la mère. Dans une première phase de la vie, c'est la voix maternelle qui fait communiquer entre eux deux espaces psychiques. On peut certes faire appel à la prématuration propre à notre espèce, cela ne fait que confirmer qu'il n'y aurait pas de vie pour le petit de l'homme si, d'emblée, les deux principes du fonctionnement mental n'agissaient sur le milieu où il a à vivre, pour le rendre conforme aux exigences de la psyché. On doit à l'analyse d'avoir montré que la nécessité de la présence d'un Autre n'est en rien réductible aux fonctions vitales qu'il doit assurer. Vivre exige, bien évidemment, la satisfaction d'une série de besoins auxquels l'*infans* ne peut pourvoir de manière autonome : mais, exactement au même titre, est exigée une réponse aux « besoins » de la psyché faute de quoi l'*infans* peut parfaitement, malgré l'état de prématuration qui est le sien, décider de refuser la vie. Qu'il s'agisse de l'originaire ou du primaire, il n'y a pas, dans leur principe de fonctionnement, de prématuration. Ce qui étonne est que leur production soit d'emblée achevée : cet *infans*, auquel des années seront nécessaires pour s'approprier et constituer la fonction propre au secondaire, montre dans le registre de la représentation pictographique et dans celui de la mise-en-scène phantasmatique la perfection et l'élaboration sans faille de constructions qui se répéteront fidèlement par la suite. Mais l'expérience analytique prouve que le fonctionnement de ces deux processus exige la présence d'un matériau façonné par une troisième forme d'activité psychique, le processus secondaire, qui lui agit dans un espace hétérogène. La représentabilité du pictogramme, le scénique de la figuration ont comme matériaux des objets façonnés par le travail de la psyché maternelle. Si on est en droit d'affirmer que représentant et metteur-en-scène métabolisent les objets d'expérience et de rencontre en des produits radicalement hétérogènes à la « réalité » de l'objet, il faut ajouter que, pour que ces mêmes objets exercent leur pouvoir de représentabilité et de figurabilité, il faut encore qu'ils aient été, d'une façon ou d'une autre, marqués par l'activité de la psyché maternelle, qui les dote *d'un indice libidinal*, et par là d'un statut d'objet psychique, conformes à ce que nous appelons les « besoins » de la psyché. Nous pouvons donc dire que l'objet, qui s'offre comme seul matériau conforme au travail du processus originaire et du processus primaire, doit, paradoxalement, avoir subi un premier avatar qu'il doit aux processus secondaires de la mère. Paradoxe, puisque le propre de l'originaire et du primaire, dans sa première phase, sera d'ignorer, voire d'effacer, l'effet de ce travail afin de rendre représenté et figuré aptes aux exigences de leurs postulats respectifs, alors que l'empreinte que la mère laisse sur l'objet se montre un préalable nécessaire à ces deux métabolisations. On reconnaîtra ici l'apport dû à la théorie de Lacan : on pourrait en effet dire que l'objet n'est métabolisable par l'activité psychique de l'*infans* que si, et tant que, le discours de la mère l'a doté d'un sens dont sa nomination témoigne. Dans ce sens « avalé » avec l'objet Lacan verra l'introjection originaire d'un signifiant, l'inscription d'un trait unaire. Et il est vrai que c'est toujours aussi une parole ou un signifiant que l'*infans* avale. Nous nous séparons cependant de lui pour ce qui touche le destin de cette incorporation : l'originaire ignore le signifiant, bien que ce dernier reste l'attribut nécessaire pour que l'objet se prête à la métabolisation radicale que ce processus lui fait subir. Ces considérations conduisent à une question centrale sur le travail du refoulement. S'il est vrai, comme nous le postulons, que c'est un objet qui a d'abord séjourné — pour emprunter un terme de Bion — dans l'aire de la psyché maternelle que l'*infans* métabolise en une pure représentation de son rapport au monde, il s'ensuit que c'est un fragment du monde, conforme à l'interprétation que le refoulement impose au travail de la psyché maternelle, qui est re-modelé pour qu'il devienne homogène à l'organisation de l'originaire et du primaire. Cela implique que c'est la représentation d'un objet façonné par le travail du refoulement qui sera métabolisée en une représentation sur laquelle le refoulement n'a pas encore prise. On peut donc dire que la psyché prend-en-soi un objet marqué par le principe de réalité, qu'elle le métabolise en un objet façonné par le seul principe de plaisir, mais que dans cette opération se font jour une différence (par exemple celle qui sépare la satisfaction hallucinée de la satisfaction réelle), un reste (celui qui induit la psyché à reconnaître la présence d'un ailleurs-même) qui s'inscriront dans son espace par un signe témoin non pas d'on ne sait quelle réalité physico-objective, mais, pour ambigu ou confus que soit ce témoignage, de l'interprétation du monde et de ses objets propres à la mère. Ce qui caractérise l'humain est de confronter dès l'origine l'activité psychique à un ailleurs qui se donnera à voir sous la forme que lui impose le discours qui le parle ; discours qui prouve l'action exercée par le refoulement. Le sujet devra trouver sa place dans une réalité définie par des énoncés qui, tant qu'on reste hors psychose, respectent la barrière du refoulement et aident à sa consolidation. C'est pourquoi, s'il est vrai que l'originaire ignore le principe de réalité, s'il est encore vrai que le processus primaire tend à le soumettre à la visée du plaisir, il est tout aussi vrai que ce sont des objets façonnés *préalablement* par ce principe, qui ont accès au champ de la psyché et que ce principe est de ce fait agissant dès une phase extrêmement précoce du primaire. Dire que la psyché en hallucinant le sein lui impose une métamorphose radicale est évident : dire qu'est métamorphosé ce que le sein représente pour la mère, est encore vrai, mais différent. Dans ce second cas, la métamorphose porte sur une représentation qui est l'œuvre du principe de réalité, principe qui, en opposant sa propre résistance aux productions du primaire, va frayer une voie à certains de ses précurseurs. Pour fragmentaires et désorganisés qu'ils soient, ceux-ci vont néanmoins contrebalancer le tout-pouvoir exclusif et autonome que revendique en vain le primaire.

La fonction de prothèse de la psyché maternelle permet que ce soit une réalité déjà modelée par son activité psychique et rendue, grâce à cela, représentable, que rencontre la psyché : elle substitue, à l'asensé d'un réel qui ne pourrait avoir de statut dans la psyché, une réalité humaine parce que investie par la libido maternelle, réalité qui n'est remodelable par l'originaire et le primaire que grâce à ce travail préalable. Ce n'est pas le réel que remodèle le primaire ou, *mutatis mutandis*, la psychose, si par réel on entend l'inconnaissable d'une chose en soi, mais la réalité telle que le discours la définit, soit la réalité de, et pour, le discours de l'Autre, qui est la seule qui puisse se prêter au travail de la psyché, quel qu'en soit le principe directif.

Nous sommes donc confronté à une dynamique fort particulière lors de la rencontre *infans*-mère :

— La mère offre un matériau psychique qui n'est structurant que parce que déjà remodelé par sa propre psyché, ce qui implique, en droit, qu'elle offre un matériau qui respecte les exigences du refoulement.

— L'*infans* reçoit cet « aliment » psychique et le reconstruit tel qu'il était dans sa forme archaïque pour celle qui l'avait, en son temps, reçu de l'Autre.

On constate la généralité d'une oscillation entre l'offre d'un déjà-refoulé transformé en du non-encore-refoulé, mais qui ne peut, à son tour, redevenir ce qu'en fera le refoulement que parce qu'il retrouve, ce faisant, une forme qui a déjà été sienne.

L'effet de prothèse se manifeste, dans l'espace psychique de l'*infans*, par l'irruption d'un matériau marqué par le principe de réalité, et donc par le discours, ce qui pour nous est équivalent qui, très vite, impose à celui qui n'a pas encore le pouvoir de s'approprier ce principe, l'intuition de son existence. La psyché de l'*infans* remodèlera ce matériau, mais sans pouvoir empêcher que fassent brèche, dans son propre espace, des restes, qui échappent à sa mainmise, et qui forment les précurseurs nécessaires à l'activité du secondaire. Ce sont des rejetons du principe de réalité, témoins de la présence, de l'altérité et du discours du représentant de l'Autre, qui vont, rétroactivement, constituer une instance et délimiter son *topos* dans la psyché. Mais ce matériau, que l'on doit au discours de la mère, ne peut évidemment pas être considéré comme pur et seul effet du secondaire, libre de toutes traces de son propre passé. C'est l'action de ces traces que nous allons analyser, leur effet sur ce demandeur d'objets qu'est l'*infans* et, pour ce faire, considérer ce qu'être mère signifie pour celle qui en accepte la fonction.

3 | *La violence de l'anticipation (l'ombre parlée)*

Nous allons revenir à notre concept de violence primaire, telle que l'exerce un discours, qui anticipe sur tout possible entendement, violence pourtant nécessaire à donner accès au sujet à l'ordre de l'humain. Précédant de loin la naissance du sujet, lui préexiste un discours le concernant : sorte d'ombre parlée, et supposée par la mère parlante, dès que l'*infans* est là, elle va se projeter sur son corps et prendre la place de celui auquel s'adresse le discours du porte-parole.

Nous allons successivement considérer les relations existant entre :

— le porte-parole et le corps de l'*infans*, comme objet du savoir de la mère ;
— le porte-parole et l'action refoulante.

Leur analyse permettra d'élucider la problématique identificatoire, qui a comme pivot la transmission de sujet à sujet d'un refoulé, nécessaire aux exigences structurales du Je. Ce sont les déviations que ce processus peut subir qui expliquent ce qui sépare psychose et non-psychose et montrent la fonction tenue par une référence tierce, dont on peut dire qu'elle renvoie au père mais si et tant que lui-même se considère, et est considéré, comme le *premier représentant des autres*, soit le garant de l'existence d'un ordre culturel constitutif du discours et du social, ordre dont il ne doit pas se prétendre le législateur tout-puissant, mais comme ce à quoi il se soumet en tant que sujet.

Le discours maternel commence par s'adresser à une ombre-parlante projetée sur le corps de l'*infans* ; à ce corps, soigné, dorloté, nourri, elle demande de confirmer son identité à l'ombre, c'est d'elle qu'on attend une réponse, rarement absence puisqu'on l'a préformulée à sa place. En espérant ne pas faire preuve d'un optimisme exagéré, le terme *mère* va, dans ce qui suit, se référer à un sujet, chez lequel nous supposons présents les caractères suivants :

— un refoulement réussi de sa propre sexualité infantile ;
— un sentiment d'amour porté à l'enfant ;
— son accord avec l'essentiel de ce que le discours culturel, du milieu qui est le sien, dit sur la fonction maternelle ;
— la présence à ses côtés d'un père de l'enfant, auquel elle porte des sentiments plutôt positifs.

Ce profil se réfère au comportement conscient ou manifeste de la mère : nous verrons qu'il est possible de tracer un profil généralisable des motivations inconscientes de celle que nous appelons une mère « normale ». Nous qualifions de ce terme une mère dont le comportement et les motivations inconscientes ne comportent pas d'éléments qui pourraient avoir une action spécifique et déterminante dans l'éventuelle évolution psychotique de l'enfant. Il nous paraît, en effet, impossible de dire quoi que ce soit sur le rôle pathogène que peut jouer la relation de la mère à l'enfant, si on ne réfléchit pas avant sur le vécu de cette relation hors du champ de la pathologie, si on ne va pas aussi loin que possible dans l'analyse de la fonction maternelle, telle qu'elle devrait s'exercer, quels que soient par ailleurs les mécanismes de projection que l'enfant lui imposera. Faute de cette analyse préalable, on tombe dans un travers fort fréquent dans le discours psychanalytique, et plus particulièrement dans la psychanalyse d'enfant. C'est une tautologie que de rappeler que tout objet particulièrement investi est conjointement celui dont la perte possible concrétise les sentiments d'angoisse du sujet, celui auquel, sans le savoir, on ne pardonnera pas de faire courir ce risque, et donc, celui dont on peut inconsciemment souhaiter la mort pour le punir, ou se punir, d'un trop-amour qu'il suscite.

Une analyse du désir inconscient de la mère pour l'enfant montrera *toujours* la participation d'un souhait de mort et d'un sentiment de culpabilité, l'inévitable ambivalence que suscite cet objet, qui occupe sur cette scène la place d'un perdu ; retour qui s'accompagne de celui des affects éprouvés pour ce premier objet dont il vient occuper la place. Faire de ce fait universel la cause de la psychose, de la maladie ou de la mort de l'enfant est, non seulement, un non-sens mais une option dont les conséquences, présentes dans l'interprétation de l'analyste, peuvent être hautement nocives. On relie, ce faisant, un événement qui est réellement survenu — maladie, mort, psychose — à une cause qui n'a de spécifique que sa généralité. A l'inverse, il existe effectivement un milieu familial pathogène : mais comment pourrait-on en savoir quelque chose, si on ne le réfère pas à une structure et à un milieu que nous supposons ne pas l'être, comment ne pas voir que la généralisation dément ce qu'elle veut affirmer ?

C'est pourquoi notre analyse du rôle maternel et de ses effets laisse pour le moment hors champ ce qui, dans ce rôle, est la conséquence d'un écueil rencontré par la psyché maternelle, le résultat d'une faille dans sa propre structuration psychique.

La présence de ce que nous avons appelé l'ombre parlée est une constante du comportement maternel. Ombre portée sur le corps de l'*infans* par son propre discours, elle devient l'ombre parlante d'un soliloque à deux voix que se tient la mère. Le premier point d'ancrage, qui peut dramatiquement devenir le premier point de rupture, entre cette ombre et le corps, est représenté par le sexe. Sans doute la mère pourra parler au féminin à l'ombre d'un corps pourvu d'un pénis et inversement, mais, dans ce cas, elle n'ignore pas qu'il y a antinomie entre le sexe de l'ombre et le sexe du corps ; il arrive que cela lui dévoile l'antinomie existant entre l'ombre et le corps dans leur totalité. Ce clivage de l'enfant, opéré par la mère, nous est prouvé par l'ambiguïté de son investissement vis-à-vis de son corps : jamais l'objet-corps ne sera aussi proche, aussi dépendant, à tel point objet de soins, de soucis, d'intérêt, alors qu'il reste pur étayage et support de l'ombre qui s'impose comme l'aimé ou le « à aimer ». L'équivalent de cette ombre portée par le discours maternel on le retrouve toujours à l'horizon de l'objet aimé, mais une différence lourde de conséquences les sépare : dans la relation amoureuse telle qu'elle est supposée s'instaurer entre sujets, si l'ombre représente la persistance de l'idéalisation que le Je projette sur l'objet, ce qu'il voudrait qu'il soit ou devienne, elle n'annule pas ce qui, à partir de l'objet, peut s'imposer comme contradiction. C'est pourquoi, entre l'objet et l'ombre, la possibilité de la différence persiste. La reconnaissance de cette possibilité est à la source de ce qui est vécu par le Je comme doute, souffrance, agression et, à l'inverse, comme plaisir, joie, certitude, dans les moments où il s'assure de la concordance présente entre l'ombre et l'objet.

A l'opposé, dans la première phase de la vie, celui qui n'a pas encore l'usage de la parole ne peut opposer ses propres énoncés identificatoires à ce que l'on projette sur sa personne, ce qui permet à l'ombre de se maintenir pendant un certain temps à l'abri de toute contradiction manifeste de la part de son support (l'*infans*). Mais la possibilité de contradiction persiste et c'est le corps qui peut la manifester : le sexe d'abord, avons-nous dit, ensuite tout ce qui dans le corps peut apparaître sous le signe d'un manque, d'un en-moins : manque de sommeil, de croissance, de mouvement, de phonation, et dans un temps relativement précoce, manque d'un « savoir penser ». Tout défaut dans son fonctionnement et dans le modèle que la mère privilégie risque d'être reçu comme mise en cause, refus, de sa conformité à l'ombre ; à l'extrême se dessine le refus inacceptable, la mort, qui viendrait priver l'ombre de son support charnel. Les fonctions corporelles se voient, de ce fait, assigner par la mère une valeur de message, verdict du vrai ou du faux du discours par lequel elle parle l'*infans*, leur autonomie risque toujours d'être ressentie comme négation de la vérité d'un discours, qui se prétend justifié par le savoir maternel sur le corps de l'enfant, ses besoins, son attente.

Ce savoir, concernant le corps, mérite attention. On le retrouve conjointement à l'œuvre dans les défenses maternelles contre le retour de son propre refoulé, dans l'induction chez l'*infans* de l'investissement narcissique de ses activités fonctionnelles, dans le conflit dépendance-autonomie qui est latent, même si méconnu, dans toute une première phase de cette relation. Il est aussi l'instrument privilégié de la violence primaire, et démontre ce qui en fait une nécessité : la possibilité pour la catégorie du besoin de se voir d'emblée translatée, par la voix qui vient y répondre, dans le registre de la demande libidinale et de prendre, ainsi, pied dans l'aire d'une dialectique de désir.

4 | *L'effet du refoulement et sa transmission*

C'est le discours de et pour l'ombre qui permet à la mère d'ignorer la composante sexuelle inhérente à son amour pour l'enfant ; c'est donc ce discours qui veille à que ne fasse retour ce qui doit rester dans le refoulé. D'où l'attribut fonctionnel accolé à tout ce qui dans le contact corporel participe d'un plaisir dont la cause doit être ignorée : on berce parce que ça fait dormir, et que le sommeil est bon, on lave parce que c'est hygiénique ou parce que la loi le prescrit, on nourrit selon un modèle de bonne santé institué, et ainsi de suite. Cela n'empêche pas, heureusement, la présence de failles : la caresse se donne en surcroît, le sexe peut être touché avec plaisir, le baiser se perdre sur la bouche. Néanmoins tout ce qui dans le discours maternel parle le langage de la libido et de l'amour est dédié à l'ombre. On est tendre, sévère, on récompense ou on punit, au nom de ce qu'on suppose que l'ombre exprime par le corps ; on va même plus loin, puisqu'on impute à l'ombre un désir, d'elle méconnu, concernant son devenir, qui fait, de l'ensemble du programme éducatif, ce qui est fait pour « son » bien, ce bien étant supposé conforme à ce que sera le désir futur de l'enfant. Ce que nous appelons l'ombre est donc constitué par une série d'énoncés témoins du *souhait maternel* concernant l'enfant ; ils aboutissent à une image identificatoire qui anticipe sur ce qu'énoncera la voix de ce corps, pour le moment absente. Cette ombre, ce fragment de son propre discours, représente pour le Je de la mère ce que le corps de l'enfant, sur une autre scène, représente pour son désir inconscient. Elle est, donc, ce qui de l'objet impossible et interdit de ce désir a pu se transformer en dicible et en licite. C'est pourquoi on la découvre au service de l'instance refoulante. Ce fragment de discours est ce que construit et investit le Je de la mère, afin que la libido ne risque pas de se détourner de l'enfant actuel pour faire retour vers celui d'un autre temps et d'un autre lieu. L'ombre préserve la mère du retour d'un souhait qui a été en son temps parfaitement conscient et ensuite refoulé : avoir un enfant du père ; mais derrière lui, et le précédant, se rencontre un désir plus ancien et dont le retour serait bien plus grave : avoir un enfant de la mère. L'ombre est ce que le Je a pu réélaborer, réinterpréter à partir du second vœu refoulé, assurant ainsi la forclusion du premier : elle en porte la marque et en prouve la réélaboration. La mère commence par s'adresser à ce discours, par elle-même forgé, qui vient rassurer son Je sur le bien-fondé et le non-interdit de ses investissements ; l'enfant est celui qui sur la scène du réel témoigne de la victoire du Je sur le refoulé mais, aussi bien, et c'est là le paradoxe de la situation, celui qui reste le plus proche de l'objet d'un désir inconscient, dont le retour ferait de l'enfant l'objet d'une appropriation interdite au Je. L'ensemble du discours de l'ombre peut se mettre sous la rubrique des *souhaits* : un être, un avoir, un devenir sont souhaités pour l'*infans* ; que ce souhait représente ce à quoi on a dû renoncer, ce qu'on a perdu ou ce qu'on avait oublié avoir souhaité, est évident. Rêve d'une récupération narcissique, mais rêve licite, peut-être ce peu de rêve permis pour éclairer la grisaille du quotidien. Il est licite de souhaiter que le fils devienne un grand savant, que la fille épouse un prince, d'autant plus licite que ce futur garde l'apanage d'un certain possible sans être, pour cela, perçu comme le possible de la folie. Il est aussi licite que l'analyste lise dans le souhait la réactivation d'un espoir narcissique et qu'il voie dans la brillance dont on dote l'objet, la lumière dont le donateur espère être illuminé en retour, la surestimation de l'objet venant valoriser son possesseur, d'où la fonction d'objet phallique, que notre discours accorde souvent à l'enfant. Mais parler d'une équivalence pénis-enfant nous paraît ambigu. Si l'on veut faire participer tout objet, convoité par la femme, d'une brillance phallique et dire de tout objet, convoité par l'homme, que ce qu'il demande à l'objet c'est l'attribut phallique dont il pourra doter son pénis, l'expression perd alors tout sens et ne dira rien sur la relation privilégiée reliant le couple parental, et plus particulièrement la mère, à l'enfant qui vient représenter un enjeu très particulier dans la relation du couple. Si on veut, à l'opposé, isoler l'objet-enfant comme support d'un investissement privilégié, il faut alors admettre qu'il est conjointement ce qui sur la scène du réel revient en présentant le minimum de distance avec l'objet du désir inconscient et ce qui, par rapport à ce même objet, est doté de la force refoulante maximale. Le souhait, tel qu'il s'exprime dans les énoncés du discours par lequel le Je maternel met-en-sens sa relation identificatoire et libidinale à l'enfant, vient occuper, sur la scène du processus secondaire, une place qui, grâce à ce souhait, est défendue contre l'irruption du désir inconscient et s'oppose à son retour. C'est pourquoi l'*infans*, support de ce souhait, joue le rôle d'une instance refoulante vis-à-vis du désir inconscient de la mère, ou, pour mieux dire, devient un appui au service de ses défenses. C'est l'enfant lui-même qui se fait le rempart qui met la mère à l'abri du retour de son propre refoulé, d'où la position paradoxale et dangereuse que tient l'enfant : alors qu'il occupe la place la plus proche de l'objet du désir inconscient, c'est à lui qu'on demande de se faire obstacle à son retour. L'illusion de la réalisation future du souhait s'offre, à la mère, comme contrepartie de l'impossible réalisation du désir inconscient. L'ombre devient l'illusion, lui permettant de croire que, entre la satisfaction du souhait du Je et la satisfaction du désir inconscient, il y a équivalence, illusion qui aimante en son champ l'énergie libidinale et l'asservit au profit des desseins du Je, grâce à quoi est laissé hors jeu et hors Je le refoulé. Le vœu œdipien revient sous une forme inversée : *que cet enfant puisse à son tour devenir père ou mère, qu'il puisse désirer avoir un enfant.*

On voit ainsi l'énoncé œdipien « avoir un enfant du père » se transformer en un énoncé qui se projette sur l'enfant par cette formule « qu'il devienne père ou mère d'un enfant ».

5 | *Conjugaison et syntaxe d'un désir*

Nous allons laisser, pour le moment, en suspens le rôle du porte-parole pour éclairer un aspect de la problématique-dialectique propre au refoulement, entendu comme refoulement secondaire. L'analyse des positions qui seront successivement prises par la proposition « désir d'un enfant », dans une suite syntaxique qui coïncide, point par point, avec l'évolution des positions proto-identificatoires et identificatoires du metteur-en-scène et du metteur-en-sens, montrera comment s'élabore une dialectique de l'être et de l'avoir et comment s'organise le passage d'une légende écrite par le primaire aux énoncés forgés par le secondaire.

Nous prendrons comme point de départ, non pas l'originaire, mais l'énoncé par lequel peut se traduire la visée à l'œuvre dans la figuration du primaire : être l'objet du désir de la mère (du désir de l'Autre). En ne tenant compte que de la problématique maternelle, cet énoncé montre au cours de l'évolution psychique la série de transformations suivantes :

être l'objet du désir de la mère →
→ avoir un enfant de la mère →
→ prendre l'objet du désir de la mère →

→ être l'objet désiré du père →
→ avoir un enfant du père →
→ donner un enfant à un père → (et à partir du moment où l'on devient mère)
→ souhaiter que son propre enfant devienne père (ou mère) (que *soit par lui réalisé un même « désir d'enfant »*).

— Trois termes de parenté circulent : enfant, père, mère.
— Quatre verbes sont représentés par deux couples :

être-prendre ; avoir-donner.

L'analyse syntaxique de ces formulations montre la persistance du même complément direct des verbes avoir et être : l'enfant, alors que change le complément indirect. Cette modification est provoquée par la *conformité que la syntaxe doit préserver avec l'ordre de parenté d'une culture donnée.* Quant au sujet qui désire — être, avoir, prendre, donner —, il nous réfère bien évidemment au même ; dans le dernier énoncé, toutefois, le souhaitant va projeter sur un autre un vœu qu'il profère en son nom. L'objet « un enfant » persiste comme enjeu d'un désir concernant l'être et l'avoir, le prendre et le donner et, ce même objet, devient le support du souhait qu'on formule pour l'enfant, que l'on a eu effectivement.

La réalisation de ce souhait est différée dans un temps futur : on souhaite un enfant à celui qui vient de naître. On peut se demander si la première fonction de ce souhait n'est pas de prouver qu'un premier vœu « avoir un enfant de la mère », qui deviendra « désirer un enfant du père » lors du passage à la dialectique œdipienne, est resté non satisfait et a été transmis à un autre agent. Cela apparaît plus clairement si la formule « on souhaite un enfant » est transformée en « *on souhaite à l'enfant un désir d'enfant* ». L'enfant réel est assuré de sa différence avec un mythique « un enfant » — celui que la mère ne pouvait donner et celui que le père a refusé — mais hérite d'emblée d'un vœu qui est supposé, lui aussi, concerner un enfant. Mais quel enfant ? Nous allons montrer que cet enfant, introduit par l'anticipation du discours maternel, condense en lui ses représentants successifs et, de ce fait, subsume la forme dernière qu'il a à prendre et les formes primaires, voire originaires, qui ont été celles de son passé.

Le vœu met l'enfant réel dans une position qui montre une double analogie : celle qui émet le vœu lui impute son même souhait d'enfant, mais conjointement elle souhaite un enfant à celui auquel on ne peut le donner et de qui il est interdit de l'attendre. Ainsi, dans le registre de l'interdit, l'enfant occupe une position analogue à celle occupée par les premiers destinataires du désir de la mère : ses propres père et mère.

La répétition de cet interdit — qui reste implicite et méconnu — vient séparer celui auquel « on souhaite » de ceux dont on « pourrait attendre » le don du souhaité. Le souhait est formulé par un sujet qui a subi l'impact du refoulement, il s'adresse à un corps dont on ne reconnaît pas le pouvoir érogène, qu'il possède, de fait, pour les deux partenaires, et aussi à un corps qui ne peut pas, dans la réalité, donner ou avoir un enfant. Cette impossibilité aide à méconnaître le passé que le souhait exorcise, pour devenir compatible avec la visée que le Je défend dans son projet actuel (le projet maternel). Par l'introduction de ce souhait s'exprime un énoncé qui organise, par sa seule formulation, l'ensemble des énoncés du discours maternel, parlant « selon la loi » son amour pour l'enfant : *un même souhait transmet à l'enfant la mêmeté de l'interdit.*

Le souhait introduit « un enfant » comme objet de désir mais, ce faisant, la mère s'assure et proclame que l'enfant existant, son enfant, n'est pas la réalisation du vœu passé. En lui souhaitant un enfant elle le sépare de l'enfant qu'elle avait souhaité, elle donne, et d'abord se donne, la preuve de la non-transgression de l'inceste. De même en lui nommant par anticipation, ce qui ne deviendra l'objet de son désir — avoir un enfant — que dans un temps postérieur, elle se désigne comme celle qui refusera de le donner et à qui il sera interdit de le demander[1].

1. Le souhait « qu'il ou qu'elle devienne père ou mère » comporte implicitement le droit futur du choix d'un autre qui permettra la réalisation du vœu. C'est cette distance temporelle qui fait que la mère oublie ce que ce

L'enfant hérite ainsi d'un vœu qui vient prouver que lui-même n'est pas la réalisation de celui qu'on a espéré. Ce vœu le détrône du titre d'objet œdipien, avant même qu'il ne découvre son propre vœu à cet égard ; le souhait maternel préannonce qu'il est interdit d'occuper une place qui doit rester vacante sur la scène du réel. Avant d'être désirant d'un enfant, il rencontre l'interdiction d'occuper la place d'un premier objet désiré, qui l'identifierait à un premier « enfant-objet mythique » dont l'apparition sur la scène du réel est reconnue impossible. Par la voix de l'ombre parlée la mère s'énonce, et énonce à l'enfant, les interdits qu'elle y a d'abord projetés ; de ce fait elle lui signifie un interdit qui anticipe sur son propre désir. Un rapport de réciprocité fonctionnelle s'établit ainsi, *infans* et mère devenant l'un pour l'autre agent au service du refoulement. Cela sera confirmé par l'évolution temporelle des énoncés exprimant la suite des interdits : il n'est en général pas interdit que le bébé voie la mère nue, mais cela le deviendra au moment où l'enfant pourrait découvrir que ça lui fait plaisir (le « lui » renvoyant ici aux deux partenaires), le découvrir, le dire, le lui dire, avec le risque que la voix de l'enfant devienne ce qui dévoile la pérennité d'un désir refoulé. On voit les interdits maternels recouvrir exactement le champ de son propre refoulé, et venir induire le refoulé de l'autre comme répétition du premier. Le souhait qui exprime le désir *et* l'interdit définit un objet accessible à l'investissement du Je et défend sa surface contre une intrusion venant de l'autre scène, intrusion qui risquerait d'inverser à son profit le sens du vecteur qu'emprunte la libido au service des visées du Je.

Ainsi se constitue ce qui, en répétant les interdits, répète le vœu et répète l'histoire de l'espèce psychique : l'ombre, héritière de l'histoire œdipienne de la mère et de son refoulement, induit par anticipation le refoulé de

souhait implique : la fin de son rôle d'objet privilégié, la fin de cette relation où elle apparaissait à l'enfant comme seul dispensateur de plaisir, dépositaire de tout le demandé possible. Cet oubli trace sa voie à ce qu'elle aura à savoir et à accepter sur l'autonomie future de l'enfant à son égard, sur son éloignement inévitable et, en filigrane, sur sa propre mort.

l'enfant ; grâce à elle l'*infans* « parle » à la mère comme si le refoulement avait déjà eu lieu. Cette première étape montre la transmission d'une instance refoulante précédant ce qui sera à refouler, de même que l'interdit précède l'énoncé, par lequel l'enfant exprimera son désir d'avoir un enfant de la mère. Ainsi se transmet de sujet à sujet une répétition de l'interdiction, nécessaire à la préservation de l'hétérogénéité des deux scènes en présence et à constituer la barrière qui réorganisera l'espace psychique de l'enfant.

Les effets de cette transmission se manifestent par les modifications syntaxiques qui montrent comment un même énoncé inaugural est repris et remodelé, dans un moment final, qui donne sa forme définitive à l'édifice linguistique : en apprendre les temps et le mode de conjugaison, telle est l'injonction que la rencontre avec le discours de l'Autre impose à la psyché, dès qu'elle peut s'approprier une première et rudimentaire connaissance sur les significations dont ce discours est porteur.

Notre analyse de ce souhait fondamental que représente « un désir d'enfant » a porté, jusqu'à maintenant, sur les formulations qu'en donnent le primaire et le secondaire. On peut remonter d'un cran et démasquer son précurseur dans l'originaire. Il faut pour cela en modifier la formule et l'écrire : « *On désire un état de plaisir.* » Cet état, attendu par le désir, est le représentant de l'*infans* pour la psyché de l'*infans* : ce qui est désiré est un état de plaisir se réalisant, le retour d'un « *étant* », source et lieu de plaisir.

Si on admet, comme nous l'avons proposé pour l'objet complémentaire, que, dans une première phase, il y a impossibilité de séparer dans le binôme zone-objet complémentaire, l'agent et l'objet du plaisir, chaque entité étant indissociable de son complément, il faut aussi admettre qu'il n'y a pas encore, dans cette phase, possibilité de différencier ces deux énoncés :

« être le désiré de son désir »
« avoir l'objet que le désir convoite ».

Il s'ensuit qu'une seule et même formule « que l'on soit l'objet de son désir » va exprimer ce que l'on veut être et ce que l'on veut avoir. Le premier objet dont l'avoir est désiré concerne un état de plaisir (soit ce que l'*infans* désire être) : en devenant le possesseur de cet objet, on s'assure d'être tel que l'on se désire, de retrouver ce qu'on était lors de l'état de plaisir. Cela peut s'exprimer par : « *qu'on puisse avoir ce qu'on était* » ; si le désir de l'être vise à faire de soi le désiré du désir, et, si ce que l'avoir convoite est d'être possesseur de ce désiré, on comprend que l'avoir commence par viser soi-même comme désiré de son désir.

Le discours bute ici sur un indicible « *s'avoir* » (ce qui n'est pas un jeu de mots mais la preuve du caractère informulable du pictogramme), qui fait de l'enfant l'objet d'une impossible coïncidence de l'être et de l'avoir.

En une phase originaire, précédant l'organisation scénique, que l'on devra au primaire, et qui seule permettra que désirant et objet désiré se figurent en des supports différents, le terme « un enfant », absent de l'énoncé, implicitement supporte le désir et renvoie au représentant lui-même. Ce dernier est dans la position indicible qui en fait le « représenté » de l'avoir qu'il convoite d'être. Etre et avoir, dans le registre de l'originaire, confirment cette relation de spécularité qui est, pour nous, caractéristique de cette phase.

Le terme « un enfant », le non-dit d'un premier désir d'avoir, trouve son origine dans l'informulable d'un « s'avoir » qui pourrait seul permettre que la position de désiré (de soi et puis de la mère) aille de pair avec la certitude d'un tout-pouvoir sur le désir ; avoir et être participent d'un même vœu impossible. Si, comme le dit Freud, « avoir un enfant de la mère » est la forme première d'un désir d'enfant, c'est que ce désir est lui-même la translation inaugurale dans le registre du primaire de ce qui concernait l'originaire. Le « un enfant », ici en cause, reste fort proche d'un soi-même que l'on pourrait se réapproprier comme un désiré auto-engendré, qui permettrait que l'on ne soit jamais dépossédé de ce qu'on désire avoir. Qu'on « se veuille soi-même », qu'on s'autopossède, la proximité de ces formules avec celle qui parle d'un désir se désirant est évidente.

Ce qui va obliger le sujet à dépasser la folie d'une telle demande, c'est de devoir reconnaître que l'on ne peut avoir ce qu'on est, mais qu'on peut, à l'inverse, demander et avoir des objets substitutifs, qui deviendront les signes prouvant qu'on est pour la mère ce qu'elle voudrait avoir : l'objet de son désir.

Les premiers objets, supports des mises en scène phantasmatiques sous l'égide du primaire, ont comme attribut essentiel d'assurer demandeur et phantasmant qu'ils sont ce que la mère désire avoir : un enfant dont le plaisir serait ce que souhaite son désir.

Si l'on revient à l'énoncé maternel, on peut dire que « souhaiter un enfant à avoir » est bien un énoncé étayé par un désir et que ce désir vient certifier à l'*infans* qu'il n'est pas le simple résultat d'un accident biologique. On ajoutera que le désir, dont il est l'actualisation méconnue, doit persister, tout en préservant l'écart qui sépare le « désir d'enfant » du « désir de et pour *cet* enfant ». Ainsi se fait jour un clivage entre un « avoir un enfant », visée d'un désir irréductible, et l'enfant qui, une fois là, ne peut plus prétendre rester l'objet d'un désir d'avoir (un enfant) réalisé. Apparaissent la persistance du désir « avoir un enfant » et l'impossibilité d'être, justement parce qu'on l'est, l'enfant à avoir. La reconnaissance de ce clivage de la part de l'enfant présuppose celui opéré par la mère elle-même à propos de l'enfant, condition qui permet à ce dernier de parcourir le chemin qui le conduira au désir d' « un enfant » comme objet du vœu œdipien : que le parent donne cet enfant à avoir que l'on n'a pas pu être, mais que l'on pourrait avoir. Cette formule prouve que le sujet a eu l'accès au registre qui sépare l'être et l'avoir. Mais, tant qu'on reste dans un avant de la dissolution de l'Œdipe, cette séparation ne suffit pas à différencier celui auquel on demande et auquel on reconnaît un pouvoir concernant l'avoir, de celui auquel on attribue un pouvoir de désignation, concernant la place identificatoire que son désir indique. L'enfant demandé au père ou à la mère témoigne, sans aucun doute, du renoncement à un impossible « s'avoir » mais montre que l'enfant continue à espérer occuper dans le système de parenté la place réservée au parent du sexe opposé. Nous verrons plus loin comment l'enfant pourra substituer, au père et à la mère, un autre sujet duquel il sera en droit, dans le futur, d'avoir un enfant en s'appropriant un souhait différé.

Nous conclurons en disant que le souhait « avoir un enfant » hérite d'un passé qui fait de l'énoncé la formulation du désir humain, mais que ce souhait, tel que le prononce la mère et tel qu'elle l'impute à l'enfant est, paradoxalement, ce qui permet à cette dernière de se poser comme un donateur interdit[1]. La clinique nous montre ce qui arrive quand ce souhait est absent, quand sur l'enfant n'est pas anticipée la possibilité de ce futur. C'est par ce souhait que la mère l'institue héritier d'un savoir sur la différence séparant l'objet actualisant un désir et l'objet permettant au désir de persister. Objet toujours projeté dans le futur, dans le temps mythique d'une rencontre définitive entre le désir et son but. Au moment même où elle lui refuse d'être l'objet de son désir, elle en fait le successeur d'un désir qui persiste et circule et, par lequel s'imposera au sujet une conjugaison de l'avoir et de l'être permettant que l'indicible se fasse dicible, et que l'énoncé parlant le corps et le corps parlant ne se retrouvent pas dans une position d'hétérogénéité absolue.

Nous terminerons ces considérations sur la transmission du refoulement par une dernière remarque : à juste titre notre théorie nous met en garde contre toute tentation de généralisation abusive, mais l'analyste croit, néanmoins, au bien-fondé d'une interprétation applicable à une série d'expériences fondamentales qui transcendent toute singularité. Il en est ainsi pour ce qui concerne le refoulement, l'érogénéité des zones-fonctions, le « mythe » pulsionnel. Mais on peut faire un pas de plus : en fait la théorie avance un modèle de l'évolution normale de la psyché qui a, comme référence, la similarité du chemin

1. On pourrait aussi dire qu'elle vient occuper la place d'un donateur de désir, don essentiel à la structure psychique, mais refuse d'être le donateur de l'objet, refus tout aussi nécessaire.

à suivre par le sujet, de sa naissance à la dissolution du complexe d'Œdipe. S'il est vrai que, dans le champ du conscient, de l'agir, de la réflexion, du plaisir, et plus généralement dans le champ du Je, rien ne nous autorise à privilégier tel ou tel choix, tel ou tel discours, s'il faut renoncer à un Je « modèle » et à un « modèle du Je », une fois pour toutes établis, à l'opposé nous possédons et nous faisons usage d'un savoir sur ce qui ne peut apparaître dans le Je que comme signe d'une faille, parce que témoignage de l'effraction, en son champ, de ce qui aurait dû rester hors de son espace.

En d'autres termes, l'analyste fait de la fonction refoulante un invariant transculturel et s'arroge le droit de voir dans ce qui est à refouler, parce qu'il doit être exclu de l'espace du Je, un caractère généralisable et spécifique *pour une culture donnée.* Il est bien clair qu'en parlant ici de refoulement nous ne faisons pas allusion à l'originaire, dont nous avons répétitivement souligné qu'il ne peut avoir de place dans le registre du conscient ; de même nous espérons que personne ne confondra le refoulement, comme facteur nécessaire à la structure du Je, et la facilité avec laquelle les autres peuvent l'asservir à leur propre but, imposer un excès que le Je subira, à raison et sans le savoir, comme un abus de pouvoir dont les conséquences lui coûtent fort cher.

Ces réflexions sur le refoulement vont aider à mieux comprendre le risque d'excès dont le porte-parole peut devenir le responsable.

6 | *La violence de l'interprétation : le risque d'excès*

L'effet préformateur et inducteur sur ce qui sera à refouler est la conséquence essentielle de l'action anticipatrice constitutive du discours de la mère, et du discours en général. Cette anticipation offre au sujet un don, sans lequel il ne pourrait devenir sujet : d'emblée il transforme en signification — d'amour, de désir, d'agression, de refus — accessible et partagée par l'ensemble, l'indicible et l'impensable propre à l'originaire. Cette métabolisation opérée, en premier lieu, par la mère sur l'éprouvé de l'*infans* s'instrumente et se justifie, à ses yeux, par le savoir qu'elle s'impute sur les besoins de ce corps et de cette psyché. Sur un point elle ne se trompe pas : c'est bel et bien un besoin et une nécessité pour la structuration psychique que s'opère cette transformation radicale, qui permet que la réponse que l'*infans* reçoit préannonce l'appellation et la reconnaissance de ce que deviendront ses objets de demande. Cette demande ne quêtera l'objet du besoin que parce qu'il peut devenir signe forgé et reconnu par le désir humain : successeur donc légitime, même si c'est au prix d'une hétérogénéité radicale, de ce que d'emblée demandait la psyché. Dans les deux cas, le demandé concerne ce que la psyché attend et quête afin qu'un état de plaisir soit retrouvé et que son désir trouve dans la réponse de l'Autre son objet. Cette violence opérée par l'interprétation de la mère sur l'ensemble des manifestations de l'éprouvé de l'*infans* est donc nécessaire ; elle est l'illustration paradigmatique de la définition que nous avions proposée de la violence primaire.

Son agent est bien un désir hétérogène : celui de la mère désirant pouvoir être cette offre continue, nécessaire à la vie de l'*infans* et être par lui reconnue comme cette unique image dispensatrice d'amour. Il s'instrumente sur ce qui pour l'*infans* est à double titre objet nécessaire, ce qui ne saurait manquer, afin qu'il y ait survie aussi bien corporelle que psychique.

De ce fait, ce que la mère désire devient ce que demande et attend la psyché de l'*infans* : par l'un et par l'autre reste méconnue la violence opérée par une réponse qui préforme à jamais ce qui sera demandé, comme aussi le mode et la forme que dès lors empruntera la demande. Si on en restait à cette phase on ne ferait que constater un invariant dépendant des lois de la structure psychique. Mais à ses côtés apparaît un autre facteur tout aussi important pour le destin du sujet : le risque d'excès, risque qui certes ne s'actualise pas toujours, mais dont à l'opposé la tentation est toujours présente dans la psyché maternelle. Dans l'actualisation de la violence qu'opère le discours maternel s'infiltre inévitablement un désir qui, dans la plupart des cas, reste méconnu et désavoué, et qui peut se formuler comme : désir de préserver le *statu quo* de cette première relation ou, si on préfère, désir de préserver ce qui pendant une phase de l'existence (et seulement pendant une phase) est légitime et nécessaire.

Ce qui est désiré est la non-modification de l'actuel, mais ce désir de non-modification, si la mère ne réussit pas à y renoncer, suffit à changer radicalement le sens et la portée de ce qui était licite, de même que la formulation spécifique qu'il prend « *que rien ne change* » facilite, pour la mère et pour les autres, la méconnaissance de l'abus de violence qui va tenter de s'imposer par sa voie. Combien de mères, « s'étant toujours sacrifiées pour le bien de l'enfant », seront considérées par les autres comme des mères modèles, alors que le devenir de l'enfant témoignera, sans réussir à se faire entendre, de l'abus de pouvoir dont il a pâti. La tentation de cet abus est constante, d'où l'importance de comprendre ce que la mère ne voudrait pas perdre, même si elle accepte d'y renoncer, et le danger qui est à la source de cette tentation de l'excès.

Ce qu'elle ne voudrait pas perdre est relativement facile à pointer si on s'autorise à n'analyser que la surface du phénomène : une place que personne d'autre ne peut vous accorder, celle d'un sujet donateur de vie, détenteur des objets de besoin et dispensateur de tout ce qui est supposé être pour l'autre source de plaisir, de quiétude, de joie. Nous avons dit que, en un premier temps, c'est dans le bon fonctionnement des activités du corps que la mère cherche, et trouve, la réponse confirmant son droit à revendiquer ce triple pouvoir pour sa fonction. Mais, très rapidement, apparaîtra une nouvelle activité, qui, elle aussi — il ne faut pas l'oublier — était attendue depuis toujours et préannoncée par le discours maternel : *l'activité de penser.*

La « bonne » ou « belle intelligence », *mens sana in corpore sano*, devient le dernier fruit attendu de ce corps soigné, nourri, bercé, éduqué, dans l'espoir, pourrait-on dire, qu'il offre à l'activité de penser le support optimal. Non pas que la santé ou la beauté perdent pour autant toute valeur : mais elles ne peuvent la garder que si, et tant que, la mère est assurée que la « capacité de penser » de l'enfant, *a minima*, répond à la norme et, si possible, dépasse cette norme. La première conséquence sera que le pouvoir d'intellection est attendu comme ce dernier venu qui viendra confirmer à la mère la réussite ou l'échec de sa fonction maternelle. De ce fait, l'ensemble des objets-fonctions partiels, qui ont servi d'enjeu dans la relation prégénitale mère-enfant, vont trouver leur statut définitif dans la signification dont les dotera ce dernier arrivé qui, après coup, décide d'un sens rétroactif les concernant. La deuxième conséquence sera que le temps précédant les manifestations de l'activité de penser, n'est jamais vécu de manière neutre : non seulement un nombre de signes variés seront à l'avance interprétés par la mère comme la preuve qu'*il* pense mais les premières manifestations effectives de cette activité, l'apprentissage des premiers mots, le pragmatisme des premières réponses, seront guettés comme garantie de l'évitement du risque majeur : qu'il, ou qu'elle, aurait pu ne pas savoir penser.

Si on en restait à cette analyse, on ne ferait que mieux comprendre une des formes privilégiées que peut prendre l'anxiété maternelle et le surinvestissement dont peut jouir le savoir-penser. Un fait essentiel resterait dans l'ombre : la mère sait par sa propre expérience, que la pensée est par excellence l'instrument du déguisable, du caché, du secret, le lieu d'une possible tromperie indécelable (et indécidable).

On ne peut pas cacher que l'on refuse de manger ou de dormir, on ne peut pas cacher qu'on a été à la selle, mais on pourrait peut-être cacher qu'on fait semblant d'aimer, d'entendre, ou, à l'inverse, qu'on fait semblant de ne pas entendre ou de ne pas désirer l'interdit. Contrairement aux activités du corps, l'activité de penser, non seulement représente une dernière fonction dont la valorisation va avoir la préséance sur l'ensemble de ses prédécesseurs, mais elle est la première dont les productions peuvent rester méconnues de la mère, et, aussi, l'activité grâce à laquelle l'enfant risque de découvrir ses mensonges, de comprendre ce qu'elle ne voudrait pas qu'il sache. On voit ainsi s'installer une étrange lutte dans laquelle, du côté de la mère on tentera de savoir ce que l'autre pense, de lui apprendre à penser le « bien », ou un « bien-penser », définis par elle, alors que du côté de l'enfant apparaît le premier instrument d'une autonomie et d'un refus qui ne mettent pas directement en péril sa survie.

On ne peut pas, à moins de le payer du prix de sa vie, refuser longtemps de manger, d'excréter, de dormir : on peut tenter de préserver un espace solitaire et autonome où on peut penser ce qu'elle ne sait pas ou qu'elle ne voudrait pas qu'on pense. Il faut rappeler que, en exergue de cette analyse du rôle maternel, nous avons supposé possible de définir ce que serait le comportement normal, désignant par ce terme un comportement qui, s'il était seul en cause, n'induirait pas chez l'enfant des réactions psychotiques (ce qui ne veut pas dire que ce dernier en serait de ce seul fait à l'abri).

Dans ce comportement nous avons privilégié les constantes les plus susceptibles de se transformer en inducteurs d'une réponse psychotique, infantile ou non, parce que les plus aptes à donner prise, par une simple accentuation de leur fonction, à ce qui du désir de la mère, et des autres, comporte un excès de violence que la psyché de l'enfant risque de ne pouvoir ni éviter ni surmonter. On constate combien est mince l'écart qui sépare, en cette phase, le nécessaire de l'abus, le structurant du destructurant.

L'analyse de la relation de la mère à l'activité de penser de l'enfant permet d'exemplifier les caractères singuliers de cette relation. Elle dévoile quelle est la visée de l'excès, quels que soient le moment où il apparaîtra et la forme qu'il prendra. Cette visée dès le moment où s'exerce l'excès, moment qui généralement précède le « pouvoir penser » de l'enfant, est toujours de réussir à faire que cette activité de penser, présente ou future, soit conforme à un moule préétabli et imposé par la mère : cette activité dans laquelle le secret doit rester possible devra devenir une activité soumise à un pouvoir-savoir maternel, ne pourront avoit droit de cité parmi ses productions que des pensées que le savoir maternel décrète licites[1]. Dans les cas, qui heureusement sont majoritaires, où la mère ne s'est rendue coupable d'aucun excès, on constate que l'entrée sur scène de l'activité de penser suscite chez la mère trois réponses constantes :

— Cette dernière manifestation d'une nouvelle activité que l'enfant démontre avoir acquise prend la suite d'autres fonctions corporelles qui d'emblée avaient été dotées par la mère d'une signification leur permettant de passer du registre fonctionnel au registre libidinal. C'est pourquoi on peut dire que la zone pensante et son objet, la pensée, commencent par occuper pour les deux psyché une position analogue à celles propres aux autres zones-objets partiels.

— Cette analogie est défectueuse sur un point : une hiérarchie s'impose et attribue à cette dernière fonction le pouvoir de cristalliser l'ensemble des réponses que la mère attendait du corps, comme témoin du bien-fondé et du bien-faire de sa fonction maternelle. De ce fait, la pensée de l'enfant devient la voie royale indiquant à la mère la réponse, refus ou acceptation, que donne l'enfant à ce qu'elle attend.

— Cette activité est perçue par la mère comme coextensive d'un risque. Bien avant qu'elle ne se manifeste sous sa forme canonique, ce qui impliquera l'acquisition et le maniement du langage, elle est attendue et conjointement crainte par la mère. Ce qu'elle attend c'est la preuve par excellence de la valeur de sa fonction ; ce qu'elle craint c'est d'être pour la première fois confrontée, face à l'enfant, à un indécidable : « Que pense-t-il en vérité ? » Question qu'elle se formule rarement de manière explicite, mais qui vient miner le terrain sur lequel elle avait accompagné et rendu possibles ses premiers pas. Dès qu'il pense, elle sait, tout en l'oubliant, que sont perdus cette transparence de la communication, ce savoir sur le besoin et le plaisir du corps. Que transparence et savoir soient pure illusion est le verdict de l'analyste. La mère en général commence par y croire ; et il faut que, en partie au moins, l'illusoin ait existé et qu'elle y ait accordé foi.

1. Dans la partie traitant de la psychose on verra que c'est cet abus de pouvoir qui est le premier responsable de la constitution d'un délire.

Ces trois réponses sont toujours présentes ; il suffit qu'une seule dépasse sa durée légitime ou pèche par excès, par rapport aux deux autres, pour qu'on passe du désir licite et nécessaire à ce *désir de non-changement* qui va le doter du pouvoir de déposséder l'enfant de tout droit autonome à être, en lui interdisant le droit à un penser autonome.

En effet, ces réponses ne tiennent leur juste rôle que si elles-mêmes respectent un même *invariant* concernant leur destin : *renoncer à avoir une place dans le devenir de la relation mère-enfant*, accepter de favoriser la variabilité de la relation, renoncer à une fonction, qui avait eu sa nécessité, au profit du changement et du mouvement de la relation future. Futur qui changera radicalement les enjeux dans une partie qui exigera que d'autres partenaires y participent, que la mise circule et que, s'il y a dans le futur retour à un partenaire privilégié, il ne soit plus celui qui en avait tenu le rôle ni un autre qui reprenne un même rôle exclusif.

Cet invariant que devrait respecter le destin de la relation peut être refusé par l'enfant ou par la mère, ou par les deux. Le refus de la part de la mère a toujours comme cause la ténacité avec laquelle l'une des trois réponses, ou les trois, refuse de se modifier. La persistance de leur présence donne lieu à ce qu'on pourrait appeler « l'invariant » des structures familiales les plus aptes à voir éclore en leur sein un mode de vie qu'on taxera de psychose. Ajoutons que dans ce cas le terme d'invariant est un abus de langage : on ne peut, en effet, parler d'une relation identique. Ce qui *ne varie pas* est le refus de la mère d'accepter que change son mode de relation à l'enfant, le refus que ses énoncés puissent être questionnés et questionnables, l'impossibilité de voir dans le changement autre chose que la destruction du présent et de tout futur : à cette exigence maternelle fera écho l'impossibilité pour l'enfant de faire coïncider, ou au moins pactiser, ce qui est effectivement dit par le discours maternel (dit qui peut varier), avec le référant que ce même dit prétend désigner et trouver dans la réalité, que cette réalité se réfère à la réalité du monde ou à la réalité psychique de l'enfant. Dans ce type particulier de structure familiale on retrouve toujours la contradiction existant entre le discours effectivement tenu par la mère, et ce qu'il prétend connoter, d'une part, et, de l'autre, ce que la réalité du vécu familial impose à l'enfant comme reconnaissance d'une vérité impossible ; impossible, car la reconnaître ferait de la totalité du discours maternel un pur faux.

Nous reprendrons dans la dernière partie de notre travail l'analyse des effets et des causes de cette contradiction.

7 | *Le redoublement de la violence : le langage fondamental*

Nous avons vu que les forces organisant cet espace psychique extérieur dans lequel devra advenir le Je font que le milieu familial représente un lieu de transition nécessaire. D'où l'importance que notre analyse accorde à ces deux piliers qui le soutiennent : le couple parental et leur discours. Mais au-delà de ses frontières, on rencontre l'action d'un facteur tiers auquel l'*infans*, le couple et les autres sont également soumis : celle que l'on doit à l'effet du discours. En analysant la fonction du discours maternel et de son anticipation nous avons donné la préséance à ce qui du désir maternel, de ses interdits, en un mot de sa problématique personnelle, peut s'instrumenter par sa voix et par cette voie. Nous avons séparé ce qui est de l'ordre d'une violence nécessaire de ce qui résulte d'un excès dont les effets, négatifs pour le Je, vont se manifester par la psychopathologie de celui qui les subit. Cette action structuralement *nécessaire* de la violence primaire va opérer en deux temps successifs, scansion temporelle qui rappelle celle proposée par Freud pour la problématique de la castration. On sait que Freud différencie dans ce cas deux facteurs et deux moments : celui où la mère profère la menace du châtiment et désigne le père ou un substitut comme l'agent de son éventuelle réalisation, et le moment où cette menace devient effective et opérante pour l'enfant confronté à la vue du sexe différent. Personnellement nous pensons, pour ce qui se réfère à la castration, que ce schéma serait à revoir, encore qu'il nous paraisse certain que la relation « entendu-vu » y joue un rôle essentiel. Si nous l'avons évoqué, c'est que dans le registre de la violence primaire on est effectivement confronté à une action en deux temps, le second venant donner sa forme achevée à celle exercée par l'anticipation d'un discours qui parle l'*infans* bien avant que ce dernier ne parle le langage. Ce redoublement va parachever l'action du discours dans le champ qui ici nous importe : *permettre et induire le passage de l'affect au sentiment.* Cette action est, elle aussi, une *exigence* structurale qui fait pendant à cette prématuration linguistique spécifique à l'homme. L'appropriation par l'enfant d'un premier savoir sur le langage signe un tournant décisif dans la relation du sujet au monde, elle vient redoubler une première rencontre bouche-sein, désir de soi-désir de l'Autre, en mettant cette fois face à face *l'éprouvé affectif et l'appellation qu'on devra s'approprier* afin de le rendre conforme à la réalisation de la demande. Dès ce moment cette dernière devient l'étayage fondamental, même s'il est leurrant, auquel devra se soumettre le désir dans sa quête de l'objet. En anticipant sur ce qui était en cause, nous avons montré ce qui sépare, du côté de l'enfant, l'effet de signification de l'effet de sens et l'originalité de la première réponse qu'il forge. Nous allons analyser ce que nous avions alors passé sous silence : l'action du discours, *indépendamment* cette fois des infléchissements qu'y opère toujours le désir de ceux qui le parlent.

Affirmer qu'il existe un déjà-là du discours, sur l'origine duquel nous ne pouvons rien dire, a comme corollaire la présence *des limites définissant l'espace à l'intérieur duquel le Je trouvera ses énoncés identificatoires.* Limites infranchissables qui contiennent l'ensemble des positions identificatoires que le Je peut occuper dans une culture donnée, y compris les positions du sujet dit psychotique. C'est ce caractère infranchissable qui conditionne la possibilité de la psychose. C'est pourquoi elle fait partie des phénomènes définissant l'humain : la folie manifeste la forme extrême du seul refus accessible au Je. Enfermé dans un lieu que, pas plus que n'importe quel autre, le Je ne peut transgresser, lui reste le pouvoir de refuser l'ordre de relation régissant l'ensemble des énoncés pour les autres ; il ne peut aller hors espace, il peut refuser de le parcourir selon un trajet défini, il peut ignorer les sens interdits et préférer se perdre dans des voies sans issue : pas moins mais pas plus.

Le langage fondamental
(les limites imposées aux énoncés identificatoires)

En droit la totalité du discours a pour nous une fonction identifiante. Néanmoins, si on étudie son mode d'action, s'isolent dans cet ensemble deux sous-ensembles qui jouent un rôle fondamental dans le registre identificatoire :

— Le premier comprend les termes nommant l'affect qui, par cet acte d'énonciation, se transforme en sentiment.

— Le second comprend les termes désignant les éléments du système de parenté pour une culture donnée. Ici encore l'énonciation d'un seul terme comporte implicitement l'ordre total du système et désigne la position relationnelle reliant le terme nommé à l'ensemble des autres éléments.

Ces deux sous-ensembles forment ce que nous appelons *le langage fondamental*, que Schreber décrit comme cette langue archaïque que parle la voix divine ; le choix de cette appellation n'est pas seulement un hommage rendu à l'intuition de Schreber mais, aussi, une manière de souligner ce par quoi s'exerce le pouvoir essentiel du langage comme acte identifiant,

Dans cette partie nous ne traiterons que du premier sous-ensemble pour trois raisons :

— Il nous semble temporellement premier.

— La conséquence essentielle de son appropriation par le sujet se manifeste par un effet d'après-coup auquel on doit les premiers repères identificatoires du Je.

— L'analyse du sous-ensemble qui se réfère au système de parenté demande d'être insérée dans celle du registre symbolique dont il est indissociable[1].

Nous séparons donc dans cette infrastructure du champ linguistique, ce qui a affaire à la nomination de l'affect et ce qui a trait à la nomination des éléments du système de parenté : cela ne doit pas faire oublier que leur sommation est nécessaire pour que s'accomplisse l'action identificatoire propre à ce que nous appelons le langage fondamental.

La nomination de l'affect et l'après-coup identifiant

Le langage, et non plus la voix maternelle, impose au sujet une série de termes qui peuvent seuls permettre de *parler* l'affect éprouvé, de le communiquer et, à ce prix, d'obtenir de l'Autre une réponse conforme à ce qui sera, dorénavant, le demandé et non plus simplement le manifesté.

Amour, haine, envie, joie, souffrance, jouissance ; qui peut prétendre affirmer la présence d'une identité entre les vécus de ceux qui s'en disent la proie ? Personne sinon une loi, préexistante à l'ensemble des sujets, qui lie un de ces signifiants à un signifié supposé être cet affect. S'isole ainsi un secteur linguistique dans lequel un même signe renvoie à des référants dont rien ne garantit l'équivalence, ce qui vient redoubler la violence que « l'avoir à parler » exerce sur la psyché. Quand Schreber décrit la langue fondamentale comme un allemand archaïque et puissant, caractérisé par sa richesse d'euphémismes, et quand, pour l'illustrer, il choisit en exemple « récompense voulant dire punition, poison nourriture, suc venin, profane sacré »[2], on est en droit de penser que résonne à ses oreilles le souvenir confus d'une première série de significations par lesquelles on l'avait obligé à définir l'éprouvé par son contraire : ce que Schreber découvre comme une

1. Cf. à ce propos l'annexe en fin de ce chapitre.
2. Cf. SCHREBER, *Memories of my nervous illness*, p. 50.

particularité du langage de Dieu c'est « l'ineptie » d'un terme qui désigne par son contraire ce qu'il prétend nommer.

La richesse des euphémismes le renvoie à la malignité d'une voix divine qui trahit à ses yeux l'ordre de la signification. Ce qu'elle appelle nourriture est le poison, l'assouvissement du besoin se fait par la destruction du corps : au-delà se profile la violence qui oblige à nommer amour, récompense et joie ce qui accompagne la représentation d'un corps propre déchiqueté par le désir de destruction de Celle qui donne l'aliment. C'est dans le registre de la nomination des affects qu'un Dieu, qui n'a, « par nature, qu'une connaissance du corps-cadavre », vient exercer un abus intolérable ; ce qui s'ensuit c'est l'effondrement de la fonction de signification. L'expérience la plus quotidienne nous prouve que, pour tout sujet, dans le registre des affects, l'expression et la signification restent ce sol mouvant sur lequel il avance en guettant anxieusement l'acte qui se ferait signe et preuve[1] de la vérité de l'énoncé. Dans ce secteur, l'ombre du doute plane à jamais sur le signe linguistique. Le sujet s'accommode facilement de savoir que rien ne l'assure que ce que son regard définit comme « rouge » ou « vert » soit identique au perçu d'un regard autre, il est prêt à nommer table, verre, chien, les objets ainsi appelés. A l'opposé, il a appris à ses dépens que le « je t'aime » qu'il prononce ou qu'on lui offre ne peut l'assurer de l'identité et de la fiabilité d'un affect dont, par ailleurs, il ne peut rien dire s'il refuse de recourir à ces mêmes termes.

D'où sa recherche de signes prouvant la vérité de l'énoncé libidinal. Mais ces signes, une fois rencontrés, le renvoient à quoi ? à quelle certitude ? Objectivement ils ne peuvent que le référer à ce qu'ils représentent, en fonction de sa problématique affective, de sa culture, de son mode d'être, pour celui qui en est l'agent.

1. En un sens on peut dire que tout délire, quelle qu'en soit la forme, a pour but d'apporter cette preuve que l'on désigne ou qu'on hallucine dans l'espace du hors-soi. La certitude délirante est le prix dont le sujet paye l'impossibilité de trouver dans le discours des autres ces points de certitude permettant au doute de trouver les limites nécessaires pour que le discours exerce sa fonction.

La preuve, en dernière analyse, n'a comme support que la confiance, la crédibilité que le sujet accorde à l'énoncé au nom de critères subjectifs, et jamais objectifs, dont il ignore l'histoire qui les lui a fait privilégier. C'est pourquoi le sujet oscille entre les moments de certitude et les moments de doute, et signe avec ce secteur du langage un compromis, sauvegardant au mieux l'économie de ses investissements, dans le champ des affects et dans celui de la signification. Ouvrons ici une parenthèse pour souligner un des traits particuliers à la jouissance : expérience privilégiée où la preuve de vérité de l'énoncé serait garantie par une certitude du corps, apparence trompeuse d'une coïncidence leurrante, qui est une des raisons de l'étrange rapport du sujet à l'énigme que lui pose la jouissance de l'autre sexe. Valorisée comme preuve du désir dont on s'espère l'objet et le donateur (d'où la fréquence avec laquelle les sujets imaginent toujours supérieure ou plus triomphale celle du sexe opposé), elle reste l'énigme dont pendant l'acte de jouissance on peut oublier la présence. Vouloir savoir ce qu'éprouve l'autre-de-moi-différent qui emploie un même terme pour désigner ce qui ne peut être le même : altérité qui me prive de la certitude d'une preuve que le corps aurait pu à lui seul donner, et qui fait rebondir la quête de ce qui pourrait certifier la conformité entre l'énoncé linguistique et l'affect dont il parle. Si jouir reste possible, c'est que, au moment où la jouissance se réalise, le sujet oublie la question qu'il ne se posera que dans l'après-coup du vécu. Pendant la fugitive union de deux corps, terme à entendre au sens propre d'une partie d'un corps comblant une ouverture de l'autre, le sujet peut se permettre de ne plus différencier ce qui advient dans l'un et l'autre. Ce que par son propre organe sexuel l'homme éprouve dans son corps et ce que le corps du partenaire éprouve grâce à ce même organe peuvent se donner sous la forme de l'identique le temps d'une jouissance qui, *effectivement*, abolit l'espace séparant deux corps. Ce n'est que dans le temps qui suivra que la question va resurgir avec sa charge de doute et d'inquiétude. Les ravages qu'ils peuvent causer, au-delà d'un certain seuil, s'expliquent si on y voit les conséquences d'une expérience oubliée mais dont la cicatrice ne disparaît jamais (expérience qui peut dans certains cas conduire le sujet aux rives de la folie).

De cette cicatrice est responsable ce qui a résulté du mode de liaison que la langue fondamentale impose entre le signifiant et le signifié, la voix et l'énoncé, l'appellation du sentiment et l'affect qu'il nomme. A partir du moment où le sujet accepte de conjuguer, fût-ce au seul présent, le verbe aimer, il aborde une terre étrangère qui ne l'acceptera que s'il oublie radicalement son sol originel. Le sentiment, loin de se réduire à la nomination d'un affect, en est une *interprétation, au sens le plus fort du terme*, qui *relie un éprouvé* en soi inconnaissable à une *cause* supposée conforme à ce qu'on éprouve. Or, nous avons vu que ce qu'on éprouve est aussi ce qui a d'abord été interprété par le discours de l'Autre et des autres, par le recours à ce qui pourrait apparaître comme une série de faux syllogismes qui réfèrent à une même et seule chose tout ce qui se manifeste sous des apparences similaires. L'affirmation : « tous les gens habillés en noir sont en deuil », ferait sourire ; mais en quoi diffère-t-elle des suivantes : tout besoin satisfait est source de plaisir, tout cri est un appel vers celle qui est absente, tout mouvement est un signe d'intelligence adressé à la mère ? En un sens, elles sont également abusives et forcées, mais en un autre, loin d'être réductibles à un faux syllogisme, elles représentent le prix dont on paye le don et la création de sens propre au langage. Le désir d'une conformité entre l'affect et le sentiment comporte la croyance illusoire qu'il existerait la possibilité de connaître quelque chose qui est doublement hors langage.

En effet, il s'agirait non seulement de connaître ce qui appartient à un hors-langage mais encore de posséder un savoir qui pourrait ne pas faire partie du dicible : il est évident, et nous avons insisté sur l'importance de ce fait, qu'il existe une interprétation du monde et une inscription de l'expérimenté qui précèdent et ignorent l'image de mot ; mais cela n'empêche pas le Je, ni l'analyste chaque fois qu'il est confronté à son propre monde psychique, de découvrir que pour lui connaissance et dicibilité coïncident, que, renoncer à dire l'éprouvé, signifie renoncer à éprouver l'expérimenté comme une aventure qui concerne le Je et non pas comme un accident qu'il subit tel un corps étranger, incompréhensible parce que indicible. La transformation de l'affect en sentiment est le résultat de cet acte de langage qui impose une *coupure radicale entre le registre pictographique et le registre de la mise-en-sens* : cette coupure est en soi indépendante de la voix et des voix auxquelles le sujet doit l'apport linguistique. Si on considère la voix comme le représentant métonymique du sujet, on dira que la charge libidinale qu'elle ajoute à l'entité langage est nécessaire pour devenir sujet, mais qu'indépendamment de cette action et de cette surcharge, apparaît, dans cet espace où advient le Je, le rôle tout aussi fondamental de l'action identifiante du discours. C'est là une action autonome exercée par l'institution linguistique et à laquelle nul sujet n'échappe. Son autonomie est encore plus manifeste là où le discours maternel présente les caractères induisant une réponse psychotique. La parole maternelle trouve inévitablement les limites de son pouvoir dans la nécessité où elle est, pour se rendre intelligible la psyché de l'*infans*, de parler l'amour de ce dernier, son plaisir, son obéissance, sa méchanceté. C'est pourquoi plus elle revendique un pouvoir et un savoir exhaustifs sur cet autre, plus elle est dans l'obligation de tout transformer en dicible. Et plus elle transforme en dicible la totalité de ce qu'elle affirme percevoir, plus elle se trouve prise au piège, sauf si elle est elle-même délirante, de l'écart qui va apparaître entre la signification que son discours prétend véhiculer et la signification que les autres locuteurs peuvent lui en renvoyer. Plus un discours se veut sans faille, sans ambiguïté et sans interrogation, et tente de se présenter comme une construction achevée, et plus apparaît à l'œuvre ce que nous appellerons l'autonomie de la logique propre au système linguistique. La signification, dans ce cas, ne peut plus se prévaloir de la richesse métaphorique, jouer sur le non-sens, l'humour — soit cet ensemble de procédés qui font de la communication le lieu où l'interprétation et l'interrogation restent possibles. Cette possibilité est sacrifiée par l'ambition maternelle d'acquérir le type de certitude dont se réclame le discours scientifique : le triangle peut bien faire penser au complexe d'Œdipe, dans la démonstration du théorème, cette association est triviale aussi bien pour celui qui démontre que pour celui qui l'écoute. Paradoxalement le pouvoir autonome et autonomisé du langage est d'autant plus agissant que l'énonçant prétend posséder la totalité des énoncés se référant au champ de signification de ce qu'il veut démontrer. Hors le discours mathématique, au sens strict du terme, qui peut se permettre de créer ses propres postulats, le discours doit obéir à des postulats sur lesquels le sujet n'a pas de pouvoir ; la conséquence étant que lui échappe la possibilité de faire admettre par les autres une conclusion contradictoire avec celle résultant de l'enchaînement des énoncés successivement prononcés. Chaque fois que le discours s'oppose à ce que les autres puissent relativiser l'entendu, à ce qu'ils s'accordent le droit de l'accepter tout en se disant que tel ou tel énoncé a un double sens et peut, sans annuler l'ensemble, être par eux entendu autrement, chaque fois donc que le discours prétend à ce type d'objectivité exhaustive, il est dans l'obligation de démontrer une conformité absolue entre l'objet dont il parle et ce qu'il énonce sur ce même objet.

Il est évident que cette conformité est insoutenable dans le registre des affects, registre dans lequel l'écoute des locuteurs est toujours infléchie par leur problématique singulière. On est ainsi confronté au rôle particulier que vont tenir dans l'économie identificatoire les termes du langage affectif :

— La nomination impose un statut à l'éprouvé. Ce statut transforme de manière radicale le rapport du sujet à l'éprouvé, impose une signification préétablie et sur laquelle le sujet n'a pas de pouvoir.

— Ce statut et cette signification, à leur tour, vont accoler un signifiant partagé par l'ensemble des sujets parlant la même langue — à des signifiés qui à partir de ce moment n'ont plus comme référant que d'autres signifiants (le signifiant « aimant » ne pourra désigner son référant qu'en faisant appel à ces autres signifiants que sont le désirant, le donnant, l'espoir du bonheur de l'autre, l'état d'attente, etc., dans ce secteur le terme linguistique renvoie à un autre terme, ce dernier à un autre et ainsi de suite).

— Cette soumission du référant au signifiant du signe linguistique a deux conséquences : d'une part, elle préserve l'illusion de l'existence d'une identité entre les référants, de l'autre, elle introduit inévitablement le risque d'une cassure, d'un conflit, entre l'énonçant et la signification du signe linguistique. En effet si, dans ce renvoi de terme à terme, le sujet ne rencontre qu'une série de termes qui lui dévoilent répétitivement l'antinomie présente entre son référant et celui des autres, ou, ce qui revient au même, lui montrent que les autres refusent de reconnaître qu'il leur signifie autre chose que ce qu'ils prétendent entendre, le sujet ne verra plus dans l'ensemble des signes linguistiques que le lieu du mensonge, le langage fondamental prendra la signification qu'il avait pour Schreber.

Le propre du discours est donc bien cette coupure qu'il impose entre le représenté et l'énoncé. Des mots vont définir ce qui n'était pas dicible et de ce fait permettre le surgissement d'un énonçant. L'entrée en scène de la compréhension et de l'appropriation du langage impose au sujet la prise en considération d'un modèle qui transfère dans ce registre, et par là dans celui du processus secondaire, une cause de l'affect qui en tant qu'affect serait inconnaissable pour le Je. En paraphrasant Freud, on pourrait dire qu'en accédant au langage le sujet devient, malgré lui, théoricien et que face à l'inconnaissable de son éprouvé le langage vient énoncer :

« Sur ce point quelque chose survient que « je » est totalement incapable de conceptualiser, mais qui, s'il appartenait à l'ordre du langage, pourrait s'exprimer de telle ou telle façon »[1].

A ce prix l'inconnaissable prend sens, et devient du dicible : des mots vont définir ce qui meut le sujet et dont il ne pourrait rien savoir sinon par le recours à ce déplacement dans le registre du dicible ; il est vrai que *ce déplacement c'est le sujet lui-même en tant que Je.* Reste hors savoir

1. S. Freud, *Outline of psychoanalysis*, p. 197.

que la souffrance est répétition, que cet autre que j'aime et qui n'est pas là rappelle un objet perdu responsable d'une première blessure, que c'est ce deuil qui est à chaque fois ravivé. Ce que le langage définit comme amour permet d'en construire un modèle cohérent, « raisonnable », qui sépare l'autre actuel du sein passé, qui voile leur consanguinité, et qui fait que l'aveu que l'on a besoin de sa présence comme la terre de l'eau, soit entendu comme une métaphore poétique, qui ne vient rien dévoiler sur le premier rapport de nécessité absolue qui liait une bouche à un sein. Il faut ajouter qu'il n'y a pas seulement emploi de la métaphore mais réélaboration du rapport sujet-objet : le nécessaire et l'absolu ne sont plus les inévitables apanages d'un seul objet, grâce à quoi peut s'opérer la réorganisation de l'économie des investissements qu'exige le processus secondaire. Cette réorganisation implique l'entrée sur la scène psychique des énoncés identificatoires que l'on doit à l'énoncé linguistique nommant l'affect : le signe linguistique va identifier l'affect à ce que le discours culturel définit comme tel : aimer renvoie à ce que le terme amour désigne *et* à une image de l'aimant dont le discours devient le seul référent possible. Ce qui conduit le sujet à accepter, comme preuves de la vérité de l'énoncé, celles que le discours culturel instaure : aimer sa mère c'est être gentil, obéissant, fort, beau, ou tout autre chose selon les modèles culturels.

La vérité de l'aimer devra donc être prouvée par l'identité du sujet à l'image de l'aimant[1] que la culture véhicule : un lien va s'établir entre le concept (aimer) et les formes culturelles prouvant la vérité de l'affect qui prend le nom de sentiment. Le passage de la représentation de l'affect à la nomination du sentiment implique l'abandon d'une représentation par l'image de la chose corporelle au profit d'une image qui se réfère à l'aimant. En prononçant un « je t'aime » on démontre accepter que cette affirmation, dont le Je se veut l'agent, ne puisse trouver, que dans le

1. Ces images renvoyées par l'énonciation du sentiment exprimé fondent le processus identificatoire : l'après-coup de la nomination de l'affect est cette opération identifiante qui institue le Je.

modèle que le discours en propose, sa confirmation. Il y a, en un sens, subordination de l'action du verbe au discours qui la définit : on pourrait encore dire que l'agir est dans ce registre subordonné à ce que le discours lui désigne comme motivations, but, limites. Le refus de cette allégeance sera appelé aliénation : et il est vrai que casser ces relations établies par la culture entre l'éprouvé et sa signification, c'est la refuser, retourner ou aller dans un ailleurs, source pour celui qui regarde le voyageur d'une inquiétante étrangeté.

Ce que nous avons dit du langage fondamental traitant de la nomination de l'affect permet de montrer en quoi et pourquoi son action identifiante est à l'origine du Je.

8 | *L'après-coup de la nomination de l'affect*

Le rapport particulier qui relie référant et signifiant du signe linguistique dans le registre que nous privilégions, fait que le premier ne peut se définir que par le recours à d'autres signifiants qui tentent de mieux cerner la chose et qui ne retrouvent jamais que la chose parlée : ce rapport a, comme après-coup, le surgissement du Je. Pour comprendre ce processus il faut se rappeler que la nomination ne concerne pas, dans ce cas, un objet perçu de manière neutre mais, à l'opposé, un objet qui a été préalablement et particulièrement investi, qui est déjà support chargé libidinalement. La nomination, dès qu'elle concerne l'affect, est *ipso facto* nomination de l'objet *et de la relation* qui le relie au sujet : nommer l'autre du terme d'aimé c'est désigner le sujet qui nomme par celui d'aimant. Cet exemple simple peut s'extrapoler à l'ensemble des nominations définissant la relation de l'enfant aux autres par lui investis. Dans le registre de l'affect l'acte d'énonciation désigne une relation et c'est cette relation qu'on désigne par un seul terme. Le préinvestissement de l'objet n'a pas le Je comme agent, mais une activité psychique qui lui préexiste ; or la nomination ne concerne pas ce mode premier de relation mais celui présent entre un objet et un Je qui se reconnaît dans ce nommé : *l'acte d'énonciation d'un sentiment est donc conjointement énonciation d'une auto-appellation du Je.*

Ce que nous avons dit sur la relation signifiant-signifié[1] dans ce registre va se manifester dans le champ identificatoire par une opération qui fait que tout signifiant désigne implicitement comme son référant privilégié une appellation identifiante et constituante du Je. La constitution du Je suit en effet, pas à pas, la succession des appellations par lesquelles l'Autre nomme sa relation affective au sujet, appellations que le sujet tour à tour attendra, induira, ou refusera. L'espace où le Je doit advenir, qui est aussi le seul espace où il puisse advenir, montre que son organisation est placée sous l'égide d'une série de signes linguistiques — ceux propres à l'affect et ceux propres au système de parenté — qui en nommant une chose ou un élément définissent la relation présente entre l'objet qu'on nomme et celui qui s'approprie et énonce cette nomination. C'est donc dans et par l'après-coup de la nomination de l'objet investi que surgit le Je : la découverte du nom de l'objet et de la nomination du lien qui l'unit au sujet donne naissance et sens à une instance qui s'autodéfinit comme désir, envie, amour, haine, attente... de cet objet. Le Je n'est pas autre chose que le savoir que le Je peut avoir sur le Je : si notre formule est exacte, elle implique aussi que le Je est formé par l'ensemble des énoncés qui rendent dicible la relation de la psyché avec ces objets du monde par elle investis et qui prennent valeur de repères identificatoires, d'emblèmes reconnaissables par les autres Je qui entourent le sujet. Nous reviendrons sur cet aspect de la problématique du Je ; nous ne voulions ici que mettre en lumière le rôle que tient, dans l'espace hors-Je, l'acte de langage en

1. De fait il serait plus exact de parler de la relation présente entre le signe linguistique et son référant, aussi bien dans ce passage que pour l'ensemble de notre travail... Mais existent des habitudes de penser dont on se défait difficilement !

tant qu'opération identifiante qui a l'étrange pouvoir de créer un nommé qui ne pourrait avoir d'existence pour le Je hors de cette nomination.

9 | *Le désir du père (d'enfant, pour cet enfant)*

Avant d'aborder le désir du père et sa relation au culturel il faut rappeler ce qui, dans le fonctionnement psychique, est à l'inverse transculturel. Le « destin anatomique » s'accompagne d'un « destin psychique » dont la première manifestation s'impose à l'enfant dès qu'il doit reconnaître, et tout enfant quel que soit le lieu où il naîtra devra accepter ce constat, que dans sa première relation à la mère il avait méconnu l'irréductibilité des éléments suivants :

— Le corps de l'homme possède un organe que la femme n'a pas.

— Cet objet est donateur pour elle de jouissance et nécessaire à la procréation.

— Tout *infans* découvre que le premier objet investi par la totalité de sa libido n'y répond pas de la même façon, que la mère désire autre chose qu'il ne peut lui donner, que son plaisir sexuel a un autre support.

— La mère respecte, craint, ou vénère le discours d'un autre ou des autres. Son désir à lui et sa demande ne suffisent pas à lui faire obtenir la réponse qu'il attend. D'où sa quête (et ici encore nous restons dans l'universel) pour tenter de savoir qui elle désire ou qui lui dicte la loi. Dans notre culture cette quête le fait buter sur le père et son désir.

En rencontrant le désir du père l'enfant rencontre aussi le dernier facteur permettant que l'espace hors psyché s'organise de manière à rendre possible le fonctionnement du Je ou, à l'inverse, à y faire obstacle. Il est étonnant de constater la place ambiguë faite par la théorie psychanalytique à l'agent de ce désir. Référent de la loi, détenteur des clefs donnant accès au symbolique, donateur du nom : le nom du père prendra, déjà chez Freud, même si le terme n'est pas employé, et encore plus dans la théorie de Lacan, une place centrale. Sa forclusion désignera la cause du destin psychotique, son absence ou, mieux, sa non-reconnaissance par le discours maternel, seront dits responsables de l'antinomie présente entre le sujet de l'énoncé et le sujet désirant. On peut faire un pas de plus auquel nous invite cette même théorie. Un signifiant privilégié, le seul qui ne puisse renvoyer qu'à lui-même, selon Lacan, le phallus, est posé comme point central nécessaire à ce que la gravitation de la chaîne signifiante suive une orbite selon la loi et ne sombre pas dans un mouvement désordonné qui entraînerait le chaos du monde et le chaos du langage. Mais parallèlement au rôle assigné à ce nom on constate le peu d'importance donnée à l'analyse de son désir, dont l'action paraît se réduire à la réponse qu'y apporte la mère par sa reconnaissance ou par son refus. Au mieux, à côté de la mère du schizophrène on insistera sur l'analyse du couple parental et de leur relation ; pour ce qui est de l'action du désir du père sur l'enfant on rencontre un étrange silence. C'est là oublier que, à moins de partager l'illusion infantile sur le tout-pouvoir de la mère, l'exclusion du père implique de sa part un bien vouloir s'exclure, que l'éventuel désir de castration de la mère à son égard est d'autant plus opérant, qu'il rencontre chez le partenaire un désir de jouer ce rôle de victime. S'ajoute à cela ce que nous montre la clinique : l'importance de la problématique du père, de sa violence, de son attitude maternelle, et plus généralement de l'agir et du discours par lesquels se manifeste sur la scène du réel son désir pour l'enfant. Dans l'analyse syntaxique, proposée plus haut, nous avons dit que garçon et fille héritent d'un désir d'enfant transmis par le souhait maternel : qu'ils deviennent à leur tour père ou mère. La réalisation d'un désir de paternité trouve sa source dans un vœu porté par le discours maternel. Il est donc vrai que le désir d'enfant du père est intimement relié à des vœux qui concernaient l'aire maternelle et l'ère de sa puissance. L'anticipation propre à son discours, quand il s'agit d'un fils, va lui transmettre un souhait identificatoire — devenir père —

qui concerne une fonction qu'elle ne possède pas et qu'elle ne peut que référer à celle de son propre père. En ce sens son discours parle d'une fonction qui passe de père en père : son souhait réunit deux positions et deux fonctions, celle occupée par son propre père et celle que pourra occuper l'*infans* comme père futur. Entre ces deux chaînons se situe le père réel de l'enfant, vers lequel ce dernier tournera son regard pour tenter de savoir ce que signifie le terme père et quel est le sens du concept « fonction paternelle ».

La signification « fonction paternelle » va donc être encadrée par trois référents :

— l'interprétation que la mère s'est donnée de la fonction de son propre père ;
— la fonction que l'enfant assigne à son père et celle que la mère accorde à ce dernier ;
— ce que la mère souhaite transmettre de cette fonction et ce qu'elle peut vouloir en interdire.

Il s'ensuit que le souhait maternel, dont hérite l'enfant, condense deux relations libidinales : celle que la mère avait établie avec l'image paternelle et celle qu'elle vit avec celui à qui elle a effectivement donné un enfant. Que l'enfant devienne père peut aussi bien référer à l'espoir que se répète la fonction de son père (à elle) qu'à l'espoir que l'enfant reprenne à son compte la fonction de celui qui est son père (à lui). En réalité, il y a interréaction entre ces deux souhaits. Il est peu fréquent qu'une relation négative au père permette une relation positive à l'homme. Mais comme c'est du père que nous parlons ici, nous ferons à son égard la même hypothèse optimiste que nous avons faite dans le cas de la mère : un sujet qui a entendu ce vœu, qui l'a repris à son compte, et qui a désiré le réaliser, avec une femme qui accepte de reconnaître sa fonction pour son désir et pour leur enfant.

Si nous situons ce couple dans notre culture[1], on cons-

1. On peut parfaitement imaginer un système où ce représentant n'est pas le père. Mais, quel qu'il soit (l'oncle, un ancêtre, le prêtre, une classe ou une caste, et aussi bien la classe des Mères), son rôle n'en est pas moins nécessaire. Le discours maternel devra donc trouver ce point de référence et ensuite accepter d'être la voix qui énonce à l'*infans* l'existence de cette

tate que, si la mère, selon l'expression de Lacan, est le premier représentant de l'Autre sur la scène du réel, le père est, sur cette même scène, le premier représentant des autres, ou du discours des autres (du discours de l'ensemble).

Notre culture propose un modèle de la fonction maternelle, une loi qui décide dans quelles conditions l'homme peut ou non donner son nom, les règles et les prestations qu'exige le système de parenté : cet ensemble de prescriptions met en place un modèle de la relation du couple parental et de leur relation à l'enfant, dans lequel le père hérite d'un pouvoir de juridiction, exemplifié par le droit romain qui, dans une première phase, allait jusqu'à lui donner un droit de vie et de mort. Il est vrai que ce pouvoir a perdu une bonne partie de ses attributs, mais il n'en reste pas moins qu'il a préservé sa fonction dans le registre de la transmission du nom, avec tout ce que cela comporte. Dans la structure familiale de notre culture le père représente celui qui permet à la mère de désigner à l'enfant, sur la scène du réel, un référent garantissant que son discours, ses exigences, ses interdits échappent à l'arbitraire et se justifient par leur conformité à un discours culturel qui lui délègue le droit et le devoir de les transmettre. Si la référence au père est la plus apte à témoigner à l'enfant qu'il s'agit bien d'une délégation et non d'un pouvoir abusif et autarcique, c'est que, ici encore, on retrouve ce trait spécifique du fonctionnement psychique qui veut que la connaissance, ou la re-connaissance, soit précédée d'un pré-investissement de ce qui est à reconnaître. Par ailleurs l'accès de l'enfant à la catégorie du concept montre l'utilité d'un maillon intermédiaire, lui offrant une première incarnation du symbole, à partir de quoi il pourra, secondairement,

référence. La fonction maternelle exige de s'appuyer sur un modèle et que ce modèle soit invoqué auprès de l'enfant comme raison, loi, bien-fondé de son agir. Le support qui, selon les différentes cultures, soutient ce rôle de représentant du discours des autres n'est pas indifférent pour le destin psychique du sujet, comme n'est pas indifférente la plus ou moins grande valorisation du modèle par le groupe. C'est pourquoi existent des cultures ou des moments d'une culture qui aggraveront ou réduiront le risque psychotique.

séparer le concept de ce qui en a été le premier support sur la scène du réel. Celui qui pourra devenir un père commence par reconnaître le représentant de cette fonction dans celui que le discours de la mère lui désigne comme tel, mais aussi, et l'oublier serait une grave erreur, dans le discours effectif prononcé par la voix paternelle. Dans la rencontre avec le père on peut différencier deux moments et deux expériences :

— la rencontre avec la voix du père (si on se situe du côté de l'enfant) et l'accès à la paternité (si on regarde du côté du père) ;
— le désir du père, entendant aussi bien par là le désir de l'enfant pour le père que du père pour l'enfant.

10 | *La rencontre avec le père*

Nous avons déjà abordé cette rencontre lors de l'analyse du passage du couple originaire au couple parental. Nous rappellerons que ce qui apparaît d'abord au regard de l'*infans* et ce qui s'offre à sa libido, est cet « Autre-sans-sein » qui peut être source d'un plaisir et plus généralement source d'affect. Ce qui en marque le trait spécifique et différentiel, par opposition à la rencontre avec la mère, est que la rencontre paternelle ne se fait pas dans le registre du besoin, c'est pourquoi le père est sans doute celui qui induit la première brèche dans la collusion originelle qui rendait indissociables la satisfaction du besoin du corps et la satisfaction du « besoin » libidinal. Cette brèche va induire la psyché de l'*infans* à reconnaître que, si cette présence est désirée par la mère, elle reste totalement étrangère au champ du besoin[1].

Ce « non-connu », désiré par la mère, si on se place en ce moment fort précoce de la vie psychique où le regard de l'*infans* le découvre, est d'abord posé, dans sa relation à la mère, dans une position inverse à celle qu'il prendra

1. Ce qui préfigure le paradoxe de la jouissance : expérience corporelle qui pourtant exclut de manière radicale tout ce qui serait de l'ordre d'une quelconque rationalité biologique.

dans une phase ultérieure. Nous avons dit que c'est à lui que la mère fera référence pour démontrer la légalité de ses modèles ; à l'opposé, pendant cette première phase, c'est du côté de la mère que l'*infans* cherche et trouve les raisons de l'existence paternelle. C'est cet « ailleurs » désiré par la mère qui représente le père sur la scène et c'est ce désir qui lui confère son pouvoir, alors que dans une seconde phase c'est parce que le père désire la mère et se présente comme l'agent de sa jouissance et de sa légitimité qu'il prend la place de celui qui a le droit de décréter ce que le fils peut offrir à la mère comme plaisir et ce qu'il lui est interdit de proposer. Pour cette double raison le père va se présenter à l'enfant conjointement comme l'objet à séduire et comme l'objet de la haine.

L'objet à séduire. — Espérer devenir le désiré du père, c'est espérer tenir le même rôle que la mère dans le registre de son désir : le regard du père en décrétant une égalité entre l'enfant et la mère comme objets également convoités par son désir permettrait que cet attribut commun se transforme en une preuve d'identité entre ces deux sujets. Ce que le père désire en moi c'est le désirable de ma mère : ainsi pourrait se formuler ce qui est au fondement du désir de l'enfant de séduire le père.

Désirer le père, le séduire, en être séduit peut alors s'analyser comme la sommation des formulations suivantes :

— se proposer comme l'équivalent de ce qu'il désire chez la mère, c'est-à-dire être reconnu comme identique au « *désirable* » qu'elle prouve ainsi posséder ;
— garder la mère pour soi en s'offrant au père comme un équivalent de plaisir ;
— payer du prix de la séduction induite et subie le droit de continuer à être partie prenante des objets maternels ; être comme la femme du père, en cette phase, ne veut pas dire perdre le pénis — sens qui ne surviendra qu'à la phase phallique — mais se proposer à la place de ce qui est désiré chez la mère et que donc elle possède au même titre que le corps de l'enfant ;
— le désir de féminité chez l'homme trouve son précurseur dans le désir de pouvoir identifier pénis et désirabilité de

la femme. Il commence par répéter le souhait de l'enfant tel qu'il s'était formulé : être celui qui s'assure de l'impossible castration du premier Représentant de l'Autre.

L'objet à haïr. — A cette phase de la rencontre fait suite la nécessité de reconnaître la différence des sexes, le caractère non absolu du pouvoir maternel et, à l'inverse, le pouvoir qu'exerce une puissance (la puissance paternelle) qui prend d'abord la forme d'une voix interdictrice, et d'une voix à laquelle paraît obéir la mère elle-même. La conséquence majeure sera que celui qui incarne cette voix vient sur la scène du réel rendre sensée — en permettant d'en trouver la cause dans le hors-soi — la haine sans objet et l'indicible d'un désir de non-désir dont les effets envahissent répétitivement le champ psychique.

C'est lui qui commence par rendre supportable la découverte de la tromperie maternelle, avant que cette dernière ne s'impose comme une vérité inéluctable. Si elle ne me désire pas alors que tout semblait le faire croire, si elle dit ne pas trouver en moi l'objet de son plaisir, c'est qu'elle obéit à un ordre, celui du père, que peut-être elle ne fait que subir[1]. Cette première rationalisation d'une déception, dont les traces ne s'effaceront jamais, permet un état de complicité transitoire entre la mère et l'enfant et de transférer à l'extérieur de leur couple le verdict d'une loi qui apparaît, d'abord, comme inique. De plus, le *désir de mort* transformé en *désir de meurtre* trouve dans le père aussi bien un substitut qu'une réassurance : en effet le souhait qu'il meure est contrebalancé par l'image d'une force de loin supérieure à celle du souhaitant, supériorité qui justifie, en partie, le vœu à ses propres yeux et l'assure qu'il a peu de chance de se réaliser. Il n'en reste pas moins vrai que le scandale de la découverte de la psychanalyse loin de se réduire, comme on le clame volontiers et souvent avec la complicité des analystes, à la découverte du sexuel là où on ne voyait

1. Cette complicité joue un rôle important dans la problématique du pervers, cf. P. AULAGNIER, La structure perverse, in *L'Inconscient*, n° 2, 1967.

que l'innocence, est d'autant plus intolérable qu'il affirme que le sujet commence par désirer tuer le géniteur, qu'il est un parricide en puissance. Il y a de l'intolérable pour tout humain dans cette image, dont, après coup, la présence n'est rendue supportable que par la dimension ludique dont on continue à la revêtir pudiquement. Au « je vais te tuer » du bambin, on répond par un « je vais te manger » de l'adulte, qui en réduisant à un jeu le premier énoncé se voile la signification non métaphorique qu'il véhicule. On est frappé de constater, dans l'interprétation courante qu'on donne de la culpabilité inconsciente, la place faite au désir incestueux et à la crainte de rétorsion par opposition à celle donnée au désir de mort vis-à-vis du père. Tout se passe comme si ce désir n'était que la conséquence logique, le maléfice secondaire du désir de posséder la mère : or il n'en est rien. De fait, on rencontre, ici encore, le redoublement d'une opération psychique dont on ne voit plus que le second temps. Que lors de la phase œdipienne le petit garçon voit dans le père un rival dont la mort est souhaitée afin qu'il laisse libre la place aux côtés de la mère est une évidence, mais ce n'est là que la forme secondaire que prend un souhait de mort qui l'a précédé. Le père avant d'occuper la place du rival œdipien s'est présenté à la psyché comme incarnation dans le hors-soi de la cause de son impuissance à préserver sans faille, et de manière autonome, un état de plaisir : il a de ce fait permis que la pulsion de mort se laisse prendre au piège d'une raison du déplaisir éprouvé qui serait *extérieur* au metteur-en-scène, raison responsable d'un ordre du monde qui résiste aux ordres de la psyché. Sur la scène du réel apparaît celui qui s'impose conjointement comme le premier représentant des autres et comme *le premier représentant d'une loi qui fait du déplaisir une expérience à laquelle on ne peut échapper*. Faute de tenir présent à l'esprit cet avant du vœu œdipien, marqué par un désir de meurtre, on ne peut comprendre ce que comporte de particulier la problématique du désir du père pour l'enfant. Les effets de sa présence, de son absence et de sa spécificité seront mieux saisis si on tient présent le contexte propre à la paternité :

— L'incertitude pour le père de son rôle procréateur. Le doute est toujours possible, la certitude de paternité ne peut se référer à cette relation de chair présente chez la mère.

— La paternité est directement liée à une appellation qui, au nom de la loi, désigne celui ou ceux qui peuvent être appelés pères. Ce qui explique que le rôle procréateur du père peut ne pas être reconnu dans certaines cultures, où l'homme devient le pur intermédiaire entre la femme et l'esprit qui la féconde.

— Dans l'enfant le père rencontre la preuve que sa propre mère lui a transmis un souhait concernant sa fonction et les lois de sa transmission. Il s'ensuit que l'enfant se fait pour le père signe et preuve de la fonction phallique de son propre pénis.

— Sa femme en lui donnant l'enfant lui montre son désir (à elle) de transmettre une fonction qui passe de père à père. En acceptant ce don l'homme peut finalement considérer réglée sa dette envers son propre père, dette dont son fils reprend la charge. Faisant écho à la voix maternelle, et grâce à sa présence, résonne *le discours des pères*, suite d'énoncés qui en se transmettant assure la permanence de la loi régissant le système de parenté.

Dans notre culture, le sujet réel, qui a été pour le fils le représentant des pères, a aussi été, lors de la constitution du complexe d'Œdipe, l'objet d'un désir de meurtre secondaire. Le souvenir de ce souhait peut rester présent ou être retrouvé s'il a été refoulé, caractère qui le différencie de son prédécesseur[1]. Il en résulte que devenant père le sujet risque d'entrevoir dans le fils ce qu'a entrevu Laïos : celui qui désirera sa mort. La mort sera donc doublement présente dans la relation père-fils : le père du père étant celui que dans un temps lointain on a voulu tuer, et son propre fils celui qui désirera votre mort. Ce double vœu de mort ne peut être refoulé que grâce à la liaison qui s'établit entre mort et succession et entre transmission de la loi et acceptation de la mort. Il faudra qu'au vœu de mort, refoulé chez le père, se substitue le souhait conscient que son fils devienne, non pas celui qui vous arrache de votre place, mais celui auquel on

1. Nous entendons le père comme objet d'une haine qui peut grâce à lui désigner dans le hors-psyché sa cause.

donne, dans le sens le plus profond du terme, le droit à exercer une même fonction dans un temps futur. Ce que le père offre par la médiation de son nom, de sa loi, de son autorité, de son rôle de référent, c'est un droit d'héritage sur ces dons afin qu'on les lègue à un autre fils. Ce faisant il énonce l'acceptation de sa propre mort. Tant que le père occupe sa place, entre le sujet et la mort, il y a un père qui par sa mort payera son tribut à la vie : après sa mort c'est le sujet lui-même qui devra payer de sa mort le droit à la vie des autres. Dans la relation du père à la fille, les choses seront différentes : elle risque moins de rappeler au père le vœu de haine refoulée. Par ailleurs, à sa mort, ce n'est pas elle qui occupera sa place mais éventuellement son fils. La relation du père à la fille comporte moins de rivalité directe. Nous avons la contre-épreuve du danger moins grand qu'elle représente pour le retour du refoulé dans sa possibilité d'endormir la vigilance de la censure. Que le père pressente que le vœu de la fille, contrairement à celui du garçon, sera de le séduire et non de le tuer paraît dans certains cas favoriser chez lui le désir d'être séduit, désir qui, vu le décalage d'âge, lui paraît « innocent ». Il en résulte une sorte d'érotisation, plus ou moins larvée, de la relation, avec le danger, néanmoins, que le latent puisse devenir manifeste, d'où la fréquence, plus grande que pour le couple mère-fils, de l'inceste dû à l'irruption dans le conscient d'un désir qui fait de la fille celle qui lui permet, sous forme inversée, de réaliser le vœu incestueux. Faute d'avoir pu prendre la mère au père, c'est la fille qu'il prendra aux hommes[1]. Si on revient à la relation père-fils on dira que le fils peut seul lui garantir que la loi et la fonction paternelle ont un sens.

La relation de chair est en elle-même sens : dans toutes les espèces de mammifères on a la certitude de la persis-

1. Il est fréquent de voir dans ces cas le père revendiquer la « naturalité » de ce qui est arrivé, sans savoir qu'en couchant avec sa fille c'est à sa propre mère qu'il vient montrer sa victoire. Dans les cas cliniques que nous avons pu suivre nous est toujours apparue une complicité de la part de la femme, un peu comme si sa fille, dans ces cas, continuait à faire partie de ses objets que la mère veut bien prêter, sûre que cela ne peut qu'accroître son pouvoir sur le père (aidée en cela par le discrédit et la sanction légale possible).

tance d'une fonction maternelle immuable. Il en va autrement dans la fonction paternelle : de sa dépendance au fait culturel s'ensuit qu'elle ne peut préserver sa fonction de pivot dans le registre du système de parenté que si elle peut être assurée d'une suite. Elle est par excellence mise en danger si le fils refuse d'accepter ce legs : à cette menace le père répond en projetant sur le fils une sorte de castration positivée. L'enfant est celui auquel il prouve et se prouve qu'accepter la castration c'est avoir accès à cette place où, en devenant le référent de la loi sur l'inceste, on découvre qu'il ne s'est jamais agi de le châtrer, que ses peurs étaient imaginaires. Mais l'accès à cette place exige du sujet qu'il se découvre mortel : reconnaître la valeur de ce qui est à transmettre présuppose qu'on sache qu'on n'est là que temporairement, qu'on n'est que l'occupant transitoire d'une place qu'un autre avait occupée et qu'un autre occupera après vous.

Nous dirons pour conclure :

— Le désir du père investit l'enfant non pas comme un équivalent phallique, ce qu'on pourrait dire pour la femme, malgré le côté sommaire de cette affirmation, mais comme signe que son propre père ne l'a ni châtré, ni haï, d'où l'importance de la preuve que le fils lui apporte sur la fonction phallique de son pénis.

— A ce prix le père reconnaîtra qu'il mourra non pas à cause de la haine du fils, ni pour être puni de sa haine pour son père, mais parce que, acceptant de se reconnaître successeur et un successeur, il accepte de léguer un jour sa fonction à ce dernier. Il s'ensuit que le désir du père vise l'enfant comme une voix, un nom, un après : il y voit celui qui lui confirme que la mort est la conséquence d'une loi universelle et non pas le prix dont il paye son propre désir de mort pour le père.

Ce mode d'investissement du père réel vis-à-vis de l'enfant nous est prouvé par ce que montre l'expérience quotidienne sur la plus grande difficulté du père à accepter que le fils refuse de partager ses mêmes valeurs, contrairement à ce qui pourra se passer pour la fille.

Une même confirmation nous est donnée par la violence de la déception que peuvent susciter en lui les faiblesses sexuelles, éthiques, organiques du fils et par l'agressivité qu'il peut éprouver face à la mise en cause de son autorité, qui est toujours mise en cause de sa fonction et de son désir de faire du fils le garant d'une tradition.

Ces remarques illustrent la difficulté et l'ambiguïté qui apparaissent dès qu'on veut séparer ce qui est support de la structure psychique et ce qui est fonction des particularités d'un système social donné.

On dira, avec raison, que toute société privilégie ce qui favorise un *statu quo* de ces modèles, *statu quo* défendu d'abord par ceux que ces modèles privilégient. Mais il faut bien comprendre qu'aucune société n'y parviendrait si elle ne pouvait jouer sur le forçage et sur la violence (et de la plus ou moins grande réussite de cette violence dépendra sa stabilité) qu'elle exerce afin de rendre illusoirement conforme à ce qui répond à des exigences de la structure psychique, ce qui, de fait, est au service de sa visée conservatrice.

Si on tente de formuler à grands traits ce qui différencie le désir de la mère et le désir du père pour l'enfant, on relèvera les caractères suivants :

— Le désir du père vise le fils comme successeur de sa fonction, il le projette plus rapidement à sa place de futur sujet. D'emblée il privilégie dans le fils le pouvoir paternel et le pouvoir de filiation future.

— Le narcissisme projeté sur l'enfant prendra, plus que celui de la mère, appui sur des valeurs culturelles.

— Le passage de l'enfant au statut d'adulte sera moins ressenti comme une séparation ou une perte qu'il ne l'est pour la mère. C'est même souvent le contraire qu'on voit. A travers l'enfant, celui qui est investi par le père est le sujet futur qui, en prenant une place analogue à la sienne dans le registre de la fonction, lui offre une réassurance concernant sa fonction paternelle et son rôle de transmetteur de la loi. Mais on voit aussi les risques d'un tel rapport et tout ce que cela réveille de rivalité. C'est pourquoi devenir père peut susciter une angoisse intolérable qui peut aller, sur le plan clinique, jusqu'à des phénomènes équivalant à ceux qui signent une psychose puerpérale.

Nous avons indiqué plus haut les voies par lesquelles la psyché se défend contre ces risques, soit contre les effets du retour du refoulé ; risques provoqués, lors de l'assomption par l'homme de la fonction paternelle, par son affrontement à l'inconscient de l'enfant.

Du côté de la mère, comme du côté du père, on rencontre la même nécessité que soit gardé hors du champ du conscient ce que l'amnésie infantile avait effacé.

Ici prend fin notre analyse des forces à l'œuvre dans l'organisation de ce microchamp familial qui constitue l'espace où le Je doit advenir. Nous verrons, à propos de la psychose, les méfaits dont est responsable le désir du père quand ce dernier n'a pu régler ses propres problèmes avec la mère, ou son propre père, et pourquoi son pouvoir inducteur sur l'éclosion d'une réponse psychotique n'a rien à envier à celui que peut exercer le désir maternel.

LE CONTRAT NARCISSIQUE[1]

Un dernier facteur, qui lui est responsable de ce qui se joue sur la scène *extra-familiale*, exige d'être pris en considération. Bien que ses effets traversent de part en part le champ de l'expérience analytique et qu'ils agissent avec une même force sur les deux partenaires[2] en présence, son analyse est plus difficile que celle des facteurs rencontrés jusqu'ici. C'est à sa présence qu'on doit ce que nous désignerons du terme de *contrat narcissique*.

Le mode d'action propre au langage fondamental nous a obligé de faire une première incursion au-delà de l'espace familial. Bien peu pourrait se dire de l'effet de la

1. Pour ce qui concerne la difficile relation entre la psyché et le social et les problèmes que pose son analyse, cf. Cornelius CASTORIADIS, *L'institution imaginaire de la société*, en particulier le chap. VI (Le Seuil, octobre 1975).

2. L'analyste et l'analysé.

parole maternelle et paternelle si on ne tenait pas compte de la loi à laquelle elles ne peuvent se soustraire et que le discours impose. Le contrat narcissique nous confronte à un dernier facteur venant agir sur le mode d'investissement du couple pour l'enfant. Ce que nous en dirons doit s'entendre comme une simple esquisse à partir de quelques hypothèses sur la fonction métapsychologique tenue par le registre socioculturel. Nous entendons par là cet ensemble d'institutions dont le fonctionnement partage un même trait caractéristique : il s'accompagne d'un discours sur l'institution qui en affirme le bien-fondé et la nécessité. Ce discours désigne pour nous le discours idéologique. Il est évident qu'en parlant d'institution et d'idéologie nous faisons appel à des concepts qui débordent de loin notre discipline, en admettant qu'ils y aient jamais eu place. C'est pourquoi nous voulons souligner que, si nous nous permettons de traiter sans le ménagement qu'ils méritent, certains concepts et d'infléchir leur acception dans un sens particulier, ce n'est pas faute d'en reconnaître la complexité et l'extra-territorialité mais en vue d'un but précis.

Nous voulons en effet montrer que :

— La relation qu'entretient le couple parental avec l'enfant porte toujours la trace de la relation du couple au milieu social qui l'entoure (le terme milieu renvoyant, selon la problématique particulière au couple, à la société au sens large, ou au sous-groupe dont le couple partage les idéaux).

— Le discours social projette sur l'*infans* la même anticipation que celle propre au discours parental : bien avant que le nouveau sujet ne soit là, sera préinvestie par le groupe la place qu'il sera supposé occuper, dans l'espoir qu'il transmettra identiquement le modèle socio-culturel.

— Le sujet, à son tour, cherche et doit trouver, dans ce discours, des repères lui permettant de se projeter dans un avenir afin que son éloignement de ce premier support, qu'a été le couple parental, ne se traduise pas par la perte de tout support identificatoire.

— Le conflit qui peut exister entre le couple et son milieu risque de confirmer pour la psyché infantile l'identité entre ce qui se déroule sur la scène extérieure et sa représentation phantasmatique d'une situation de rejet, d'exclusion, d'agression, de tout pouvoir. La réalité de l'oppression sociale sur le couple, ou de la position dominante que le couple y exerce, va jouer un rôle dans la manière dont l'enfant élaborera ses futurs énoncés identificatoires. Ce n'est pas pur hasard si l'histoire des familles d'une bonne part de ceux qui deviendront psychotiques répète si souvent un même drame social et économique : cette réalité, qui brise toute parenthèse, a un rôle dans le destin de ces enfants que la société, dans un deuxième temps, adresse aux différentes institutions, afin qu'elles en réparent les dommages dont elle est bel et bien responsable.

Le discours de l'ensemble

Nous représenterons métonymiquement le groupe social — entendant par ce terme un ensemble de sujets parlant la même langue, régis par les mêmes institutions, et, quand c'est le cas, ayant une même religion — comme *l'ensemble des voix présentes*. Cet ensemble peut prononcer un nombre indéterminé d'énoncés : parmi ceux-ci une place particulière va être prise par la série définissant la réalité du monde, la raison d'être du groupe, l'origine de ses modèles. Cette série comprend de ce fait l'ensemble des énoncés qui ont le groupe lui-même comme objet ; cet ensemble, plus ou moins complexe et plus ou moins souple, a toujours comme infrastructure, immuable pour une culture donnée, une série minimale que nous appelons *les énoncés du fondement*, formule qui peut aussi bien s'écrire *le fondement des énoncés*, l'une incluant inévitablement l'autre. Selon les types de culture, cette série sera constituée par des énoncés mythiques, sacrés ou scientifiques. Quelles que soient leurs différences ces énoncés partagent une même exigence : leur fonction de fondement est une condition absolue pour que se préserve une concordance entre champ social et champ linguistique permettant une interaction indispensable au fonctionnement des deux[1]. Mais pour que ces énoncés exercent cette fonction il faut qu'ils puissent être reçus

1. Nous verrons dans le chapitre VI pourquoi ces énoncés du fondement nsnt nécessaires au maniement du langage par le sujet, pour lequel toute réponse concernant l'origine — du monde, du langage, de la loi — est entendue comme une réponse sur son origine.

comme paroles *de certitude* : si cet attribut vient à leur faire défaut ils seront abandonnés et remplacés par une nouvelle série ; de toute manière la fonction ne restera jamais sans titulaire.

Discours sacré et discours idéologique (profane) sont dans l'obligation de proposer ces points de certitude, qui peuvent être différents dans la forme, mais qui seront identiques dans leur rôle de fondement du champ socio-linguistique. Ajoutons que, quel que soit le groupe qui défend, propose ou impose un modèle du social, ce dernier sera toujours un modèle conforme aux idéaux de ceux qui le défendent. C'est le discours fondé par et sur les idéaux de l'énonçant que nous appellerons ici idéologie, faute d'un autre terme, pour rappeler que le sujet est forcément partie prenante d'une certaine théorie sur les fondements du social : c'est à l'image idéale que sa théorie favorise qu'il mesure la réalité du monde telle qu'elle lui apparaît. Il en résulte que tout sous-groupe en conflit avec le modèle dominant va se constituer autour du sien propre : si nous insistons sur ce point, c'est qu'il va avoir une action directe sur l'effet anticipateur du discours des autres sur l'*infans*.

Dans ces réflexions sur le champ social, nous avons choisi d'illustrer les fonctions du discours du mythe, de la science et du sacré, sur l'exemple de celles du sacré dont nous ne considérons ici que les *quelques caractères qui se laissent extrapoler aux deux autres*. Un premier caractère de ce discours est qu'il comporte toujours des énoncés qui parlent l'origine du modèle, cette origine impliquant à son tour une définition de ce que devrait être le but vers lequel le modèle tend. Le modèle de l'origine implicitement porte en lui le modèle du but qu'on se propose : d'où tout changement, quant au but visé, comporte un changement du premier.

Pendant une très longue phase de notre culture c'est une voix divine qu'on a posée comme énonçant originaire du modèle. Voix, en un sens, extérieure au groupe mais qui en est le fondateur : l'avant du groupe, loin de renvoyer à la horde, renvoie au sacré. A partir du moment où la croyance dans un fondateur mythique a disparu, s'est fait jour ce que Leroy-Gourhan appelle « le mythe de l'homme singe ». La différence est de taille, mais ici encore, on retrouve deux traits communs :

— préserver une certitude sur l'origine ;
— l'idéalisation d'un savoir scientifique qui permettrait de prévoir, et d'agir sur la suite possible de l'évolution[1].

Les énoncés du fondement sous l'égide du sacré montrent, à ciel ouvert, ce que le discours de la science préserve tout en le voilant. Les caractères communs à ce deuxième discours se manifestent dans le registre du sacré par les données suivantes :

— La voix originaire est supposée énoncer l'éternellement vrai. Grâce à ce postulat se constitue un secteur de certitude absolue dans le registre du discours.

— Elle assure au Je l'existence d'une série d'énoncés, ceux présents dans le texte sacré, qui lui certifient une identité entre le Je énonçant et le Je garant de la vérité de ce discours.

— Elle permet au Je de s'approprier un fragment de discours dont la vérité est indépendante de la confirmation ou de l'infirmation que lui apporte l'autre interlocuteur singulier. Quand le Je répète le discours sacré, il s'accorde le droit de revendiquer *a priori* la reconnaissance par le groupe de sa vérité et d'exclure le contradicteur refusant une certitude partagée par l'ensemble.

Nous avons souligné que dans la fonction tenue par le discours du sacré nous n'isolions que les quelques caractères que l'on retrouve dans tout discours fondant une culture, quelle que soit la référence théorique qui sera choisie. Ces caractères instituent ce que nous nommons le contrat narcissique.

Le contrat narcissique

Considérons un groupe « X » : son existence implique que la majorité des sujets, sauf pendant de très courts moments de son histoire, acceptent comme vrai un discours

1. Dans ce registre l'ambition scientifique n'a rien à envier aux illusions de l'ambition du sacré : elles partagent la même démesure.

qui affirme le bien-fondé des lois régissant son fonctionnement, définit, et impose, le but visé.

Ces lois nous pouvons les considérer comme la toile qui sous-tend la représentation que les sujets se donnent de l'ensemble idéal : il s'ensuit que le rapport du sujet à l'ensemble dépend de son investissement des énoncés du fondement. Le sujet, en adhérant au champ social, s'approprie une série d'énoncés que sa voix répète ; cette répétition lui apporte la certitude de l'existence d'un discours où la vérité sur le passé est assurée, avec comme corollaire la croyance de la possible vérité des prévisions sur le futur.

L'investissement de ce modèle futur est une condition nécessaire pour le fonctionnement social : nous avons dit qu'il est dans un rapport direct avec le modèle de l'origine. Tout désinvestissement du premier se répercutera sur le second : or si le sujet perd toute certitude concernant l'origine, il perd, de ce fait, ce point d'appui que l'énonçant est dans l'obligation de rencontrer afin que le discours s'offre comme lieu où la possibilité qu'une vérité puisse y trouver place est garantie par l'assentiment de l'ensemble des voix[1]. Le discours du sacré, et ses successeurs, en devenant appropriation licite du sujet, investit ce dernier comme sujet du groupe : l'énoncé des fondements revient au sujet comme énoncé fondant sa position dans l'ensemble. Cette désignation doit être séparée du registre identificatoire au sens strict[2] : elle lui est coextensive, suit une voie parallèle à celui-ci, mais ne lui est pas identifiable. Elle permet un repérage qui va encadrer la problématique identificatoire, et faire que cette dernière ne soit pas totalement prise au piège de la relation imaginaire. Cette désignation définit chez le sujet ce qui transcende la singularité propre à la relation entre deux locuteurs : elle privilégie les attributs partagés par l'ensemble, elle pointe, dans chaque voix, les énoncés que chacune a le droit de répéter, et

1. Ensemble des voix ou texte écrit dont le rôle de référent est nécessaire pour que l'enfant se libère de sa dépendance à ce premier référent incarné par la voix maternelle.

2. Ce dernier coïncidant avec le registre de l'imaginaire, cf. Annexe.

d'affirmer vrais, et sur lesquels elle revendique un droit légitime d'héritage. Si nous considérons l'ensemble réel représenté par l'ensemble des voix existantes, nous dirons qu'il ne peut se préserver que tant que la majorité des sujets investissent un même ensemble idéal, soit un ensemble dans lequel le sujet peut se projeter à la place d'un sujet idéal.

Le sujet idéal n'est pas identique au moi idéal ou à l'idéal du moi : il réfère au sujet du groupe, soit à l'idée (terme ici plus légitime que celui d'image) de lui-même que le sujet demande au groupe, comme concept, concept qui le désigne comme un élément appartenant à un tout qui le reconnaît comme une partie à lui homogène.

Le groupe, en contrepartie, attend du sujet que sa voix reprenne à son compte ce qu'énonçait une voix qui s'est éteinte, qu'elle remplace un élément mort et assure l'immutabilité de l'ensemble. S'instaure ainsi un pacte d'échange : le groupe garantit le transfert sur le nouvel arrivé de la même reconnaissance dont jouissait le disparu ; le nouveau venu s'engage — par la voix des autres jouant le rôle de parrains sociaux — à répéter le même fragment de discours. En termes plus économiques, on dira que le sujet voit dans l'ensemble le support offert à une part de sa libido narcissique ; c'est pourquoi il fait de sa voix l'élément s'ajoutant au chœur qui, dans et pour l'ensemble, commente l'origine de la pièce et annonce le but qu'elle vise. Le groupe, en échange, reconnaît ne pouvoir exister que grâce à ce que la voix répète ; il valorise, de ce fait, la fonction qu'il lui demande, transforme la répétition en création continue de ce qui est, et ne peut persister, qu'à ce prix. Le contrat narcissique s'établit grâce au préinvestissement par l'ensemble de l'*infans* comme voix future qui prendra la place qu'on lui désigne : il dote celui-ci par anticipation du rôle de sujet du groupe qu'il projette sur lui. L'existence de l'ensemble présuppose que la majorité de ses éléments voient dans les exigences de son fonctionnement ce qui, si elles étaient intégralement respectées, permettrait d'atteindre l'ensemble idéal. La croyance en cet idéal s'accompagnera de l'espoir dans la permanence et dans la pérennité de l'ensemble. Dès lors le sujet pourra, sans jamais y réussir complètement, établir une identité entre possibilité de pérennité de l'ensemble et désir de pérennité de l'individu ; mesuré au temps de l'homme, le premier se présente comme réalisable, c'est pourquoi à la source de l'investissement du modèle idéal on découvre la participation d'un désir d'immortalité, auquel cet investissement s'offre comme substitut. On voit que, indépendamment de la fonction que peut jouer ce que Freud appelle le leader du groupe et le moi-idéal, c'est la condition même d'existence de l'ensemble d'être porté par un modèle idéal, aimantant vers lui une partie de la libido narcissique des sujets.

Le contrat narcissique a comme signataires l'enfant et le groupe. L'investissement de l'enfant par le groupe anticipe sur celui du groupe par l'enfant. En effet, nous avons vu que, dès sa venue au monde, le groupe investit l'*infans* en tant que voix future à laquelle il demandera de répéter les énoncés d'une voix morte et de garantir ainsi la permanence qualitative et quantitative d'un corps qui s'autorégénérerait de manière continue.

Quant à l'enfant il demandera, en contrepartie de son investissement du groupe et de ses modèles, qu'on lui assure le droit à occuper une place indépendante du seul verdict parental, qu'on lui offre un modèle idéal que les autres ne peuvent renier, sans par là même renier les lois de l'ensemble, qu'on lui permette de garder l'illusion d'une persistance atemporelle projetée sur l'ensemble et, avant tout, sur un projet de l'ensemble que ses successeurs sont supposés reprendre et préserver.

Le discours de l'ensemble offre au sujet une certitude sur l'origine, nécessaire pour que la dimension historique soit rétroactivement projetable sur son passé, qui sera ainsi soustrait à une référence dont le savoir maternel ou paternel serait le garant, exhaustif et suffisant. L'accès à une historicité est un facteur essentiel dans le processus identificatoire, elle est indispensable pour que le Je atteigne le seuil d'autonomie exigé par son fonctionnement. Ce que vient ainsi offrir au sujet singulier l'ensemble va induire le sujet à transférer une partie de la mise narcissique, investie dans son jeu identificatoire, sur cet ensemble qui lui promet une prime future. Ce temps à venir, dans lequel le sujet sait qu'il n'aura plus de place, il peut dès lors se le représenter comme continuation de lui-même et de son œuvre grâce à l'illusion, qui lui fait croire qu'une voix nouvelle viendra redonner vie à la mêmeté de son propre discours, qui échapperait au verdict du temps.

La définition donnée au contrat narcissique implique son universalité : mais s'il est vrai que tout sujet est bien cosignataire, la part de la libido narcissique qu'il y investit varie de sujet à sujet, de couple à couple et entre les deux éléments du couple. La qualité et l'intensité de l'investissement présent dans le contrat reliant le couple parental à l'ensemble, comme la particularité des repères et emblèmes qu'il privilégiera dans ce registre, agiront dans l'espace où le Je de l'enfant doit advenir, de deux façons :

— Les emblèmes et les rôles valorisés par le couple, qui s'assure ce faisant de l'accord et souvent de la complicité des autres sujets de l'ensemble, peuvent permettre de déguiser aux parents et à l'enfant un désir qui, grâce à eux, trouve ce complément de justification qui leur donnera place dans le registre du bien, du licite, de l'éthique.

— Ils imposent au Je de l'enfant sa première connaissance de la relation qu'entretiennent les deux éléments du couple avec le champ social et du rapport des autres vis-à-vis de la position occupée par le couple.

Tant qu'on reste dans certaines limites les variations dans la relation couple-milieu joueront un rôle secondaire dans le destin du sujet, qui pourra établir dans un deuxième temps avec ces modèles une relation autonome, et directement marquée par sa propre évolution psychique, ses particularités et la singularité des défenses mises en œuvre.

Il en va autrement quand ces limites ne sont plus respectées : soit que le couple refuse les clauses essentielles du contrat, soit que l'ensemble impose un contrat vicié d'avance, en refusant de reconnaître dans le couple des éléments de l'ensemble à part entière. Que la responsabilité incombe au couple ou à l'ensemble, la rupture du contrat peut avoir des conséquences directes sur le destin psychique de l'enfant.

On constatera, dans ce cas, deux types de situation :

— Celle où il y a de la part de la mère, ou du père, ou des deux, refus total de s'engager dans ce contrat ; désinvestissement qui signe à lui seul une grave faille dans leur structure psychique et dévoile un noyau psychotique plus ou moins compensé. On a insisté de différents côtés, ces dernières années, sur le caractère clos de certaines familles de psychotiques, microcosmes qui en gardant leur fou préservent un équilibre instable qui ne se maintient, tant bien que mal, qu'aussi longtemps qu'il peut éviter tout affrontement direct avec le discours des autres, grâce à la mise au silence de ce qui se parle au-dehors. Le risque que court alors le sujet est d'être dans l'impossibilité de trouver hors famille un support lui facilitant sa démarche vers l'obtention de cette part d'autonomie nécessaire aux fonctions du Je. C'est là, non pas la cause de la psychose, mais certainement un facteur inducteur souvent présent dans la famille du schizophrène.

— Tout aussi importante, mais plus difficile à cerner, est la situation qui résulte d'une rupture de contrat dont l'ensemble — et donc la réalité sociale — est le premier responsable. Nous refusons les diverses conceptions sociogénétiques de la psychose, mais nous croyons, par contre, au rôle essentiel tenu par ce que nous appelons *la réalité historique*. Dans cette réalité, nous donnons un poids égal aux événements qui peuvent toucher le corps, à ceux qui se sont effectivement déroulés dans la vie du couple pendant l'enfance du sujet, au discours tenu à l'enfant et aux injonctions qui lui ont été faites, mais *aussi* à la position d'exclu, d'exploité, de victime que la société a pu effectivement imposer au couple ou à l'enfant.

Nous verrons dans la dernière partie de cet ouvrage que, chaque fois que la réalité historique de la vie infantile se télescope avec une construction phantasmatique de sa perception du monde, leur collusion peut rendre impossible de substituer au phantasme une mise-en-sens le relativisant. Dans un certain nombre d'anamnèses de psychotiques on est frappé par le redoublement que la réalité sociale est venue opérer : rejet, mutilation, haine, dépossession, toutes ces situations auxquelles nous renvoie la problématique psychotique, on les retrouve mises en actes, et non plus seulement phantasmées, dans la relation de l'ensemble vis-à-vis du couple. Dès lors au moment où le Je découvre le hors-famille, au moment où son regard y cherche un signe, lui donnant droit de cité parmi ses semblables, il ne peut que rencontrer un verdict qui lui nie ce droit, qui ne lui propose qu'un contrat inacceptable, puisque son respect impliquerait qu'il renonce dans la réalité de son devenir à être autre chose qu'un rouage sans valeur au service d'une machine, qui ne cache pas sa décision de l'exploiter ou de l'exclure. Ce verdict vient redoubler ce qui, dans la relation du Je au couple, avait été perçu comme refus de toute autonomie, comme interdiction de toute velléité de contredire le dit : il est évident que ces deux verdicts ne sont pas identiques. Poser une identité entre répression sociale et refoulement, entre exploitation économique et appropriation par la mère du penser de l'enfant est un non-sens : mais à l'inverse, parce que l'enfant commence par projeter sur la scène sociale le *pattern* de sa problématique vis-à-vis des occupants de l'espace familial, il peut voir s'inscrire sur cette scène le redoublement d'une même dialectique où il se trouve, dès lors, doublement piégé.

Ces considérations sur la fonction et l'omniprésence du contrat narcissique terminent notre analyse de l'espace où le Je doit advenir : nous avons montré les conditions qu'il doit respecter pour que le Je puisse l'habiter et celles qui peuvent le rendre incompatible avec cette fonction. Avant d'aborder la conséquence la plus dramatique de cette incompatibilité — la psychose — et afin de comprendre quelle expropriation elle comporte pour le Je, nous allons considérer une fonction spécifiant cette instance, une fois qu'elle a pu advenir : rendre possible une conjugaison du temps futur compatible avec celle d'un temps passé.

LE JE ET LA CONJUGAISON DU FUTUR : A PROPOS DU PROJET IDENTIFICATOIRE ET DU CLIVAGE DU JE

Nous définissons par projet identificatoire cette auto-construction continue du Je par le Je, nécessaire, pour que cette instance puisse se projeter dans un mouvement temporel, projection dont dépend l'existence même du Je. Accès à la temporalité et accès à une historisation de l'expérimenté vont de pair : l'entrée sur scène du Je est conjointement entrée sur scène d'un temps historisé. Nous avons indiqué les facteurs responsables de l'organisation de l'espace où le Je peut advenir ; la psychose nous permettra de voir à l'œuvre les conséquences dramatiques de leur absence ou de leur déviation. Ce qui a été dit à leur propos et ce que nous ajouterons, grâce à la psychose, définit notre conception de l'identification[1] et désigne le point où s'est arrêtée notre réflexion : nous allons simplement souligner un caractère propre au « Je advenu », caractère dont l'absence signe la psychose. La psychose n'annule pas le Je, il serait plus exact de dire qu'elle est son œuvre : mais elle montre les réductions et les expropriations dont le Je paye dans ce cas sa survie, la manifestation la plus évidente en étant la relation du Je à une temporalité marquée par l'effondrement d'un temps futur au profit d'une mêmeté de l'expérimenté, qui va river le Je à une image de lui-même, qu'on est tenté de qualifier de trépassée plus que de passée.

Le Je n'est rien d'autre que le savoir du Je sur le Je, à cette définition que nous avons donnée plus haut on peut ajouter ici un corollaire : le savoir du Je sur le Je a comme condition, et comme but, d'assurer au Je un savoir sur le Je futur et sur le futur du Je. Le « Je advenu » désigne par définition un Je supposé capable d'assumer

1. Nous ne pouvons sur ce sujet que résumer un texte datant déjà de quelques années et auquel nous avons peu de chose à ajouter, cf. P. Castoriadis-Aulagnier, Demande et identification, in *L'Inconscient*, n° 8.

l'épreuve de la castration. C'est pourquoi cette image d'un Je futur se caractérisera par le renoncement aux attributs de la certitude. Elle ne peut que représenter ce que le Je *espère* devenir : cet espoir ne peut faire défaut à aucun sujet, plus même, il doit pouvoir désigner son objet dans une image identificatoire valorisée par le sujet et par l'ensemble, ou par le sous-ensemble, dont les modèles sont par lui privilégiés. La possibilité pour le Je d'investir des emblèmes identificatoires qui dépendent du discours de l'ensemble et, non plus, du discours d'un seul autre est coextensive à la modification que subissent la problématique identificatoire et l'économie libidinale après le déclin du complexe d'Œdipe. Dès ce moment, de nouveaux repères vont façonner l'image à laquelle le Je espère pouvoir se rendre conforme. Cette image se constitue en deux temps. Elle surgit dès ce moment où l'enfant peut énoncer un : *quand je serai grand, je...*, première formulation d'un projet qui manifeste l'accès de l'enfant à la conjugaison d'un temps futur. Tant qu'on reste dans le temps qui précède l'épreuve de la castration et la dissolution du complexe d'Œdipe, les petits points renverront à des formules qu'on peut résumer par les deux suivantes :

— ... j'épouserai maman.
— ... je posséderai tous les objets qui existent.

Dans la phase qui suivra, l'énoncé sera complété par un : ... *je serai cela* (médecin, avocat, père, retraité). Quel que soit le terme, qui n'est jamais indifférent, l'important est qu'il devra désigner un prédicat possible et surtout, et avant tout, un prédicat conforme au système de parenté auquel appartient le sujet.

Cette conformité prouve l'accès au registre symbolique et à une problématique identificatoire à lui conforme.

Les formulations de la première phase montrent l'ambiguïté de la relation de l'enfant au temps futur : temps dans lequel la mère redeviendrait celle dont on a cru être l'objet de désir privilégié, temps dans lequel on pourrait finalement posséder l'ensemble des objets convoités par elle et par son propre Je et en être le maître absolu. Le temps qui sépare l'ici et maintenant d'un futur à venir est identifié au temps qui serait nécessaire pour le retour d'un autrefois perdu. Le Je ne s'ouvre un premier accès au futur que parce qu'il peut y projeter la rencontre avec un état et un étant passé. Mais cela présuppose néanmoins qu'il a pu reconnaître, et accepter, une différence entre ce qu'il est et ce qu'il voudrait être, acceptation qui ne sera possible que si cette rencontre avec un savoir sur la différence séparant deux étants, qui le concernent, s'accompagne de l'offre d'un droit à espérer un futur qui pourrait être conforme au souhait identificatoire. Si ce futur est illusoire, ce qui ne fait aucun doute, à l'opposé, le discours des autres doit offrir l'assurance *non illusoire* d'un droit de regard et d'un droit de parole sur un devenir que le Je revendique comme propre, à ce prix seulement la psyché pourra valoriser ce que « par nature » elle a tendance à fuir : le changement.

Qu'il s'agisse des objets supports de la demande libidinale, des repères identificatoires ou du mode d'investissement, la possibilité de voir dans le changement l'instrument d'une prime de plaisir futur est une condition nécessaire à l'être du Je. Cette instance *doit* pouvoir répondre chaque fois que se pose la question[1] de qui est Je ; question qui ne sera jamais réduite au silence, qui accompagne l'homme tout au long de sa vie et qui ne peut buter, sauf à des moments fugitifs, sur l'absence de toute réponse sans que le Je ne se dissolve dans l'angoisse. Le projet est construction d'une image idéale que le Je se propose à lui-même, image qui pourrait apparaître dans un miroir *futur* comme le reflet du regardant. Cette image ou cet idéal a affaire surtout au dit : si elle est le successeur de l'image du stade du miroir, elle est *aussi* ce que le reflet devient, une fois qu'il doit répondre aux exigences du dicible et de la mise-en-sens. Ce que le Je souhaite devenir a partie liée avec les objets qu'il espère avoir et ces objets, à leur tour, tirent leur brillance de

1. Un caractère propre à cette question fait qu'on ne peut rien dire sur « qui » est Je sans faire appel à ce que Je pense devenir. Faute de cette projection dans un futur, le Je ne pourrait rien énoncer sur un temps actuel, comme tel insaisissable. Ajoutons que la référence au passé est aussi indispensable.

l'énoncé identificatoire qu'ils renvoient à celui qui les possède. Tant qu'on reste dans la phase qui précède la dissolution du complexe d'Œdipe, l'idéal sera dépendant de l'idéalisation dont ont joui les objets premiers : la demande identificatoire vise une image future conforme à ce que ces mêmes objets sont supposés continuer à attendre du sujet. Le Je espère devenir ce qui pourra à nouveau répondre au désir maternel : il renoncera à telle ou telle satisfaction pulsionnelle grâce à sa croyance en un futur qui le dédommagera amplement, ou, à l'inverse, il offrira à la mère cet idéal, conforme à son discours, en échange d'une gratification obtenue dans le présent. On voit combien en cette phase l'idéal participe du narcissisme infantile et d'un principe de plaisir qu'il préserve plus qu'il ne contredit. Mais un moment va arriver où s'imposera un temps pour comprendre : l'interdiction de pouvoir jouir de la mère vise aussi bien le passé, le présent et le futur. Il faut renoncer à la croyance d'avoir été, d'être, ou de pouvoir devenir l'objet de son désir ; la coïncidence entre l'Autre et la mère devra définitivement se dissoudre : au « qui suis-je ? » et au « que doit devenir le Je ? » la voix maternelle n'a plus le droit, ni le pouvoir, de donner une réponse douée de certitude et excluant la possibilité du doute ou de la contradiction. A ces deux questions, qui doivent néanmoins trouver une réponse, le Je répondra en son nom propre par l'autoconstruction continue d'une image idéale qu'il revendique comme son bien inaliénable et qui lui garantit que le futur ne se révélera ni effet du pur hasard, ni forgé par le désir exclusif d'un autre Je. Mais pour que l'investissement du futur se préserve, il faut encore que le sujet puisse pactiser avec le paradoxe propre aux exigences identificatoires telles que les remodèle la dissolution du complexe d'Œdipe. Le futur ne peut coïncider avec l'image que le sujet s'en forge dans son présent ; cette non-coïncidence, dont le sujet fait l'expérience quotidienne, doit néanmoins substituer à la certitude perdue, l'espoir d'une coïncidence future possible, afin que l'investissement d'un devenir, auquel le Je ne peut se soustraire, garde toute sa force. Le Je pour être doit s'appuyer sur ce souhait, mais ce temps futur, une fois rejoint, devra devenir source d'un nouveau projet, dans un renvoi qui ne se terminera qu'avec la mort. *Entre le Je et son projet doit persister un écart :* ce que le Je pense être doit faire preuve d'un « *en-moins* », *toujours là*, par rapport à ce qu'il souhaite devenir. Entre le Je futur et le Je présent doit persister une différence, un *x* représentant ce qui devrait s'ajouter au Je pour que les deux coïncident. *Cet x doit rester manquant :* il représente l'assomption de l'épreuve de castration dans le registre identificatoire et il rappelle ce que cette épreuve laisse intact : l'espoir narcissique d'une autorencontre, toujours différée, entre le Je et son idéal qui permettrait la cessation de toute quête identificatoire. C'est donc un compromis que le Je signe avec le temps : il renonce à faire du futur ce lieu où le passé pourrait revenir, il accepte ce constat, mais il préserve l'espoir qu'un jour ce futur lui redonnerait la possession d'un passé tel qu'il le rêve.

Préserver ce compromis est l'exploit du Je advenu : l'espace qu'il habite sera organisé de manière à en renforcer la stabilité. Les facteurs permettant cette organisation, nous les avons déjà analysés à propos de l'action du discours parental, quand ceux qui le tiennent, ayant pu assumer l'épreuve de la castration et refouler leur désir œdipien, ont rendu cette assomption et ce refoulement possibles pour l'enfant. Mais encore faut-il que l'angoisse de castration, à laquelle nul sujet ne peut échapper, ne dépasse pas un certain seuil. Ce que Freud désigne par ce terme n'est rien d'autre que l'angoisse qui saisit le sujet à partir du moment où il découvre que le Je ne peut exister qu'en prenant appui sur les biens qu'il investit, qu'il est, en partie, dépendant de l'image que le regard de l'autre lui renvoie, que la satisfaction de son désir implique que le désir de l'Autre accepte d'en rester désirant, alors qu'il découvre conjointement que rien ne lui assure la permanence du désir ni de la vie de l'autre, ni la permanence de son savoir sur l'identification et de sa croyance en son idéologie. Dans un temps précédant cette épreuve, le Je a pu croire à l'immuabilité de la fixation de la libido sur les objets marqués aux armes de l'Autre, croire, aussi, que la mise-en-sens qu'on lui imposait offrait une garantie de certitude et que la référence au discours des autres ne pouvait que confirmer *a posteriori* la mise-en-sens qu'il avait acceptée.

Cette série de certitudes s'effondre au moment où le sujet découvre que la mère ne fait pas de son plaisir ce qui serait pour elle réponse à son désir, que les objets qui bénéficiaient de la brillance, que leur donnait leur appartenance au champ maternel, l'avaient usurpée. La confrontation de l'enfant au discours du père, et plus généralement au discours de l'ensemble, dont une instance qui n'est pas le père peut jouer le rôle de médiateur, vient lui dévoiler que ce qu'il pensait sur sa relation à la mère, et sur la relation de la mère à son égard, était une tromperie. Il se retrouve dans la position d'un usurpateur qui ignorait, non seulement qu'il occupait une place à laquelle il n'avait pas droit, mais, ce qui est plus grave, qu'il était seul à la croire sienne. Le discours parental, et par leurs voix le discours des autres, le plaçait ailleurs, en ce lieu où il n'était pas encore. La castration peut se définir comme la découverte dans le registre identificatoire qu'on *n'avait jamais occupé la place qu'on avait crue sienne et que, à l'opposé, on était censé occuper une place à laquelle on ne pouvait pas encore être.* L'angoisse surgit au moment où l'on découvre le risque, qu'implique de savoir qu'on n'est pas pour le regard des autres à la place que l'on croit occuper et qu'on pourrait ne plus savoir de quelle place on vous parle ni en quelle place vous situe celui qui vous parle. Il faudra alors accepter de reconnaître que les repères qui assurent au Je son savoir identificatoire peuvent toujours buter sur une absence, un deuil, un refus, un mensonge, qui obligent le sujet à la douloureuse remise en question de ses objets, de ses repères, de son idéologie. C'est pourquoi la castration est une épreuve dans laquelle on peut entrer mais de laquelle, en un sens, *on ne sort pas* ; on peut refuser d'y entrer, on peut faire un désespéré retour en arrière, mais c'est une illusion de croire que l'on pourrait en sortir. Ce que l'on peut, c'est assumer l'épreuve de façon à préserver pour le Je quelques points fixes, sur lesquels prendre appui lors du surgissement d'un conflit identificatoire. Croire à la possibilité d'un monde où l'homme ferait l'économie de l'angoisse liée à sa dépendance au désir de l'Autre ou du prix qu'il paye à un désir de toute-puissance et à un désir de mort, qui mènent toujours un sourd combat, c'est croire à un mythe ou ne rien comprendre à la psyché. Si l'angoisse d'identification ou l'angoisse de castration (les deux termes signifiant exactement la même chose) se cristallise pour l'homme de façon privilégiée, du moins dans une bonne partie des cultures, sur la peur d'être privé de l'organe sexuel, et pour la femme dans la crainte que l'homme, la découvrant privée de pénis, décrète sans valeur ce qu'elle offre à son désir, c'est qu'être *ou* homme *ou* femme est la première découverte que fait le Je dans le champ de ses repères identificatoires. Ce premier partage des sujets du monde lui notifie qu' « être » s'accompagne toujours d'un *ou bien, ou bien*, qu'il y a un destin qui veut que l'on ne connaîtra jamais ce qu'il en est de la jouissance de l'autre sexe, que l'auto-érotisme lui-même dépend de l'introjection d'une image de l'objet qui donne corps à un phantasme. C'est là l'origine d'un savoir, dont l'achèvement conduira le sujet, dans le meilleur des cas, à renoncer à la réalisation d'un désir reconnu impossible et à préserver l'espoir qu'un jour le désir pourrait devenir sans objet. L'angoisse de castration est le tribut que tout sujet paye à cette instance qui s'appelle le Je et faute de laquelle il ne pourrait être sujet de son discours.

Castration et identification sont les deux faces d'une même unité, une fois le Je advenu, l'angoisse resurgira chaque fois que les repères identificatoires risquent de vaciller. Aucune culture ne peut protéger le sujet contre le danger de ce vacillement, de même qu'aucune structure ne peut préserver le sujet de l'expérience de l'angoisse. On peut, par contre, soutenir que dans la structure familiale, comme dans la structure sociale, existent des formes particulièrement anxiogènes et, de ce fait, particulièrement aptes à induire chez le sujet soit des réactions psychotiques, soit des comportements qui, de manière plus ou moins camouflée, s'en rapprochent. L'accès au projet identificatoire, tel que nous l'avons défini, vient prouver que le sujet a pu surmonter cette épreuve fondamentale qui l'oblige à renoncer à cet ensemble d'objets qui, dans une première phase de sa vie, ont représenté les supports conjoints de sa libido d'objet et de sa libido narcissique, objets qui lui ont permis de se poser comme être et de désigner les objets convoités par son avoir. Il est certain que l'angoisse de castration peut se manifester dans certaines cultures par un énoncé différent, que l'objet dont on craint la perte peut ne pas concerner directement l'organe sexuel, mais cela n'en renvoie pas moins, sur le fond, à un phantasme de castration, c'est-à-dire à l'effroi qui saisit le sujet au rappel des blessures et des deuils dont la trace reste ineffaçable. Son plaisir n'a pas été ce dont le premier représentant de l'Autre jouissait ; la jouissance est à la merci d'un impossible savoir sur le désir et la jouissance de l'autre sexe ; sur le corps propre, on ne peut avoir aucune prise. Ce que le Je « est » ne peut être connu que par la médiation de ce qu'il pense savoir et, avant tout, de ce qu'il pense *avoir* comme autoconnaissance ; cet avoir qui concerne son savoir se révélant par essence le lieu d'une impossible certitude. Accepter de renoncer à cette certitude et préserver l'investissement du Je et de son devenir sont la tâche qui incombe au projet, la présence de ce dernier impliquant que le Je a pu parcourir l'ensemble des phases qui vont de son entrée sur la scène psychique à la dissolution du complexe d'Œdipe.

La nécessité de préserver ce projet est responsable de ce que nous définissons par le concept de *Je inconscient*, effet du pouvoir refoulant exercé par le projet, aux dépens des énoncés dans lesquels le Je s'est successivement reconnu et qu'il refoule hors de son champ, chaque fois qu'ils mettent en danger la cohérence du projet identificatoire que le Je investit. Le Je, dans sa totalité, comprend l'ensemble des positions et énoncés identificatoires dans lesquels il s'est successivement reconnu. Ces énoncés pourront être maintenus ou rejetés : ils peuvent préserver une partie de leur investissement, ou n'être que le souvenir investi d'un moment de son existence. Ainsi, l'effet du projet est, aussi bien, d'offrir au Je cette image future vers laquelle il se projette, que de préserver le souvenir des énoncés passés, qui ne sont rien d'autre que l'histoire par laquelle il se construit comme récit. A l'opposé, ce qui de ces énoncés sera rejeté hors de l'espace du Je coïncide avec *ce qui du Je lui-même doit être exclu afin que cette instance puisse fonctionner de manière conforme à son projet.* Nous pouvons donc dire que le Je est constitué par une histoire, représentée par l'ensemble des énoncés identificatoires dont il garde le souvenir, par les énoncés qui manifestent *dans son présent* sa relation au projet identificatoire et, enfin, par l'ensemble des énoncés vis-à-vis desquels s'exerce son action refoulante afin qu'ils restent hors de son champ, hors de sa mémoire, hors de son savoir. Reste *inconsciente pour le Je*, et c'est cela qui au sens fort représente le Je inconscient, *l'action refoulante qu'il exerce et qui aboutit à refouler une partie de son histoire* ; c'est-à-dire les énoncés devenus contradictoires avec un récit qu'il reconstruit *sans cesse* et tout énoncé qui exigerait une position libidinale qu'il rejette ou qu'il décrète interdite. Le clivage s'opère entre le Je, comme savoir identificatoire intelligible et dicible par des *énoncés conformes* aux lois du discours et du système de parenté, et une partie de l'ensemble des énoncés représentant des moments de l'histoire libidinale du Je : c'est cette partie, appartenant à ce deuxième ensemble, qui par l'action refoulante du Je constitue *l'inconscient du Je.* Si le Je coïncide avec son savoir sur le Je, le Je inconscient représente l'effet et la conséquence de l'action exercée par ce savoir, il représente une condition nécessaire à l'existence de ce dernier. Il comprend la majeure partie des énoncés identificatoires passés, ceux-là mêmes qui pourraient seuls lui faire connaître qui a été le Je, quels ont été ses désirs, quels ont été les objets dont il a dû faire le deuil.

La fonction que nous avons accordée au projet comme voie d'accès à la catégorie du futur a comme corollaire l'action qu'il exerce pour constituer un temps passé, qui soit compatible avec l'investissement d'un devenir. C'est pourquoi nous avons pu dire que l'entrée sur scène du Je est coextensive de l'entrée sur scène de la catégorie du temps et de l'histoire. Ces deux catégories, à leur tour, ne peuvent devenir partie intégrante du fonctionnement du Je que par la présence d'un projet qui leur donne leur statut dans le champ psychique.

Si on est en droit d'avancer qu'un des effets de l'épreuve de castration se manifeste par l'assomption par le sujet d'un savoir sur sa propre mort, on est aussi en devoir d'ajouter que cette assomption a comme préalable nécessaire l'appropriation d'un projet identificatoire, qui est inévitablement un projet temporel. Projet dans lequel continue à avoir place le rêve d'un demain toujours différé, qui permettrait finalement que le désir rencontre l'objet de sa quête, que le Je puisse annuler l'en-moins qui le sépare de l'idéal dont il *rêve*.

Le projet montre les limites que le Je impose à ce rêve mais aussi celles qu'il continue à refuser, une fois qu'il a pu dépasser les épreuves qui jalonnent un parcours qui va du moment où il a surgi sur la scène psychique à ce moment représenté par la dissolution du complexe d'Œdipe.

De manière explicite, et peut-être encore plus implicite, les concepts d'imaginaire et de symbolique ont eu une place centrale dans la conceptualisation que nous avons proposée du processus identificatoire et de ses mécanismes : d'où cette annexe.

ANNEXE : *ce que nous entendons par les concepts de symbolique et d'imaginaire*

C'est à Lacan que l'on doit la place que sont venus occuper dans la théorie analytique les concepts de symbolique et d'imaginaire, c'est encore à lui qu'on est redevable d'une remise en question de la psychanalyse et d'une théorie sur l'identification à laquelle nous avons emprunté l'essentiel de la nôtre. Mais à moins de réduire l'emprunt théorique à la simple répétition en écho de la pensée d'un autre, il ne peut exister d'emprunt qui n'aille de pair avec une interprétation subjective de l'emprunté. Nous avons la conviction que penser la pensée d'un autre, ce qui est encore la seule manière de lui rendre hommage et d'en reconnaître la valeur, aboutit à un travail qui ne reproduit jamais un identique. Serait dès lors de peu de recours de renvoyer le lecteur aux Ecrits de Lacan pour comprendre ce que nous définissons par les concepts d'imaginaire et de symbolique.

Dans ce cas particulier s'ajoute une autre difficulté liée aux concepts eux-mêmes : le long passé qu'ils ont eu dans le discours philosophique, leur surcharge sémantique, les significations que d'autres auteurs leur ont déjà données, et qu'on ne peut ignorer, font que, en leur faisant appel, l'analyste risque toujours de voir s'introduire à leur côté des concepts appartenant à d'autres disciplines et auxquels l'histoire des idées les a depuis toujours associés. L'auteur analyste peut osciller entre la tentation de faire table rase du passé et celle d'opérer un amalgame source de confusion : dans les deux cas le lecteur aura bien du mal à juger, faute de pouvoir comprendre ce que les termes désignent dans le texte qu'on lui offre. Ce danger nous paraît présent dans bien des écrits d'inspiration lacanienne, de manière encore plus évidente quand ils traitent du concept de symbolique, dont on voit mal s'ils le réfèrent à la fonction propre à tout langage, aux signes écrits, au langage mathématique, ou à la dimension métaphorique que doit sauvegarder le signe. En les lisant nous avons souvent eu l'impression que le terme « symbolique », comme substantif ou comme adjectif, définissait conjointement la fonction du langage, une propriété particulière du signe, spécifiant un énigmatique rapport au signifiant phallique, le nom du père comme organisateur du système de parenté, l'accès à une loi, et bien d'autres choses... : les besoins de la démonstration privilégiant, selon les cas, l'une ou l'autre signification. Ce qui prouve la difficulté réelle que pose l'usage de ces concepts mais ce qui rend encore plus abusif qu'on les transforme en une sorte de passe-partout qui finit par n'ouvrir que des portes béantes ou, à l'inverse, par boucler à double tour toute serrure qui ose résister à la clef analytique. C'est dans l'espoir de réduire ce danger que nous avons senti le besoin d'expliciter l'usage que nous faisons de ces deux concepts quand nous les appliquons au registre de l'identification.

Le concept de symbolique

« Tel est donc le but essentiel de la connaissance : rattacher le particulier à une loi et un ordre qui aient la forme de l'universalité. Par là s'effectue d'autant plus précisément cette œuvre que nous avons nommée « l'intégration vers un tout ».

« C'est peut-être dans la fonction des symboliques scientifiques que cette tendance à l'intégration vers un tout ressort le plus clairement. La formule chimique abstraite qui sert à désigner tel corps ne contient plus rien de ce que l'observation directe et la perception sensible font connaître de ce corps et, au lieu de cela, elle place le corps particulier dans un réseau de relations extraordinairement riches et finement articulées, dont la perception ignorait encore tout. Cette formule ne désigne plus le corps en fonction de ce qu'il est du point de vue sensible et de la façon dont il se donne, mais le saisit comme un ensemble de réactions possibles, de rapports causals et de relations possibles, régis par des lois universelles. C'est la totalité de ces associations régulières, que la formule de constitution chimique unit avec l'expression de la singularité qui caractérise alors cette expression de façon entièrement nouvelle »[1].

Le propre de la fonction symbolique, du signe linguistique et du langage, est donc, si on accepte ces définitions, de créer une configuration relationnelle symbolique engendrant une mise en forme du réel qui per-

1. L'œuvre de CASSIRER, *La philosophie des formes symboliques*, nous a beaucoup apporté. Ce qui n'abolit pas l'écart qui sépare le mode de poser et de résoudre un problème dans les paramètres qu'impose la réflexion philosophique et le mode et les paramètres qu'exige la réflexion analytique.

Pour le passage cité, cf. Ernst CASSIRER, *La philosophie des formes symboliques*, vol. III : *La phénoménologie de la connaissance*, Chap. I, Ed. de Minuit, 1972.

mette de passer de l'individuel à des valeurs universelles. A la singularité des éléments s'oppose l'universalité des relations les reliant, le langage en les nommant est créateur du sens que ces relations engendrent, ce pouvoir se manifeste par ce qui sera, dès lors, énoncé comme loi de la relation présente entre les éléments.

Si dans le passage cité nous entendons par *corps*, non plus le corps chimique, mais le corps habité par l'énonçant, nous pouvons dire qu'il existe un secteur du langage dont les termes ne désignent plus le corps en fonction de « ce qu'il est et de la façon dont il se présente », mais le saisissent en effet comme « un ensemble de réactions possibles, de rapports causals et de relations possibles régis par des lois universelles ».

Cette saisie, qui désigne l'individu comme support d'une fonction symbolique, est celle effectuée par *le terme de parenté* qui édicte et engendre la loi relationnelle présente entre la totalité des termes du système. Dès lors, si la fonction symbolique des signes est une propriété inhérente à leur ensemble, si cette fonction a toujours comme visée de passer du singulier à l'universel, on rencontre dans le champ du discours un fragment composé d'une série particulière de signes dont la fonction se manifeste de manière directe et privilégiée par *la nomination qui définit la place* et *la fonction du sujet dans son réseau familial*. Les termes père, fils, mère, ancêtre désignent une fonction qui n'a de sens que par la relation qu'elle pose entre un terme et l'ensemble des termes du système de parenté. Cette fonction est indépendante du sujet singulier qui l'incarne, pendant la brève durée de son existence. A la mobilité des occupants s'opposent la fixité et l'identité du concept de la fonction que le symbole définit. C'est à ce secteur du champ linguistique que nous nous référons quand nous employons le terme de symbolique ou de fonction symbolique, *dans le registre identificatoire*[1]. Nous pensons que la clinique nous autorise à opérer ce partage : elle nous prouve que c'est bien ce

1. Et plus généralement quand nous l'employons dans le champ psychanalytique.

sous-ensemble qui peut faire obstacle à l'accession du sujet à la fonction du langage et, fait plus important, que ce secteur linguistique a un pouvoir d'autonomisation qui explique pourquoi, dans la grande majorité des cas, le psychotique reste capable de parler, souvent de manier correctement le symbole mathématique, alors qu'il est incapable de savoir à quoi le renvoie le concept de fonction paternelle, maternelle ou ancestrale.

Un clivage s'opère entre la possibilité que peut garder le sujet de se reconnaître dans le terme qui le désigne comme *ce* fils de *cette* mère, de *ce* père, ou comme frère de *cet* autre, et son impossibilité de s'approprier le symbole, soit la fonction comme concept, appropriation qui exigerait qu'il reconnaisse la pérennité d'une loi de transmission qui transcende tout occupant temporaire et particulier. Pour le psychotique il devient dès lors impossible de séparer le support empirique de l'élément d'un concept, qui doit se référer à une classe ; ce n'est plus la classe des pères ou des fils, qui définit la fonction paternelle indépendamment de ce père singulier, mais, à l'inverse, cet élément singulier sera identifié à la catégorie de la classe. L'universel s'annule dans la singularité et l'accidentel d'un élément : le concept perd toute signification universalisable, et de ce fait toute possibilité de symbolisation. il devient prisonnier de la chose corporelle qui l'incarne. Si le psychotique sait qu'il existe des pères, il ne peut concevoir la fonction de la classe, et donc le concept paternité, que comme la simple extension de la relation existant entre lui et ce père ou entre lui et cette absence. Il n'est plus en son pouvoir de se représenter l'ensemble des éléments du système comme une structure autonome et, de ce fait, de voir dans la structure de parenté une loi à laquelle sont soumis l'ensemble des sujets. Cette représentation impliquerait la capacité pour le sujet, à partir de la position qu'il occupe dans le réseau, de mettre en relation l'ensemble des éléments actuels, passés et futurs, qu'il en ait eu ou non une connaissance empirique. Le fait qu'on ait effectivement connu un grand-père, un oncle, voire sa propre mère, doit devenir un accident indépendant du fait qu'il reste au pouvoir du Je, à partir de la position que le terme fils lui impose, de reconstruire un réseau relationnel dont chaque place est définie par le terme désignant la relation de parenté propre au système. Le psychotique ne peut pas s'affirmer comme « *fonction* » filiale, il ne peut pas dépasser une désignation qui l'épingle comme le fils de ce couple. La conséquence est que la signification fils ou fille reste prisonnière de la reconnaissance, ou de la non-reconnaissance, qu'il ne peut plus attendre que de l'Autre identifié à un référent réel ; d'où le conflit, dont la mort est l'enjeu, qui peut l'opposer au discours de l'Autre, conflit justifié par sa dépendance absolue à l'égard d'une signification soumise à l'arbitraire de celui qui le reconnaît ou qui l'annule en lui refusant cette reconnaissance.

Le terme de forclusion, tel que l'a avancé Lacan comme pathognomonique du registre de la problématique psychotique, désigne, selon nous, non pas la forclusion de la fonction symbolique du langage en général, mais l'impossibilité pour le Je de séparer les énoncés qui ne réfèrent qu'à l'image spéculaire, avec tout ce que cela comporte alors de précaire, d'aléatoire et de risque d'effacement, d'un nom qui pourrait le désigner comme ayant droit à une fonction de parenté soustraite à tout arbitraire. Il ne peut pas s'approprier une fonction symbolique dont il aurait hérité, qu'il aurait le droit et le devoir de transmettre à son successeur. Est de ce fait forclose au psychotique toute possibilité de se poser comme représentant d'une classe, comme garant d'une fonction et comme garant d'une transmission dont il serait l'effet et dont il deviendrait l'agent. La fonction symbolique du système de parenté a comme tâche un encadrement de l'espace de l'imaginaire, qui trace les limites que ce dernier ne doit pas transgresser : sera frappé d'exclusion tout énoncé contradictoire avec la cohérence et l'ordre du système de parenté, lui-même coextensif au système linguistique définissant une culture.

La fonction symbolique, dans le champ psychanalytique, devrait désigner trois fonctions propres au signe linguistique appartenant au système de parenté :

— relier chaque terme à une loi et à un système relationnel, universel pour une culture donnée ;
— énoncer une désignation qui s'oppose en tant que signification universelle à la singularité *nécessaire* des repères identificatoires et imaginaires du Je, singularité sans laquelle l'individu ne pourrait se différencier d'un ensemble, espèce, classe de parenté, classe sexuelle, dans laquelle il ne se verrait plus que comme un élément interchangeable avec n'importe quel autre ;
— permettre au Je de trouver place entre un avant et un après dans lesquels il puisse se reconnaître : ceux qui l'ont précédé, qu'il les connaisse ou non, occupaient une même position dans le système, ceux qui le suivront reprendront une même place et exerceront une même fonction. Entre ces deux bornes se déploie le champ imaginaire, sur la scène duquel va se dérouler l'identification au sens strict.

L'imaginaire

La relation du Je à l'image, dans laquelle il se reconnaît et s'aliène, prend naissance au moment défini par Lacan comme le stade du miroir. Rencontre décisive entre le regardant et son reflet, mais rencontre qui ne peut prendre son sens que si on tient compte de « ce mouvement du regard du petit enfant se découvrant dans le miroir qui le porte vers le regard de la mère, en quête de la confirmation de la beauté de l'image, avant de revenir au miroir et à son reflet spéculaire » (Lacan, Séminaire, 1961-1962). L'expérience spéculaire comporte trois moments :
— le surgissement dans le miroir d'une image que la psyché reconnaît comme sienne ;
— le détournement du regard vers le regard de la mère où est lu un énoncé disant que cette image est l'objet de son plaisir, qu'elle est image de l'aimé, du bon, du beau... ;
— le retour du regard à l'image présente dans le miroir et qui dès lors sera constituée par la jonction entre l'image et la légende la concernant, telle qu'on l'a perçue dans le regard maternel.

Ce sera cette jonction qui met en place le registre imaginaire et désigne le moment où entre en scène ce qui préannonce le Je : moment où s'opère une sommation entre l'image spéculaire et l'énoncé identificatoire que l'Autre, en un premier temps, prononce sur elle.

Ce que l'enfant rencontre n'est pas la simple objectivation de soi comme image mais aussi la désignation, que lui renvoie le regard de l'Autre lui indiquant « qui est » celui que l'Autre aime, nomme et reconnaît. Ce que le sujet découvre dans le miroir, c'est l'image de chose dont parlait le discours de celle et ceux qui lui parlent, discours qui commence par identifier le sujet à l'énoncé identificatoire dont ce même discours est l'agent. Nous avons vu que ces énoncés devront devenir, en un second temps, la propriété du Je : la diversité, la succession, le foisonnement qui les caractérisent exigeront que reste investi et accessible au sujet ce qui s'est constitué dans la phase du miroir comme un repère spéculaire qui deviendra un point d'ancrage.

L'identification imaginaire présuppose la possibilité pour le sujet de se nommer par un énoncé identifiant qui puisse être référé à son image, entendant par là cette image de lui-même qui l'accompagne le long de son existence. Le rapport que tout sujet va entretenir avec l'image du miroir témoigne de la dimension conflictuelle qui traverse de part en part le champ de l'identification.

En premier lieu, parce que le sujet demande à l'image ce qu'elle est dans l'impossibilité de lui donner : être pour lui-même une référence autonome et indépendante de la manière dont il est vu par le regard des autres. Cette indépendance lui permettrait d'opposer à ce que peut avoir d'insoutenable l'image qu'on vous renvoie de vous-même, son propre jugement sur son reflet. L'expérience viendra prouver au sujet que l'image est incapable d'obliger l'autre à la voir telle que lui la pense, et telle qu'il voudrait qu'on la voie. Il faut ajouter que le sujet ne peut jamais se contenter que le miroir lui dise, comme dans les contes de fées, qu'il est le plus beau, car c'est pour le regard de l'autre qu'il veut occuper cette place, et, sur ce regard, toute maîtrise lui fait défaut. L'omniprésence de ce conflit dévoile l'ambiguïté du lien qui, dans le registre identificatoire, unit le vu de l'image à l'énoncé qui décide de ce qui est à voir en elle :

— L'image vient offrir un point d'ancrage aux énoncés identificatoires ; sa présence est indispensable pour que l'énoncé s'offre comme légende singularisant l'image d'un Je, qui peut, à ce prix, reconnaître dans l'énoncé ce qui exprime ce qu'il désire, ce qu'il demande, ce qu'il est. Mais une fois cette sommation opérée, le Je, hégélien sans le savoir, se trouve confronté à une double image :

— celle que son regard voit dans le miroir ;
— celle qui lui apparaît sur la rétine des autres.

Toute antinomie entre elles débouche sur un conflit identificatoire dont les résultats risquent d'être la destruction de l'une ou de l'autre, et d'aboutir à la mutilation du Je lui-même. En effet, le Je ne peut fonctionner que s'il peut s'assurer conjointement de la stabilité de ces deux repères, que sont sa reconnaissance et la reconnaissance de lui-même par le regard des autres. Ce conflit qui fait partie d'une expérience toujours resurgissante pour le Je, va induire une réorganisation de la problématique identificatoire qui déplacera son centre de gravitation du support spéculaire à ce que nous avons appelé le savoir identificatoire ou le discours que le Je peut tenir sur le Je. Nous n'y reviendrons pas, sinon pour rappeler qu'à partir de ce moment la vérité des énoncés, se référant au Je et le définissant, n'est plus au pouvoir exclusif du discours d'un autre mais qu'elle est attendue du discours de l'ensemble, qui aura seul le pouvoir de décider sous quelles conditions le savoir du Je sur le Je peut s'affirmer conforme à une épreuve de vérité reconnue par *les* autres, même si elle est réfutée par *un* autre.

C'est à ce même discours qu'on doit la valorisation d'une série de valeurs-emblèmes, hiérarchisées au nom d'une bourse des valeurs imaginaires, mais sous l'égide du champ socio-culturel. Le terme d'imaginaire signifie ici que la définition concernant la réalité de la chose nommée cède le pas à la fonction de valeur identificatoire qu'elle va tenir. On peut définir les concepts force physique, érudition, richesse, fidélité, mais ce que représente au regard des autres un sujet fort, érudit, riche, fidèle participera toujours de la valeur imaginaire dont le discours culturel dote ces termes. La valeur et la fonction identificatoire de ces emblèmes requièrent le consensus de l'ensemble ou du sous-ensemble auquel appartient le sujet. La valorisation de l'emblème par le seul sujet dépossède, dans ce cas, l'emblème de sa valeur de repère identificatoire. Que ce consensus opère totalement dans le registre imaginaire n'empêche pas qu'il représente la seule possibilité offerte au sujet de supporter sa non-reconnaissance par un semblable, fût-il particulièrement investi, sans devoir pour cela le détruire ou accepter d'être détruit.

Nous dirons que le registre de l'imaginaire définit l'ensemble des énoncés ayant la fonction d'emblèmes identificatoires *et* l'image spéculaire qui doit leur servir de point d'ancrage.

Ces emblèmes se présentent au Je comme identiques à ses « avoirs » : « avoirs », à leur tour, définis par le message qui, à partir d'eux, revient au sujet pour lui dire « qui » il *est.* Etre pareil à l'image qu'admire le regard des autres, ou être pareil à l'image qu'admire le regard de ceux que le Je admire sont les deux formulations qu'emprunte le vœu narcissique dans le champ de l'identification.

Si le spéculaire ne perd jamais ses droits, s'il reste un point d'ancrage nécessaire, on constate aussi que l'image ne peut maintenir sa brillance que tant que le sujet la croit conforme aux énoncés assurant qu'elle possède les valeurs dont il prétend faire montre, et tant que le sujet pense que ces valeurs sont vues et reconnues comme telles par le regard des autres.

Une fois l'organisation du champ identificatoire mise en place, on assistera tout au long de l'existence du sujet à un double repérage :

— Dans le registre des investissements amoureux persistera l'exigence d'une reconnaissance — être l'amant ou être l'aimé — qui met face à face deux Je ; que l'ensemble des autres reconnaisse que le Je se comporte comme un sujet aimant a peu de poids face au « ce n'est pas vrai que tu m'aimes » que peut opposer l'aimé. Dans ce registre la reconnaissance, pour les deux partenaires, tombe sous l'égide d'un énoncé singulier qui peut, ou non, coïncider avec celui dans lequel le sujet reconnaît sa vérité. Mais, même dans ce cas, le recours aux autres n'est pas totalement exclu ; le sujet pourra y recourir, en cas de danger, pour se prouver, malgré tout, le bien-fondé de son choix ou de son refus.

— A l'opposé, dans le champ des investissements narcissiques, le Je a affaire à des repères qui doivent être partagés et valorisés par le discours de l'ensemble ; il en résulte la quête d'une garantie, pour et par le Je, que discours et vérité peuvent coïncider.

On voit peut-être mieux maintenant ce que nous entendions par l'encadrement de l'imaginaire, que l'on doit à la fonction et à la désignation symboliques. L'ensemble des énoncés identificatoires désigne qui est Je et les objets qu'il possède, ce qu'il rêve de devenir et ce qu'il souhaite avoir ; garder ce pouvoir — de substitution, d'invention d'autres repères et de nouveaux emblèmes, de changement — dont font montre ces énoncés, et aussi donner place à cette part de rêve nécessaire au fonctionnement du Je, reste la tâche qui leur incombe. Que l'homme se laisse prendre au piège des créations de son propre imaginaire est une autre affaire. Mais cette inventivité, qui frôle toujours la démesure, trouve, et doit trouver, des points d'arrêt qui démontrent au sujet que rêver l'impossible ne signifie pas le rendre possible, ni rendre impossible l'existence du Je. Ces points de butée ne sont ni l'œuvre du sujet singulier, ni celle du registre imaginaire : le sujet les rencontre dans un discours qui lui garantit l'existence d'une série d'énoncés non arbitraires et indépendants de toute psyché singulière. C'est à eux que le sujet fera appel, non pas pour définir ce qu'il espère être ou avoir, mais pour désigner la relation qui lie l'espérant aux premiers destinataires de ses demandes les plus fondamentales. Que la réponse donnée par ces interlocuteurs archaïques ait été affirmative ou négative, la désignation symbolique affirme qu'elle est sans effet sur les droits que le sujet peut revendiquer parce que membre d'une classe, parce que maillon nécessaire à la transmission d'un système de parenté et d'un système linguistique, desquels il dépend au même titre que ces deux systèmes dépendent de la transmission dont chaque nouveau sujet assure la relève.

Nous espérons avoir pu rendre clair au lecteur ce que dans notre travail désignent les termes d'imaginaire et de symbolique. Nous espérons, aussi, avoir pu justifier notre choix.

DEUXIÈME PARTIE

L'interprétation de la violence et la pensée délirante primaire

CHAPITRE V

A propos de la schizophrénie : potentialité psychotique et pensée délirante primaire

« La réalité débordant à cause *d'un fait en surnombre* »[1].

GOMBROWICZ-COSMOS.

Schizophrénie, paranoïa, pensée délirante primaire : considérations générales

Quelles que soient les critiques qu'on est en droit de faire à cette entomologie des êtres et du pensé que nous propose le savoir psychiatrique, l'analyste continue à user des mêmes étiquettes, fût-ce en transformant la signification qui leur était propre. Force de l'habitude ou hommage rendu au don d'observation de ses prédécesseurs ? Sans doute les deux. Mais cet emprunt n'est pas sans faire problème et on peut se demander s'il ne voile pas une ambiguïté dans le rapport de la psychanalyse à la psychose. Nous laisserons la question sans réponse et dirons que les formes que revêt pour le regard de l'obser-

1. *Souligné par l'auteur.*

vateur le discours psychotique ne sont jamais effet du hasard et ne peuvent se comprendre par la simple analyse du mode de défense qu'elles privilégient. Elles témoignent du moment où le travail psychique a buté contre un écueil, l'obligeant à abandonner la route commune et elles laissent entrevoir la nature singulière de l'écueil. Néanmoins la théorie psychanalytique s'accorde généralement le droit de parler de *la* psychose ou de la structure psychotique et de postuler, au-delà de la diversité des formes, la présence d'une série minimale de traits, toile de fond commune aux divers tableaux cliniques. Les éléments que chaque auteur isolera dans cette série, l'interprétation qu'il en propose, définissent à leur tour les diverses constructions psychanalytiques rendant compte du phénomène psychotique. L'homogénéité que souvent revendiquent ces options est illusoire, bien que tout auteur fasse généralement appel aux mêmes concepts clés de fixation, régression, perte de la réalité, forclusion, pour ne citer que les principaux. Bien plus que dans le champ de la névrose on est frappé, dès qu'il s'agit de psychose, de la facilité avec laquelle on s'accorde le droit d'opérer un amalgame dans lequel se retrouveront, pêle-mêle, des concepts freudiens, kleiniens, lacaniens, et, plus récemment, ceux que l'on doit à Bateson, Bion ou à cet autre amalgame appelé l'antipsychiatrie. Or, la plupart de ces mêmes auteurs seraient les premiers à déclarer que, dans notre discipline, on ne peut pas s'approprier un concept, et surtout un concept clé, sans en accepter les conséquences et les préalables qui dépendent de la théorie qui l'a forgé et dont on ne peut l'extraire. Nous ne défendons aucun dogmatisme et aucune orthodoxie de chapelle mais le confusionnisme si fréquent dans le discours analytique, dès qu'il s'applique à la psychose, joue un rôle d'écran qu'il faut dénoncer : l'habit d'Arlequin cache mal, dans ce cas, des rafistolages hâtifs et des trous qui nous confrontent à ce qui du fait psychotique, jusqu'à ce jour, a résisté à l'ensemble de nos modèles interprétatifs. Un autre glissement dans les théories sur la psychose ou sur les psychoses paraît inévitablement se frayer une voie : mettre entre parenthèses les questions que la psychose pose au profit d'*une* question plus abordable et que dès lors on identifiera à *la* cause ; ce qui permettra de déclarer secondaires celles pour lesquelles on n'a pas de réponses. C'est là une tendance réductrice dont l'usage fait du concept kleinien d'identification projective ou du concept lacanien de forclusion du nom du père donne deux exemples caractéristiques. Il nous semble que ces travers reprennent à leur compte, sans le savoir, une même position de rejet concernant la spécificité d'un message qui embarrasse et inquiète. Comme l'enfer, les routes de la théorie sont pavées de bonnes intentions : elles ne suffisent pas à cacher ce qu'un vouloir-savoir comporte de non-respect pour celui auquel on impose une interprétation qui ne fait que répéter, sous une autre forme, la violence et l'abus de pouvoir des discours qui l'ont précédé. Nous avons l'impression que bien souvent la psychose vient aujourd'hui servir des intérêts qui ne la touchent en rien ; trop souvent en parlant au nom du fou, on ne fait que lui dénier une nouvelle fois tout droit à se faire entendre. On use d'une parole qu'on lui impute pour faire montre du bien-fondé d'un savoir, d'une idéologie, d'un combat, qui concernent les intérêts du non-fou, ou de celui qui se prétend tel. L'apologie de la folie, l'apologie du devoir de non-thérapie et de non-guérison sont les formes modernes d'un rejet et d'une exclusion qu'on n'a même plus le courage de reconnaître, ce qui les rend au moins aussi oppressives et néfastes que l'ont été leurs prédécesseurs. Aborder sur les rives de la folie exige qu'on accepte d'avancer en ce lieu où se joue un drame que l'observateur, sauf exception, ne paye ni de sa douleur, ni de sa raison, et aussi de reconnaître que nous ne pouvons trop attendre de nos arrières théoriques. Cette dernière constatation est une mise en garde qui s'adresse à nos lecteurs : nos réflexions sur la psychose n'échappent pas au danger de faire paraître la construction théorique qui en est le soubassement, et sans laquelle elles n'auraient pu se formuler, plus achevée qu'elle ne l'est de fait.

Avant d'aborder cette construction, en définissant notre acception du concept de « pensée délirante », deux mises au point sont nécessaires. La première concerne la signification qu'il faut accorder à l'expression « condition nécessaire », qui reviendra fort souvent dans nos propos, la seconde la place que tient l'exemple clinique dans ce travail et plus généralement dans les écrits analytiques.

— Parler de « conditions nécessaires » n'est pas équivalent à parler de conditions suffisantes. Nous pouvons définir les premières et démontrer qu'on les retrouve avec une grande fréquence, il n'est pas en notre pouvoir de les déclarer suffisantes. Si l'on pouvait passer d'un qualificatif à l'autre, on serait en possession du modèle rendant exhaustivement compte de la causalité psychotique : il n'en est rien. Dans cet écart séparant le nécessaire du suffisant, trouve place non seulement ce qui échappe à notre savoir, mais aussi ce qui fait de la psychose un destin dans lequel le sujet a son rôle et non pas un accident subi passivement. Dans notre avant-propos nous écrivions que la psychose ne se laisse jamais réduire à un en-moins référé à la juste mesure du « normal »; s'il y a de l'en-moins, il y a tout autant du différent et de l'en-plus. Cet en-plus suffit à dénoncer les diverses théories, qui veulent, au nom du désir de la mère, de l'oppression sociale, du *double bind*, réduire la psychose et plus précisément la schizophrénie à la réponse passive forgée et préformée par le désir, le discours, la folie des autres. La présence de ces facteurs ne suffit pas à créer *ipso facto* la folie de l'enfant, elle suffit à mettre en place les conditions qui la rendent possible.

— Pour ce qui a trait au rôle que tient généralement l'exemple clinique dans les écrits analytiques, une première évidence s'impose : toute histoire de cas et tout fragment d'histoire est toujours choisi par l'auteur en fonction de la démonstration qu'il permet du bien-fondé d'une hypothèse théorique ou de l'erreur présente dans une hypothèse qu'on récuse. Nous savons tous qu'existent des exemples privilégiés et d'autres qui se prêtent beaucoup moins à cette fonction démonstrative : on peut, dès lors, se demander jusqu'à quel point une extrapolation reste licite.

En ce qui concerne les exemples auxquels nous ferons appel, la raison du choix est évidente : leur « exemplarité » réside dans ce qu'ils viennent prouver sur la fonction propre aux éléments de réalité à partir desquels le discours psychotique a construit cette interprétation qu'on appelle délire. Dans les histoires où ces éléments sont apparemment absents, alors qu'on retrouve chez le sujet des interprétations identiques, nous nous accordons le droit d'en déduire, non pas qu'ils ont certainement eu lieu et que seul leur souvenir aurait disparu, mais que des expériences vécues *effectivement* par ces sujets les ont induits à interpréter leur réalité historique de la même manière que si ces éléments avaient été évidents. Nous montrerons à la fin de ce livre le rôle joué chez un paranoïaque par la haine manifeste reliant le couple parental. Un tel exemple ne nous autorise pas à conclure que dans tout couple, dont l'enfant présente des traits paranoïaques, le discours manifeste témoignerait, s'il était connu, d'une même haine, mais nous pensons légitime l'hypothèse selon laquelle l'enfant, dans tous les cas, a perçu quelque chose dans cette relation lui permettant de démasquer cette composante et d'en hypostasier la présence. En d'autres termes, la psychose n'est jamais réductible à la projection sur une réalité neutre d'un phantasme ; en ce sens elle se sépare de la névrose. Cette projection phantasmatique existe, bien évidemment, mais le rôle qu'elle peut avoir dans l'éclosion d'une psychose est dû au télescopage qui, dans ces cas, s'opère entre la mise-en-scène phantasmatique et ce qui apparaît de fait sur la scène de la réalité. Dès lors, le cas exemplaire ne fait que montrer sous une forme cristallisée ce qui, très probablement, s'est joué chez les autres. Quand M. R... nous raconte que son père interdisait qu'il apprenne la langue parlée par sa mère, quand il nous explique que depuis toujours il a entendu son père condamner et mépriser la race de sa mère et cette dernière refuser d'apprendre la langue du père, nous savons bien que c'est là, dans la perspective du théoricien, une situation privilégiée[1]. Mais, à l'opposé, quand

1. On trouvera en fin du chapitre VI le compte rendu détaillé que M. R... nous a donné de son histoire.

nous constatons que le discours, non plus du seul M. R..., mais des différents paranoïaques que nous avons pu entendre, prouve la nécessité où a été placé le sujet de se reconnaître comme fruit de la haine, de poser une identité entre état de couple et état de haine et de créer, à partir de là, une histoire, la sienne, qui puisse continuer à faire sens, nous en tirons la conclusion, qui ne nous paraît pas abusive, que l'histoire de M. R... exemplifie une situation qui, de manière plus partielle et plus voilée, a été présente dans l'ensemble des histoires vécues. Ajoutons que dans les limites de notre expérience cette hypothèse, jusqu'à ce jour, s'est révélée vraie. Notre sensibilisation à ce type de phénomène y a certainement joué un rôle ; nous espérons qu'elle ne nous a pas conduit à halluciner l'inexistant.

La pensée délirante primaire

Nous désignons sous les termes de schizophrénie et de paranoïa ces deux modes de représentation que, sous certaines conditions, forge le Je de sa relation au monde, constructions qui ont comme trait commun de se fonder sur un énoncé des origines, qui se substitue à celui que partage l'ensemble des autres sujets.

Par idée délirante nous définissons tout énoncé qui prouve que le Je relie la présence d'une « chose » — quelle que soit cette chose — à un ordre causal contradictoire avec la logique selon laquelle fonctionne le discours de l'ensemble, relation qui reste de ce fait inintelligible pour ce discours.

C'est pourquoi nous appliquons le qualificatif de délirant à l'énoncé des origines autour duquel s'élabore la logique du discours schizophrénique et paranoïaque, et c'est aussi la raison qui nous permet, dans l'acception définie et dans un premier repérage de la problématique schizophrénique qui ne traite que des caractères que nous pensons généralisables, de parler indifféremment de construction psychotique ou de construction délirante pour qualifier la réponse donnée par le sujet à une particulière organisation de l'espace où aurait dû advenir le Je.

L'analyse des facteurs responsables de ce type d'organisation qui impose au Je d'élaborer une construction qui fait appel à un ordre causal « délirant » nous confrontera à deux discours, celui du porte-parole et celui du père, qui se sont montrés défaillants à leur tâche. Cette défaillance peut être surmontée par le sujet sans qu'il ait à recourir à un ordre de causalité non conforme à celui des autres, c'est pourquoi le nécessaire n'est pas le suffisant. Dans tous les autres cas on constatera la présence d'un énoncé sur l'origine étranger à notre mode de penser : c'est cela que nous appelons *la pensée délirante primaire.* Conséquence de la rencontre entre le Je et une organisation spécifique de l'espace hors psyché et du discours qui y circule, elle devient elle-même préalable nécessaire à l'éventuelle élaboration des formes manifestes de la schizophrénie et de la paranoïa.

La présence de ce préalable est pour nous synonyme de ce que nous définirons par le concept de potentialité psychotique[1]. Non pas une possibilité latente qui serait commune à tout sujet, mais bien une organisation de la psyché qui peut ne pas donner lieu à des symptômes manifestes mais qui montre, chaque fois qu'on peut l'analyser, la présence d'une pensée délirante primaire enkystée et non pas refoulée. Ce kyste peut réussir à faire éclater sa membrane pour déverser son contenu dans l'espace psychique : quand cela arrive on passe du potentiel au manifeste.

La pensée délirante primaire ou la potentialité psychotique occupent donc une position charnière entre deux ordres de causalité ; c'est pourquoi nous ferons précéder l'analyse des conditions auxquelles elles viennent répondre par l'élucidation de ce que nous désignons par ces termes.

Par pensée délirante primaire nous définissons l'interprétation que se donne le Je de ce qui est cause des origines. Origine du sujet, du monde, du plaisir, du déplaisir : l'ensemble des questions que pose la présence de ces

1. Ici encore le terme de potentialité psychotique désigne ce que plus correctement il faudrait appeler, selon les cas, potentialité schizophrénique ou potentialité paranoïaque.

quatre existants fondamentaux va trouver une seule et même réponse grâce à un énoncé dont la fonction sera d'indiquer une cause qui rende sensée leur existence. Par cette création le Je se préserve un accès au champ de la signification en créant du sens là où, pour les raisons que nous analyserons, le discours de l'Autre l'a confronté à un énoncé a-sensé ou manquant. A partir de cette pensée pourra se mettre en place un système de significations à elle conforme, s'opérer une forme particulière de clivage se manifestant par ce que nous appelons l'enkystement de cette pensée, enkystement qui permet au sujet de fonctionner selon une apparente et fragile normalité, ou, encore, cette pensée ne donnera lieu à aucune systématisation mais agira comme une interprétation unique et exhaustive coiffant toute expérience chargée d'affect et donc significative : ce qui échappe à la mainmise de cette interprétation unique sera désinvesti et ignoré par le sujet et par son discours. Le premier cas trouve sa forme achevée dans le système paranoïaque, le second constitue la potentialité psychotique, le troisième signe le vécu schizophrénique. Cette systématisation comme cette extrapolation peuvent se faire dès la mise en place de la pensée délirante primaire : on sera alors confronté aux formes infantiles de la schizophrénie et de la paranoïa. Elles peuvent survenir plus tardivement et à la suite de l'échec du compromis que sauvegardait jusque-là la potentialité psychotique. Une place à part doit être donnée à l'autisme infantile précoce dans lequel c'est la pensée délirante primaire elle-même qui n'a pu s'élaborer. Cette première mise en place du concept de pensée délirante primaire suffirait à montrer l'importance que nous accordons à la fonction du Je dans la psychose : loin d'être le grand absent, il est l'artisan d'une réorganisation du rapport qu'il aura à entretenir avec les deux autres processus coprésents dans son propre espace psychique et avec le discours du représentant de l'Autre et du représentant des autres. Au départ du phénomène psychotique dans les deux discours que nous interrogeons nous posons cette création originale d'une signification qui colmate un trou du discours de l'Autre. Il n'y a pas, comme on a pu le croire, substitution d'une signification à une autre dont on ne veut pas, parce que frustrante ou contraire au principe de plaisir, mais création d'une nouvelle qui ne pourrait se formuler si on respectait la logique et l'ordre causal propres au discours des autres. Un exemple paradoxal vient à l'esprit : qu'on imagine un mathématicien qui, tout en prétendant que sa théorie est conforme aux règles du système mathématique, affirmerait que deux plus deux font cinq, imaginons un sujet auquel on imposerait de savoir compter selon les règles du système et d'accepter ce postulat contradictoire. Le sujet ne pourrait répondre à cette injonction qu'en inventant un nouveau théorème prouvant que dans certains cas quatre et cinq sont des synonymes, il lui faudra créer une démonstration inexistante afin de rendre vraisemblable le postulat avancé. Il en va de même pour celui qu'on appelle psychotique : pour réussir à parler le langage des autres, et le plus souvent il le parle, il lui faut d'abord inventer une interprétation qui rende conforme à la raison une signification qu'on lui a imposée, et dont il ne peut faire l'économie, sans par là mettre en péril le fondement de ses énoncés. Libre à lui ensuite de reconstruire la totalité du système mathématique, de faire pactiser cette démonstration avec d'autres, à elle contraires, de découvrir l'existence d'un indécidable, ou de renoncer au système au profit d'une démonstration unique et exhaustive.

La pensée délirante s'impose la tâche de démontrer la vérité d'un postulat du discours du porte-parole visiblement faux. Ce postulat, implicitement ou explicitement, concerne l'origine du sujet et l'origine de son histoire : les premiers « entendus » parlant cette double origine se sont révélés au sujet contradictoires avec son vécu affectif et effectif. Entre le commentaire et le commenté s'est fait jour une antinomie. Accepter le commentaire, le reprendre à son compte, impliquerait de s'approprier une histoire sans sujet et un discours qui dénierait toute vérité à l'expérience sensible. Le refuser comporterait de rester face à face avec un éprouvé indicible, une chose innommable. Pour fuir ces deux impasses, fuite qui n'est rien moins qu'assurée, reste au Je la possibilité d'interpréter le commentaire. Grâce à cela il peut espérer faire coïncider, toujours de manière plus ou moins bancale et forcée, la suite de son histoire avec un premier paragraphe écrit par la pensée délirante primaire.

Construction d'un Je qui veut préserver sa relation au discours mais qui, se faisant, tel l'apprenti sorcier de la fable, invente une formule magique qui a toujours le pouvoir de s'autonomiser et de lui imposer une défaite radicale.

Faire de cette pensée primaire un résultat de la rencontre du sujet avec un énoncé du discours a deux corollaires :

— situer en cette phase où l'*infans* devient enfant en accédant au registre de la signification le moment où peut se constituer la pensée délirante primaire ;
— accorder un rôle privilégié aux particularités présentes dans le discours que l'enfant rencontre sur la scène du réel. C'est la texture de ce discours qui porte en lui les conditions nécessaires pour que cet espace devienne le lieu où la pensée délirante primaire va advenir.

La question sur l'origine

Comprendre les conséquences de l'absence dans la texture de ce discours d'un énoncé concernant l'origine, ou de la présence d'un énoncé qui renvoie à l'enfant une signification inassumable pour son Je, oblige à considérer autrement le rôle qu'il faut accorder à la théorie sexuelle infantile et, surtout, à ce que recouvre et condense cette question, apparemment si simple, posée par tout enfant : « Comment naissent les enfants ? »

Freud nous a tracé la voie en reliant cette question à celle que pose à l'enfant la sexualité du couple parental, l'énigme de leur plaisir et de ce qui pourrait être cause de leur désir. Si on continue sur sa trace, on constate qu'au moment où apparaît cette question la réponse qu'on attend concerne des interrogations précédentes et, plus précisément, la question que pose au Je la présence en son champ des effets de productions psychiques dont il n'est pas l'agent et avec lesquels il ne peut cohabiter que s'il peut les relier à une cause par lui rendue connaissable. A ce prix, et nous avons déjà vu pourquoi cela est une exigence pour le fonctionnement du Je, va s'établir une équivalence entre connaissance de la cause supposée et reconnaissance d'un effet et d'un affect dont on serait l'agent. En simplifiant, on peut dire qu'à partir du moment où le Je peut énoncer : « Je éprouve du plaisir ou du déplaisir parce que... », il fait du plaisir ou du déplaisir ce qui dépendrait de la connaissance qu'il a sur sa cause et le transforme ce faisant en un effet qui tomberait sous sa juridiction.

Dans une première approximation nous dirons que la question « comment naissent les enfants » équivaut à un « comment naît le Je » et que ce dernier attend que la réponse donne le texte du premier paragraphe de l'histoire dans laquelle il doit pouvoir se reconnaître, puisqu'elle peut seule doter d'un sens la succession des positions identificatoires qu'il peut tour à tour occuper.

Or, qu'il s'agisse d'une histoire singulière ou de l'histoire des sujets, les deux partagent une même exigence : elles ne peuvent se permettre l'aveu de ne rien connaître sur leur origine. Le premier paragraphe ne peut se présenter comme une suite de lignes blanches : si tel était le cas, l'ensemble des autres se trouverait suspendu au risque qu'un jour une parole, en s'y inscrivant, les déclare un pur faux. C'est pourquoi dans le registre de l'histoire des sujets, on peut dire que tout mythe, qui est toujours mythe d'une origine, a fonction de garantir l'existence de ce premier paragraphe.

Dans le registre de l'histoire d'un sujet, ce premier paragraphe ne peut pas plus rester en blanc : ce qui spécifie sa texture c'est que, dans ce cas, il ne peut être écrit que grâce à un emprunt fait nécessairement aux discours de ces autres, qui peuvent seuls prétendre savoir et se souvenir de ce que l'auteur est supposé avoir vécu en ce temps lointain où s'écrivait un « je suis né... ». De ce premier moment nécessaire pour que s'écrive l'histoire, le Je ne peut rien savoir, pas plus qu'il ne peut se passer de l'assurance qu'un savoir peut lui en être fourni par le discours de l'Autre et des autres.

Le discours du porte-parole a donc la tâche d'offrir à l'enfant un premier énoncé concernant cette origine de l'histoire : cela suffirait à montrer le danger que fait courir au Je une non-réponse à cette question, ou une réponse inacceptable.

Mais tout aussi déterminant pour le Je est le pouvoir d'extrapolation dont il va doter cette réponse. Si la question prouve le lien qui existe entre l'interrogation que se pose le Je sur la signification de sa propre existence et son intuition que, ce faisant, il interroge le désir et le plaisir du couple c'est bien parce que, par cette même question, le Je vient interroger ce qui pourrait être la cause originaire de l'expérience de plaisir et de déplaisir. Si ce qu'il expérimente ne pouvait avoir de sens, c'est le Je lui-même qui perdrait toute possibilité de rendre sensée sa propre existence.

« Comment naissent les enfants ? — comment naît le Je ? — comment naît le plaisir ? — comment naît le déplaisir ? » quatre formulations d'une seule question qui quête l'apport d'une réponse qui devrait poser une relation entre naissance-enfant-plaisir-désir.

« A l'origine de la vie est le désir du couple parental auquel la naissance de l'enfant fait plaisir. » Quelle que soit la formulation explicite de la réponse entendue, elle doit pouvoir renvoyer implicitement à cette concaténation. Non seulement parce que cette dernière est seule à apporter une signification conforme à la logique du Je, mais parce que cette réponse donnée à la cause de son origine va être, rétroactivement, projetée par l'enfant sur la cause originaire de toute expérience de plaisir et de toute expérience de déplaisir.

La cause de plaisir, et de tout plaisir, sera par, et pour, le Je reliée au plaisir que procure au couple le fait que *lui* existe, et, comme la logique du Je devra obéir au principe de non-contradiction, la cause du déplaisir pourra s'en séparer et contredire le postulat du processus primaire pour lequel tout ce qui existe est un effet du tout pouvoir du désir de l'Autre. Séparation qui permettra au Je de rendre le déplaisir compatible avec sa croyance en l'amour qu'on lui porte, en acceptant que le déplaisir ne soit plus uniquement une expérience décidée par le désir de l'Autre, mais ce qui peut s'imposer, malgré et contre ce désir, et avoir comme cause la réalité du corps, l'existence des autres, une erreur, un non-savoir.

On voit comment l'énoncé par lequel le porte-parole croit venir répondre à la question sur la naissance va être métabolisé par l'enfant en une signification à partir de laquelle il élabore sa propre théorisation sur la cause de tout ce qui se réfère à l'origine : de lui-même, du plaisir, du déplaisir, du monde.

La signification qui rend sensée au Je son existence est la seule qui peut rendre conjointement sensées les expériences par lui éprouvées. La contrepartie sera que toute signification qui rend a-sensée la cause du plaisir ou du déplaisir rend tout aussi a-sensé ce qui pourrait être cause du Je.

Une dernière remarque est à faire sur le rôle que prennent dans cette problématique les indices que fournit la réalité sur la conformité supposée présente entre l'énoncé porteur d'une signification et l'éprouvé auquel celle-ci se réfère. Affirmer à l'enfant qu'à l'origine de son existence se trouvent le désir du couple et le plaisir que leur apporte sa naissance est une proposition que le Je ne peut s'approprier qu'à condition que le plaisir ait une place dans la relation enfant-couple. Plaisir lors de leur rencontre mutuelle, plaisir manifesté par le porte-parole énonçant cette proposition, plaisir que l'on attend qu'éprouve celui auquel elle s'adresse.

Dès que le postulat propre à la logique du secondaire trouve place dans l'organisation psychique, tout éprouvé de plaisir du Je exige qu'il y ait concordance entre le sentiment qui l'exprime et l'éprouvé que le sentiment vient nommer.

En ce qui concerne l'expérience de déplaisir, pour qu'elle ne soit pas déstructurante pour le Je, il faut *d'abord* que le porte-parole reconnaisse que cet éprouvé a pu effectivement être présent dans le vécu de l'enfant et, ensuite, qu'il lui en fournisse une signification qui ne soit pas contradictoire avec la logique du discours, ce qui comporte que cette cause soit différente de celle donnée pour le plaisir.

C'est pourquoi, si jamais, la réponse fournie au sujet sur son origine l'induisait à entendre que son existence a été source de déplaisir pour le porte-parole et le couple, il risque de poser comme cause du déplaisir le désir de l'Autre de le lui imposer, reprenant ainsi à son compte l'interprétation phantasmatique, et d'interpréter le plaisir comme effet d'une erreur, d'un non-savoir, d'une faute commise : s'opère de ce fait une inversion entre les deux causes qui auraient dû être respectivement attribuées au plaisir et au déplaisir. Faute de cette inversion la mise-en-sens de ces deux expériences butera sur le paradoxe de devoir attribuer deux effets antinomiques à une seule et même cause : dans un cas comme dans l'autre plaisir et déplaisir risquent fort de perdre tout sens, de ne plus pouvoir être « parlés ».

Cette incidente sur la question de l'origine montre pourquoi, si le Je ne peut trouver dans le discours une « pensée », qu'il pourrait s'approprier comme postulat de départ pour sa propre théorisation des origines, il ne lui reste qu'à la créer, faute de quoi il devra renoncer à préserver un espace psychique où son fonctionnement soit possible. Chaque fois que cette « pensée » ne peut plus être pensée[1], se trouveront réunies les conditions responsables de l'*acting out*, dans l'acception que nous avons donnée à ce terme. Si nous y revenons, c'est qu'après avoir défini le but que vise la pensée délirante primaire, il nous semble logique de rappeler contre quel danger elle vient défendre le Je.

Pour que ne puisse se produire le retour à une situation où « ça agirait », il faut que le Je continue à pouvoir penser ce qu'il agit ou subit. Tant qu'une pensée lui permet de s'autodéfinir et de préserver, ne fût-ce qu'un dérisoire fragment, du savoir du Je sur le Je, il pourra

1. *Moments* d'un silence « mortel » pour le Je qui peuvent survenir aussi bien dans le vécu de la potentialité psychotique que dans ses formes manifestes.

se réserver un espace compatible avec son mode de fonctionnement : s'il lui arrivait de ne plus avoir de pensées, c'est lui-même qui disparaîtrait de la scène. Il faut que le Je ait à sa disposition un signe lui indiquant une cause de ses sentiments dicible et intelligible, serait-il seul à entendre cette intelligibilité.

Si sur ce qui apparaît sur la scène du réel ne pouvait plus être projetée une interprétation, tenant lieu de signification, le Je se trouverait dans l'impossibilité de connaître son éprouvé, de nommer le sentiment qu'il expérimente, de projeter à l'extérieur une cause connaissable. Dès lors les choses qui apparaissent dans l'espace du réel, en se refusant à toute mise-en-sens, redeviendront des pures choses innommables. Chaque fois que la réalité n'a plus d'énoncé qui puisse la parler, ce silence comporte, le temps de sa durée, le silence de toute source pouvant émettre un énoncé sur le Je : toute représentation d'une relation Je-monde deviendra impossible. Une difficulté analogue sera rencontrée par le primaire : nous avons vu qu'elle aussi implique que ce qui se fait signe de l'existence d'un espace extérieur occupé par les choses vienne confirmer le postulat qui affirme que tout ce qui apparaît est preuve du tout-pouvoir d'un désir. Seul l'originaire grâce à ce silence rencontre le monde sous sa forme habituelle : un contenant de choses aptes à refléter le pictogramme. Le résultat sera l'annulation de l'écart qui sépare normalement la représentation pictographique de la représentation phantasmatique et de la représentation idéique. Le monde n'a plus d'autre représentation que celle qui en fait le reflet du pictogramme, reflet sur lequel va dès lors se projeter l'affect qui ne peut plus être relié à d'autres représentations qui auraient permis d'en modifier le but et d'en relativiser l'intensité.

On voit combien est grave le risque contre lequel se préserve le Je par la mise-en-place d'une pensée délirante primaire. Nous allons maintenant passer à l'analyse des facteurs responsables d'une organisation de l'espace hors psyché qui peut rendre nécessaire la création de cette pensée. Parmi ces facteurs, il faut séparer ceux qui agissent de manière manifeste sur la réalité qu'*infans* et enfant rencontrent chaque fois qu'ils sont confrontés au comportement et au discours maternel, et ceux qui sont responsables de ces manifestations et qui eux dépendent de l'organisation singulière du Je parental.

Nous privilégierons dans ce chapitre sur la schizophrénie la fonction du porte-parole.

L'ESPACE DANS LEQUEL LA SCHIZOPHRÉNIE PEUT ADVENIR

*Pour ne pas mériter les reproches que nous avons adressés à certaines conceptions psychanalytiques de la psychose, une précision est à rappeler. Dans notre projet initial, et encore au moment où nous écrivions ces deux chapitres, nous pensions qu'ils auraient une suite. Vu le moment où s'exerce sa fonction, il était normal que nous commencions par interroger le discours du porte-parole afin de voir ses conséquences sur la psyché de l'*infans*. Le discours et le désir du père, les raisons pour lesquelles ils ont facilité la réponse psychotique, alors qu'ils auraient dû offrir à l'enfant un support l'aidant à relativiser les défaillances du porte-parole, jouent un rôle tout aussi déterminant dans l'organisation de l'espace psychique que l'*infans* rencontre ; leur analyse peut seule permettre de comprendre l'action que vient exercer la réalité psychique des autres sur l'enfant et les risques qu'elle peut lui faire courir. Ce chapitre ne traite que du premier volet d'une question, que nous laissons en suspens, en attendant de la reprendre.*

Nous considérerons, en premier lieu, ce qui dans le comportement et le discours maternel fait partie de la réalité « *manifeste* », telle qu'elle se dévoile à l'*infans* par ce comportement et dans ce discours. Les deux vont se singulariser par la présence, reconnue par la mère, d'un *non-désir d'un désir*, ou *d'un non-désir d'un plaisir*, qui concerne soit « un enfant » soit *cet* enfant. Dans le premier cas sera ouvertement dit qu'on ne désirait pas d'enfant, dans le second que l'acte procréateur qui a donné naissance à cet enfant n'a pas été source de plaisir, de même que nul plaisir n'accompagnait la grossesse qui, souvent, a été vécue comme une épreuve pénible, somatiquement mal supportée. Une fois l'enfant né, la mère pourra affirmer un désir de vie à son égard, mais ce désir va, le plus souvent, se formuler sous la forme inversée de la peur de sa mort, avec, comme résultat, que cette peur justifie et rend impossible le « plaisir de l'avoir » auquel se substitue le « déplaisir de devoir toujours risquer de le perdre »[1]. Dans le premier cas, et aussi bien dans le second, on constate, dès qu'on prête attention à ce qui nous est dit, que le rejet comme la particularité de l'investissement répondent à une même cause : *l'absence d'un « souhait d'enfant »* qui aurait été transmis par sa propre mère et qu'on pourrait transmettre à son propre enfant. Nous verrons dans le paragraphe qui suit les raisons et les effets de cette non-transmission ; nous soulignerons ici ce qui en est la première conséquence manifeste : l'impossibilité pour la mère d'investir positivement l'acte procréateur, le moment de la naissance, et tout ce qui viendrait prouver qu'en donnant la vie on engendre un être « *nouveau* », et du « nouveau », qui n'est pas le retour d'un « enfant » qui avait déjà été, ni d'un moment temporel qui ne ferait que se répéter. Peut exister chez ces femmes ce que nous appelons un « *désir de maternité* » *qui est la négation d'un* « *désir d'enfant* » : désir de maternité, par lequel s'exprime le désir de revivre, en position inversée, une relation primaire à la mère, désir qui va exclure du registre des investissements maternels tout ce qui concerne le moment d'origine de l'enfant, moment qui prouverait que, en abandonnant son corps, l'enfant a aussi « abandonné » le passé maternel, que dans la succession temporelle il représente un point de départ, à partir duquel va s'ordonner un

1. Expression que l'on retrouve en tant que telle dans des structures simplement névrotiques ; mais dans ce cas elle prend un sens fort différent qui la relie à une problématique œdipienne.

nouveau temps, et qu'il n'est au pouvoir d'aucun sujet d'en inverser la marche. On voit la mutilation exercée d'emblée par la mère sur ce qui chez l'enfant est signe et rappel de la singularité de son corps, de son temps, de son destin. Avant toute représentation phantasmatique, par la psyché infantile, de la scène primitive, la « scène de la conception » — entendant par là la situation réelle vécue par la mère — est marquée par le rejet de sa signification essentielle : elle ne peut pas être investie comme un acte de création mais, au mieux, comme un acte qui répéterait un moment vécu dans un lointain passé par sa propre mère, acte dont on attend qu'il permette de revenir au temps qui lui était propre.

C'est le premier facteur qui peut induire le destin schizophrénique : celui dont la naissance aurait dû normalement témoigner de la réalisation d'un vœu ne rencontre aucun souhait le concernant en tant qu'être singulier. Le sujet vient naître dans un milieu psychique ambiant dans lequel son désir, qui se constitue très précocement comme désir d'être désiré, ne peut trouver de réponse satisfaisante : ou bien aucun enfant n'a été désiré, ou bien si un « enfant » l'a été, le désir maternel se refuse à investir ce qui dans *cet* enfant parle de son origine, et viendrait prouver qu'il est origine d'une *nouvelle* vie. Que l'*infans* n'ait pas immédiatement accès à la compréhension de cette problématique n'empêche pas qu'il en subisse les effets qui se manifesteront dans le mode et la forme des réponses que la mère lui donne, d'abord par son faire, ensuite par son discours. Dès les premières rencontres, une fêlure, une discordance, un trop ou un pas assez, témoignent du conflit que la venue de l'*infans* a réactivé et réactualise. C'est pourquoi lors de sa rencontre avec le hors-psyché va prévaloir toute représentation qui tourne autour du rejet, du néant, de la haine : le pictogramme du rejet est universel, il est la représentation que l'originaire forge de tout ce qui peut être source d'un éprouvé de déplaisir. Dans un milieu où la rencontre avec l'enfant est effectivement vécue comme cause de déplaisir, pour celle qui le rencontre de manière répétitive et nécessaire, la représentation du rejet, de l'agression, de l'arrachement aura bien plus de chance d'être induite, chaque fois qu'effectivement le déplaisir de l'Autre infléchit ce qui se joue dans la rencontre. La satisfaction du besoin et l'expérience de l'allaitement deviendront ce qui fait taire le besoin mais clament la privation d'un plaisir libidinal, que la mère ne peut pas, ou ne veut pas donner. On retrouvera les mêmes conséquences dans les cas où la mère reconnaît ne pas avoir désiré d'enfant et dans les cas où *apparemment* ce désir existe alors qu'en fait est désiré le retour de celui que nous avons appelé l'enfant mythique d'un désir primaire. Ce qu'elle désire reste « l'enfant de la mère », elle attend le *retour d'un elle-même*, en tant que source du plaisir maternel. Dans ce cas l'enfant ne peut continuer à être l'objet de son désir que si elle peut l'épingler en cette position intenable, où il représente celui qui redonne corps à une position phantasmatique *la* concernant ; grâce à quoi elle peut l'identifier à une image d'elle-même retrouvée, lui permettant de vivre de manière inversée une relation incestueuse et archaïque qui s'adresse à sa propre mère. Le refus chez la mère du désir du père, ou son impossibilité à désirer ce désir et le plaisir qu'il pourrait offrir dans l'acte sexuel en tant qu'acte d'engendrement, a peu à voir, selon nous, avec le « phallicisme » qu'on impute à ce type de femme : ce n'est pas le père qu'elle exproprie, mais directement l'enfant. Cette « castration » bien avant qu'elle ne concerne le désir et le plaisir sexuels que l'enfant pourrait revendiquer en nom propre, vise à déposséder l'*infans* de *tout ce qui peut le désigner comme un existant singulier*, comme plaisir et désir dont l'objet pourrait se prétendre différent de celui présent dans le passé maternel. Pour la même raison ce n'est pas simplement le désir du couple qui ne pourra jamais être désigné par ce discours comme cause originaire de l'existence de l'enfant mais, plus radicalement et plus dramatiquement, le discours maternel se refusera à reconnaître qu'il y ait eu un moment où est venu au monde de *l'originel*. Il en résultera que sera pour elle source de déplaisir tout ce qui dans l'existence de l'*infans* prend la forme de l'imprévu, d'une demande dont on ne connaît pas déjà la réponse, et *aussi bien*, tout ce qui viendrait rappeler la participation d'un père et donc du désir d'un *tiers* qui vient faire obstacle à une relation qui se répéterait de mère à mère[1]. Ce « non-désir d'un désir » qui se manifeste par le refus de trouver un quelconque plaisir dans tout ce qui témoigne de la singularité de l'enfant *va s'exprimer dans le registre du Je* : si le Je maternel méconnaît ce qui se joue dans son inconscient, ce même Je sait et énonce que l'acte procréateur, ou bien n'était pas supporté par un désir, ou bien se refusait à reconnaître chez le père un désir d'enfant légitime et qu'on aurait le droit d'exaucer. Cette « conscience » se manifestera dans un comportement de captation de l'enfant et de négation du tiers, et dans un discours qui ne peut donner au sujet un énoncé sur l'origine qui relierait sa naissance au désir du couple. Dans le premier paragraphe de l'histoire, que le porte-parole raconte, et dans la réalité de l'entendu que l'écoute de l'enfant percevra, l'événement naissance sera ouvertement désigné comme la source d'une situation conflictuelle, comme l'échec du désir de la mère de ne pas l'être, comme un accident biologique qu'on supporte et, de toute façon, comme un événement dans lequel le désir du père n'a pu jouer un rôle valorisant.

A ce premier facteur, marquant la réalité que l'*infans* rencontre, viennent souvent s'ajouter, dans une phase précoce de la vie, par un étrange hasard, qui en est rarement un, des expériences qui s'inscrivent dans le vécu corporel de l'enfant et qui renforcent, chez ce dernier,

1. Nous verrons que le « désir d'enfant » chez le père peut présenter les mêmes anomalies et pour des raisons semblables. Nous pensons qu'il n'est pas indifférent qu'elles apparaissent chez l'un ou chez l'autre, ou chez les deux. La fonction de la mère et l'effet anticipateur de son discours agissent en une phase plus précoce de la vie psychique, son rôle dans l'assouvissement du besoin corporel et libidinal la dote des attributs d'un pouvoir absolu qui en fait ce premier représentant de l'Autre, qui est aussi le premier représentant du monde. Il s'ensuit que les conséquences de ce qui, dans son comportement, fait obstacle à une mise en place structurante de la psyché de l'*infans* seront plus précoces et plus difficiles à compenser. C'est pourquoi un certain type de pathologie maternelle renforce les risques d'une réponse schizophrénique, un certain type de pathologie paternelle ceux d'une réponse paranoïaque : il est évident que cela n'a rien d'une règle et encore moins d'une loi. Les conséquences de cette différence seront reprises dans l'analyse de la représentation de la scène primitive chez le schizophrène et chez le paranoïaque.

la perception de l'hostilité et de la menace ambiante : espace corporel et espace psychique maternel deviendront également responsables d'un éprouvé de déplaisir qui va rendre fort difficile l'investissement autonome du corps propre. D'où l'importance que nous donnerons à ce qui se manifeste par une atteinte du corps, entraînant un état de souffrance organique, que la psyché expérimentera comme l'accentuation, parfois insoutenable, d'un affect de déplaisir préexistant ou concomitant, affect dont était responsable la réponse maternelle.

Dans ce que nous définirons comme des expériences de la réalité historique responsables d'un effet de redoublement qui les transforme en des « traumatismes psychiques » la souffrance du corps joue un rôle déterminant. Elle empêche que l'*infans* puisse partiellement se défendre contre l'épreuve que lui impose la réalité du milieu ambiant, par un surinvestissement du plaisir et du fonctionnement des zones sensorielles. La tentative de forclore le hors-soi et ses messages, grâce à ce surinvestissement, tentative qui permettrait de reculer le moment où inévitablement ils se frayeront une voie dans l'espace psychique, échoue. Le plaisir d'ouïr peut tenter de différer le moment où il faudra *entendre* ; encore faut-il pour qu'il y ait plaisir que des sonorités existent, que l'excitation du tympan ne soit pas à chaque fois source de souffrance, que le nerf auditif puisse fonctionner sans entrave. Mais, si nous exceptons les cas de souffrance somatique exceptionnellement graves, une malformation ou une mutilation des fonctions corporelles, il faut insister sur le rôle tenu par ce que l'enfant *entendra*, après coup, affirmer par la mère quant à la signification de ces expériences. Si l'expérience vient elle-même redoubler un affect de déplaisir préexistant et qui trouvait sa cause dans une défaillance du désir maternel, cette expérience, à son tour, ne devient traumatique, au sens que nous donnerons à ce terme, qu'au moment où elle va *s'adjoindre l'entendu* par lequel s'exprime l'explication causale que la mère tente d'imposer de cet éprouvé qui, très souvent, précède temporellement le commentaire qu'en donne la mère. Ce qui prouve que l'effet de l'expérience dépend, sauf exception, du contexte de la situation où elle surgit : selon les caractères propres à ce dernier, la phantasmatisation de l'expérimenté sera renforcée et fixée, pourrait-on dire, ou, au contraire, désamorcée grâce à une mise-en-sens qui réélabore et remodèle l'éprouvé lui-même. Ce n'est jamais du côté de la mise-en-scène phantasmatique qu'on trouvera un quelconque trait spécifiant la psychose, mais bien dans les conséquences de sa rencontre avec la mise-en-sens que le discours maternel prétend en donner. La psyché ne trouve plus, dans ce discours, d'énoncés à partir desquels elle pourrait accorder valeur et foi au témoignage qu'elle doit à sa propre expérience et au souvenir qu'elle peut en garder et, *conjointement*, doter son expérimenté d'un nouveau sens qui rende le déplaisir dicible et maîtrisable. Nous reviendrons en fin de chapitre sur l'analyse de l'effet de redoublement qu'opère la réalité historique. Cette première esquisse de la relation mère-enfant permet d'avancer que la pensée délirante primaire vient remodeler *la réalité d'un entendu* concernant des expériences qui ont été effectivement imposées au sujet, et qui concernent :

— la rencontre avec une mère qui manifeste et exprime que l'origine du sujet ne peut avoir comme cause ni le désir *du couple* qui lui a donné la vie, ni un plaisir « de créer du nouveau » qu'elle pourrait reconnaître et valoriser ;
— la rencontre avec des expériences corporelles, source de souffrance, qui viennent confirmer que celui qui a été enfanté dans la douleur ne peut rencontrer le monde qu'avec douleur ;
— la rencontre avec un entendu du discours maternel qui, ou bien refuse de reconnaître que le déplaisir a fait partie du vécu du sujet, ou bien en impose un commentaire qui rend a-sensée cette expérience et également a-sensée toute souffrance éventuelle.

La tâche de la pensée délirante primaire sera de forger une interprétation qui remodèle l'expérimenté coextensif de ces trois rencontres. Remodelage de trois épreuves dont est responsable, non pas une *ananké* universelle, mais, au contraire, la singularité du désir et du discours auxquels la psyché a été confrontée. En venant « reconstruire » un *fragment du discours maternel*, la pensée délirante primaire, et par là le Je, tente de réparer l'abus de pouvoir dont ce même discours s'est rendu responsable.

Après avoir désigné ce qui, dans le comportement de la mère vis-à-vis de l'*infans*, est la manifestation du manque d'un « souhait d'enfant », nous allons aborder le registre du latent pour essayer de comprendre les raisons d'un tel « manque » et ses suites sur l'activité de penser de l'enfant. Nous analyserons successivement :

— l'échec du refoulement dont témoigne le discours maternel ;
— l'excès de violence qui en résulte ;
— l'interdit à penser ;
— le passage de la pensée délirante primaire à la théorie délirante primaire sur l'origine ;
— le référent que cette pensée doit trouver sur la scène du réel afin que la potentialité psychotique ne débouche pas sur le manifeste.

1 | *L'échec du refoulement dans le discours maternel*

N'a pu être dans ce cas refoulée par le Je de la mère une *signification primaire* de sa relation à sa propre mère, ce qui a empêché l'accès au concept de fonction maternelle et à son pouvoir de symbolisation. Dans la partie traitant de la fonction symbolique, propre aux termes du système de parenté, nous avons montré qu'elle a la tâche de séparer l'occupant singulier d'une fonction du concept que doit transmettre cette fonction. La signification « être mère » doit se différencier de ce qu'a pu être la relation à la mère singulière qu'on a eue ; l'accès au concept permet de faire obstacle à la répétition de la mêmeté de l'expérience vécue.

La pensée délirante primaire a comme cause essentielle la présence d'un discours, prononcé par la voix maternelle, qui apparemment use de concepts conformes au discours de l'ensemble, alors que, en fait, le « concept-qui-se-réfère-à-elle-même » lui manque. La signification « fonction maternelle » la renvoie à la seule signification primaire que cette fonction avait prise pour elle : mère nourrissante, frustrante, captatrice, absente, l'image qu'elle s'était donnée du désir de *sa* mère à son égard a pris une valeur universelle. Universelle et non délirante. Il faut se rappeler que généralement, et c'est de ces cas que nous traitons, la mère du schizophrène ne délire pas au sens clinique, elle a pu signer un compromis entre le discours des autres et un discours, le sien, dans lequel, pourtant, un énoncé témoigne d'un échec de l'action refoulante. Si la fonction est réduite à un seul attribut : nourrir, éduquer, garder son enfant, le laisser, cet attribut fait encore partie de l'ensemble des attributs que les autres donnent au concept. La conséquence sera que la définition qu'elle défend paraîtra caricaturale, exagérée, partielle, mais peut continuer à faire sens pour le discours des autres. Ce que ces autres n'entendent pas, ou mal, est que cette partialité a fait voler en éclats le concept pour n'en garder qu'un morceau, qui a bien peu à voir avec la totalité première. Mal-entendu et mal-compris, dont la raison est, peut-être, que cet avatar du concept est un risque que toute mère a frôlé. Il en va autrement pour celui à qui sera demandé, en tant que fils ou fille de « l'attribut », de se définir à son tour par une relation à ce *même* et *seul* attribut. Cette réduction de la signification du concept, qui est en fait sa négation, risque de rendre impossible pour l'enfant de trouver place dans un système de parenté qui lui ouvre l'accès au symbolique. Le pouvoir de gaver, frustrer, rejeter, ou tout autre, renverra toujours à un « pouvoir être » et un « pouvoir faire » de la mère seule ; ce pouvoir ne dit rien sur ce qui dans cette fonction ne peut opérer que grâce à la participation des autres et avant tout du père. Tout se passe comme si dans ces cas pouvait avoir place, chez la mère, un « *désir de maternité* » alors que n'a pu se transmettre en bonne et due forme un « *souhait d'enfant* ». Désir de maternité dont la réalisation permettrait de revivre en position inversée la relation vécue avec sa propre mère et de se prouver le bien-fondé de la signification qu'elle avait imposée de la fonction maternelle. Signification qui avait organisé, de manière à elle conforme, les repères identificatoires du Je de celle qui, à son tour, peut devenir mère. On comprend que ce désir de maternité ne peut donner place au désir du père et au plaisir qu'on éprouverait à devenir pour ce dernier celle qui lui permet de le réaliser, puisqu'il s'agit de retrouver le plaisir que sa propre naissance est supposée avoir offert à sa propre mère et à elle seule. Le plaisir que la mère peut ressentir grâce à la réalisation de ce désir de maternité[1], bien particulier, ne peut être relié à un plaisir dont le père serait dispensateur : si tel était le cas il faudrait que la mère puisse réélaborer sa propre position identificatoire dans ses rapports à son propre père. La participation du père à la procréation est reconnue ; ce qui est refusé c'est qu'elle ait pu être motivée par un désir et que ce soit un désir partagé qui a donné naissance à l'enfant. Refus qui nous est prouvé par la fréquence avec laquelle on constate une substitution dans les termes parlant la relation mère-enfant ; se sacrifier pour l'enfant n'implique rien d'autre que renoncer à un plaisir en faveur de celui découlant du sacrifice, l'aimer comporterait la reconnaissance d'un pur don qui fait plaisir et la présence d'un échange et, non pas, d'un potlatch dans lequel ne reste plus, à l'un ou à l'autre, que donner sa vie pour mettre fin au défi. Lors de la réception des premiers énoncés identificatoires et au moment où la voix maternelle jouit encore de ce pouvoir de vérité dont la dote son investissement libidinal de la part de l'enfant, le Je de ce dernier reçoit l'injonction de s'approprier un énoncé qui le définit de manière à ce qu'il confirme l'énoncé par lequel la mère se définit comme telle. Or, dans sa quête de signification, le Je est mû par un but bien précis : trouver une réponse

1. Ce « désir de maternité » est la négation d'un « désir d'engendrer » entendu comme pouvoir de donner naissance à une vie et à un être nouveau, ce qui est désiré concerne le registre du retour et du même. On pourrait aussi dire que, dans ce cas, à l'identité et à la transmission d'une fonction symbolique, s'est substitué un « devoir d'identité » chez les représentants successifs de cette fonction.

qui puisse donner sens à ce qui était à la source de son entrée en ce lieu qu'il a l'obligation d'habiter.

Nous avons vu, à propos de la question des origines, que ce n'est que si le Je peut trouver une réponse par lui nommable, et par lui investie, de ce qui est cause de l'existence du Je lui-même, que ce dernier peut en faire l'énoncé fondamental lui permettant une mise-en-sens de sa conception du monde et de sa relation au monde. Or, à la question de son origine que pose le Je, l'énoncé maternel répond par une rationalisation qui cache mal le fait qu'elle n'a pas de réponse, pour la simple raison que pour elle le Je de l'enfant n'est pas un Je. N'est pas reconnu à ce dernier le droit à un système de signification qui ne serait pas la simple reprise en écho du système maternel. Une des conséquences les plus désastreuses sera que quand il s'agit de se servir du système de significations afin de traduire l'éprouvé de l'affect en termes de sentiment pour en faire un connaissable, et donc en partie un maîtrisable, pour le Je, ces enfants n'auront à leur disposition que le commentaire que donne la mère d'un éprouvé qu'elle interprète selon sa problématique ou qu'elle va, le plus souvent, déclarer *inexistant.* Reste à l'enfant, soit à accepter ce verdict qui le dépossède de tout droit de revendiquer la vérité de l'éprouvé, soit de le refuser et de rester confronté à l'effroi d'une mise-en-scène de l'éprouvé qui fait appel à la haine, au rejet, à la mort. A sa question sur l'origine, la première réponse est généralement un commentaire sur l'acte de demander : « Il est interdit de demander. » A l'opposé, il est obligatoire d'accepter une réponse qui précède la demande et qui espère la rendre inutile en imposant à l'avance une signification mensongère. Parce que la mère ne délire pas, elle ne peut recourir à des pensées qui parleraient la vérité de son désir, en les libérant du système de significations partagé par le discours de l'ensemble. Elle est donc dans l'obligation de remplir un vide de son propre discours sur la raison d'être et de l'être de l'enfant, en recourant à des significations empruntées au discours des autres. Mais elle n'est pas sans savoir que c'est là un emprunt forcé et abusif ; savoir qu'elle tente d'oublier, et de faire oublier, grâce à une série de rationalisations justifiant le verdict de culpabilité qu'elle prononce face à toute demande de la voix infantile et le verdict de vérité absolue qu'elle exige pour tout énoncé venant d'elle.

Dans le discours maternel, l'expérience de la grossesse et la rencontre avec l'*infans* ont provoqué ce que, métaphoriquement, on pourrait appeler une « psychose puerpérale » dans le secteur du système de parenté. Tant qu'il n'y a pas eu d'enfant la mère a pu ignorer que lui manquaient les énoncés rendant sensé le concept de fonction maternelle : en présence de l'enfant lui incomberait la tâche de se faire médiatrice entre la fonction qu'elle incarne, et le concept auquel elle devrait renvoyer et qui lui manque. Dès lors ce qu'elle incarne ne peut se référer qu'à la chose incarnée ; le circuit se boucle sur lui-même en un cercle vicieux et parfois mortel. Lors de la grossesse et de la réalisation d'un désir d'enfant, la mère expérimente les conséquences d'une omission dans le discours de sa propre mère : le non-dit ou le non-entendu, parce que pour elle non entendable, sur la transmission d'un souhait d'enfant qui aurait fait de la mère celle par laquelle se transmet un droit au désir, mais aussi celle de laquelle il est interdit d'en attendre l'objet. Cette non-transmission pourra aboutir à la mise au silence de tout désir de maternité : ce sera alors le refus d'avoir un enfant, ce qui est sans doute, pour ces femmes, la solution la plus économique pour leur propre équilibre identificatoire. Si cette solution échoue, si le désir de maternité s'impose, la mère se trouve confrontée au paradoxe suivant : elle ne peut reconnaître ce qui est cause de ce désir, soit que c'est à « *une mère* » qu'elle veut offrir du plaisir, mais elle ne peut pas plus reconnaître que l'enfant serait la réalisation de ce qui effectivement n'a pas de place dans sa problématique : un souhait d'enfant. Elle va dès lors recourir à une rationalisation qui exclut le désir comme cause de l'existence des enfants : on est mère au nom du devoir, du sacrifice, de l'éthique, de la religion, à cause des hommes qui imposent cette épreuve, à cause d'un hasard... L'enfant se trouve confronté à un discours dans lequel aucun énoncé ne donne un sens à sa présence, qui pourrait le relier au désir du couple, et à un comportement dans lequel les signes du désir qui se manifestent — de le nourrir, de le garder, de le protéger — ne s'adressent pas à son Je et nient à ce dernier tout droit à une quelconque autonomie pour exiger qu'il laisse place à un revenant. Là où devrait se constituer le projet, là où la notion du futur devrait permettre au Je de se mouvoir dans une temporalité ordonnée, le retour-du-même arrête le temps au profit de la répétition de l'identique, inverse son ordre puisque celui qui devient et doit advenir découvre qu'il est précédé par un passé, et par un trépassé, qui lui impose le lieu et le temps auxquels il devrait faire retour.

L'ombre parlée n'anticipe pas le sujet, elle le projette régressivement en cette place que le porte-parole avait occupée en un temps passé.

Cette inversion de l'effet anticipateur du discours maternel fait perdre tout sens à la réponse donnée à la question de l'origine. En effet, pour la mère, la naissance n'est pas origine d'un sujet, moment inaugural où a surgi une nouvelle vie dont le destin reste ouvert mais, au contraire, répétition d'un moment et d'un vécu qui ont déjà eu lieu. On comprend dès lors pourquoi un des traits caractéristiques du vécu schizophrénique sera le non-accès à l'ordre de la temporalité, l'impossibilité de mesurer et de compter un « temps » dans lequel manque le repère nécessaire pour fixer le point de départ à partir duque une succession ordonnée pourrait être mise en place

2 | *L'excès de violence : l'appropriation par la mère de l'activité de penser de l'enfant*

Le titre donné à cette seconde partie, « L'interprétation de la violence », nous le proposerions volontiers comme une définition s'appliquant à tout discours délirant : l'interprétation que le sujet donne et se donne de l'excès de violence dont a été responsable le discours du porte-parole et, le plus souvent, le discours du couple. En reprenant à son compte la tâche de la pensée délirante primaire, le discours délirant tente de rendre sensée une violence commise par le porte-parole aux dépens d'un Je qui n'avait pas de moyens de défense adéquats. Il faut ajouter que, si un sens ne pouvait être réinventé, le Je rencontrerait un seul désir : celui de faire subir la même violence à l'agent du discours, ce qui impliquerait qu'il assume de haïr celle et celui qui lui ont donné naissance. Mais haïr ce couple au moment où il est encore le représentant exclusif des autres et du monde voudrait dire que la même haine se répercute sur la totalité du hors-soi : le Je comme effet de ce qui revient sur la scène psychique, à partir de ce lieu, ne pourrait que se découvrir haïssable, haï et haïssant. Situation intenable et que les pulsions de mort auraient vite fait d'exploiter à leur profit. Interpréter la violence, la relier à une cause qui ménage la mère comme support libidinal nécessaire, tel est l'exploit que réussit la pensée délirante primaire. Nous ne reviendrons pas sur ce que nous avons dit à propos de l'activité de penser, mais nous tenterons de mieux expliciter le danger qu'elle représente pour la mère de celui qui pourra devenir schizophrène ; ce que nous venons de résumer sur la problématique de ses repères identificatoires nous facilitera la tâche. Tant que l'enfant ne parle pas, peut se préserver chez la mère l'illusion qu'entre ce qu'il pense et ce qu'elle croit qu'il pense il y a concordance ; de même qu'elle affirme savoir ce que son corps attend et demande, illusion nécessaire en une première phase de l'existence, elle peut prétendre connaître ce que son « cerveau » pense et, surtout, ce qu'il attend et demande comme « savoir ». Elle est du reste prête à lui offrir et à lui imposer un « savoir » sur le langage nécessaire à ce qu'il acquiert la parole, mais à condition de pouvoir conjointement lui imposer de n'entendre que ce que *son* langage prétend signifier.

De l'accès de l'enfant à l'ordre du discours, la mère attend la démonstration que, dans son propre discours, il n'y a pas de manque. Ici encore on voit s'inverser le processus normal : l'appropriation par l'enfant des injonctions explicites, et surtout implicites, présentes dans le discours maternel, devrait avoir la tâche de renforcer la barrière du refoulement de la mère afin de préserver son Je du retour d'un refoulé concernant une représentation primaire de l'objet du désir, alors que, dans ce type de relation, est attendue de l'enfant la preuve que le non-refoulé n'avait pas à l'être, qu'il est donc légitime de lui demander de donner forme à une image perdue de soi-même, de répéter une relation libidinale sous l'égide du primaire et à laquelle la situation redonne tout son impact. Il faut donc qu'il pense ce qu'elle pense car, s'il venait à penser son Je comme agent autonome d'un droit à penser, il viendrait lui prouver que le passé ne peut faire retour, que le désir du même est irréalisable et impensable, que son discours manque d'un concept. Pour éviter ce risque, différentes voies se présentent à la mère :

— La première consiste à privilégier les autres fonctions partielles, à surinvestir le corps comme un ensemble de fonctions, corps mangeant, excrétant, dormant, voyant, entendant... conformément à un modèle du bon fonctionnement qu'elle cherchera et trouvera dans ce que disent la médecine, l'hygiène, la religion ou la science, sur le corps et ses fonctions. La particularité du modèle corporel proposé au Je sera le côté fragmentaire des fonctions dont on supervise l'activité : le « manger », pour prendre un exemple entre autres, ne renvoie à aucun avenir de croissance, il décide de ce qui est à manger maintenant quitte à changer le menu selon un programme qui fixe celui des deux ans, des trois ans, des cinq ans, etc.

A ce souci du bon fonctionnement dont elle fait preuve, l'enfant risque de répondre par un même surinvestissement de son corps comme machine. Il investira l'activité « en soi » des différents appareils sans investir un projet qui les transcenderait et en modifierait le but. Le plaisir de voir, d'entendre, d'excréter, de manger résultera de l'érotisation de l'activité et non plus du but qu'elle se propose. Corps en morceau avant d'être un corps morcelé, chaque morceau peut être source de plaisir à condition qu'il accepte de ne pas se demander à quoi l'action sert : la réponse ne pourrait être apportée que par un projet intégrant qui diffère le but et qui investit l'attente. Une conséquence fréquente en sera la présence de soucis hypocondriaques chez l'enfant et chez la mère : qu'un morceau une fois ne marche pas et c'est la perte de tout plaisir. Dans ces conditions, le plaisir pulsionnel perdra, peu à peu, la fonction intégrante et irradiante qui lui était propre lors de son apparition. Plus l'enfant perçoit que la mère lui demande et attend, comme seule source possible de plaisir, un « bien » manger, dormir, voir, ..., plus il perçoit qu'elle ne peut recevoir que comme un refus intolérable qu'une fonction de son corps soit défaillante, et plus il perd la possibilité de lui proposer un « savoir-voir » au moment où elle attendait un « savoir-manger », un « savoir-excréter » à la place d'un « savoir-entendre ». Si la mère guette aussi anxieusement les manifestations du corps, dans la crainte qu'il n'y apparaisse une preuve de la non-valeur de ce qu'elle prétend savoir, c'est qu'effectivement elle ne peut se permettre, sans des risques majeurs, d'accepter que son « savoir sur les besoins du corps » puisse être pris en défaut, que de l'inattendu puisse y avoir part, que dans ce corps se fasse jour ce qui prouverait la différence qui le sépare de tout corps et de tout savoir passé. Si cela arrivait, elle serait obligée d'en conclure que la rencontre se joue entre elle et un Je vivant qui va lui découvrir ce qui en lui-même échappe à la répétition, au déjà-su et au déjà-vécu. C'est pourquoi ce qu'elle craint par-dessus tout c'est bien l'inattendu, et c'est la raison pour laquelle elle ne peut supporter qu'il y ait du substituable dans la réponse qu'elle guette. Il ne sert à rien à l'enfant, amère et grave découverte, de lui montrer qu'il sait sourire au moment où elle attend qu'il lui montre qu'il sait avaler ou dormir. Tout inattendu est dangereux : la relation demande-réponse prend la forme, non pas d'un discours, mais d'un code rigide, l'offre sera réglementée de manière à réduire au maximum le risque que n'apparaisse une demande imprévue. Dans ces conditions l'enfant va lui aussi réglementer, à sa manière, son rapport à l'image corporelle : si on touche tel bouton et si le bouton marche il doit en résulter toujours le même résultat ; si ce dernier change c'est que le bouton a été faussé et avec lui la machine. D'où souvent chez ces enfants cette sorte de non-histoire, cette obéissance qui fait dire à la mère que l'enfant était le modèle parfait de ce qu'on doit être, tableau qui alterne avec un autre où s'exprime le refus dramatique de faire du corps la copie d'un modèle non investi et non choisi. Refus qui se manifestera par l'anorexie, les troubles du sommeil, la fréquence de maladies dans la toute première enfance.

C'est dans ce mode de relation que va naître l'activité de penser et c'est cette relation préexistante qu'elle doit rendre intelligible à l'instance pensante. Si nous exceptons ces deux cas extrêmes représentés, d'une part, par l'autisme infantile, de l'autre, par la possibilité du Je de faire appel à un discours substitutif lui permettant de se structurer de manière à préserver sa relation au projet, et c'est dans ce dernier cas que *prend toute sa valeur ce que peut offrir ou refuser le discours paternel*, ce sera grâce à la mise-en-place de la pensée délirante primaire que le Je pourra signer un compromis entre les ukases du discours maternel et une activité de penser qui rende possibles des « pensées » du Je sur le Je.

Compromis dont on réalise la précarité si on considère ce lourd passé dont hérite l'activité de penser : successeur des fonctions partielles, elle commence par reprendre à son compte un même rôle d'enjeu dans la relation mère-enfant, mais, dès son entrée en fonction, elle va devenir ce sur quoi la mère cristallise l'ensemble de ses demandes et de ce qu'elle attend en réponse : que cette nouvelle activité lui prouve le bien-fondé de son « savoir » sur ce qui est « à penser » par l'enfant. Forme déguisée que prennent une interdiction à penser et l'induction à une compulsion à ne penser que ce qui a déjà été pensé par elle. C'est là l'excès de violence intolérable commis par le discours maternel, excès contre lequel le Je, s'il veut continuer à exister, se défendra en « délirant », c'est-à-dire en projetant dans un ailleurs, et sur un autre support, la cause supposée de l'interdiction ou de la compulsion. La mère ne pourrait, en effet, préserver sa mainmise sur l'activité pensante de l'enfant et sur les pensées par elle produites, qu'en réduisant cette activité, comme ses précédentes, à l'équivalent d'une fonction sans projet. Mais ce qui est, en partie, possible pour les autres fonctions du corps ne l'est pas pour le penser : l'activité de penser exige la présence d'un projet. L'érotisation de cette activité peut être « en soi » source de plaisir, mais seulement si ce plaisir n'est qu'un moment, une trêve, une recréation — et une re-création transitoire des pensées — dans une activité qui est assurée de retrouver une certaine unité et continuité. Dans le cas contraire, il n'y a plus un « penser » au sens propre, mais « des pensées » qui seront, par le sujet lui-même, définies comme écho, commentaire, compulsion, et tous ces termes par lesquels le psychotique nous dit ce qui « arrive » dans sa tête. Il faut remarquer que cet énoncé implique que le Je est encore capable de penser, à partir d'un autre lieu, ce qui se pense en lui. Clivage de l'espace et de l'instance, grâce auquel le sujet peut redonner sens aux « pensées » qui deviendront compréhensibles parce qu'il voit en elles la preuve de la persécution, de l'épreuve, ou de l'énigme, que lui imposent le désir et l'intention d'un Autre.

On voit que même dans les formes manifestes de la psychose un dernier bastion peut être défendu : retrouver une signification concernant « ce qui est pensé » qui puisse le rendre intelligible, fût-ce, comme le fait Schreber, en affirmant que c'est le désir de Dieu qui exige que vous ne pensiez que du non-intelligible. Mais le tableau ici esquissé ne répond plus à la potentialité psychotique : il nous montre les effets de la victoire dans l'espace psychique de la pensée délirante primaire et à quel prix le Je préserve un dernier bastion et les quelques centimètres carrés nécessaires pour que deux pieds puissent se poser sur un sol.

Si l'on revient au moment où peut se constituer la pensée délirante primaire, on dira que l'injonction, contradictoire et irréalisable, à laquelle elle vient répondre impliquerait que l'enfant puisse s'approprier un « pouvoirparler » qui ne s'accompagnerait pas d'un « pouvoir-penser » et d'un droit d'autonomie sur le penser.

Dans l'analyse du langage fondamental, nous avons vu qu'il redoublait, et donnait par là sa forme définitive à la violence nécessaire, pour la structure du Je, qu'exerce le discours. Cette nécessité a comme but de substituer à l'affect un sentiment dicible et connaissable par le Je : substitution dont le rôle structurant ne peut opérer que si le Je trouve, dans l'appellation de l'éprouvé, ce qui lui revient sous la forme d'un énoncé identifiant, source de plaisir. La première condition pour que ce plaisir apparaisse sera que cet énoncé soit effectivement ce qui va permettre au Je de se saisir comme existant autonome, comme action, désir, projet. Il faut donc que l'énoncé puisse être refusé au profit d'un autre, qu'il puisse être mis en doute : ce qui ne reviendrait que sous la forme répétée d'un obligatoire ne pourrait offrir au Je cet attribut fondamental représenté par la possibilité du choix. Choix en partie illusoire puisque, de fait, l'éventail des énoncés est préétabli par le langage fondamental lui-même et par sa loi ; mais choix quand même puisque doit rester au pouvoir du Je d'en privilégier certains, de résister à d'autres, de substituer l'un à l'autre. Pour que ce choix se fasse, un minimum d'autonomie du penser doit être d'emblée accordé au Je ; de cette autonomie commencera par témoigner la possibilité de penser secrètement. C'est ce « penser secret » qui lui permet de découvrir que cette activité nouvelle, fort cher payée par les renoncements et les deuils qu'elle exige, offre en échange et pour la première fois une forme d'activité et de plaisir solitaires qui ne tombent pas sous le coup de l'interdit, mais sont, au contraire, valorisés par celle qui les autorise. Plaisir que renforce la découverte inattendue que, malgré le peu de pouvoir réel que possède à ce stade l'autonomie corporelle, malgré l'état de dépendance où on est encore pour la satisfaction des besoins, malgré l'exigence vitale qu'on vous donne de l'amour, *dans le registre du penser, la Mère peut être tout aussi à votre merci que vous l'êtes à la sienne.* Découvrir que le pouvoir de deviner ce qu'on pense, que l'on attribuait au regard parental, est une illusion est un pas *aussi fondamental* pour la psyché que la découverte de la différence des sexes. Mais cette découverte pour se faire ne doit pas buter sur la peur d'une punition qui vous amputerait de la fonction coupable. C'est cette punition que l'attitude et le discours de la mère laissent entrevoir et, dans ce cas, elle ne fait appel, et pour cause, à aucun tiers comme agent de cette castration, plus précoce et tout aussi traumatique ; elle énonce en toutes lettres que, si l'on transgresse, on sera privé de sa parole, qu'on deviendra l'objet rejeté dans le silence total.

Excès de violence d'autant plus agissant qu'elle profère une menace qui se réalise périodiquement : si on n'a jamais coupé le pénis source de plaisir, on a bel et bien déjà refusé de parler, d'entendre, de laisser parler la voix infantile. Cette menace ne renvoie l'enfant à aucune loi partagée par l'ensemble, à aucune épreuve commune et structurante, au contraire, on exige qu'il fasse semblant de ne pas reconnaître l'abus comme tel, qu'ici encore se redouble l'opération par laquelle le but de la violence devient ce que celui qui la subit demande, désire et attend. Violence qui a toutes les chances de réussir, puisque exister a comme condition que ce premier représentant de l'Autre et du monde montre son intérêt à votre égard, qu'il vous offre des signes d'amour ; il ne servirait à rien au Je, sinon à hâter sa mort, de refuser la violence pour se retrouver face à un vide sans désir et sans parole. Ces caractères prouvent la démesure de l'excès de violence qu'exerce le désir maternel par son appropriation de l'activité de penser de l'enfant. Il est vrai que, s'il échouait, si le Je infantile réussissait à gagner sa partie, elle ne pourrait que se découvrir « mère » non conforme au « concept » que le discours en véhicule, elle verrait le Je de l'enfant, de son enfant, s'éloigner d'elle pour chercher ailleurs des substituts possibles. Chaque fois que l'enfant réussit, malgré elle, à penser le concept « fonction maternelle » il découvre, par là même, que la mère n'en connaît pas la signification et ne peut, dès lors, que se détourner pour trouver ailleurs les médiations nécessaires. Ce n'est pas irréalisable, mais difficile ;

si l'enfant y arrive, il aura évité la potentialité psychotique, les conditions nécessaires se seront révélées insuffisantes. Dans le cas contraire, le Je, pour survivre, devra pouvoir créer la pensée délirante primaire. Il est malheureusement possible que cette création ne puisse se faire ; il s'ensuivra un désinvestissement de la fonction et de l'instance pensante, la quête d'un silence du Je, du monde, des autres, l'éclatement en morceaux des pensées qui se frayent un chemin dans l'espace psychique, mais qui s'y déposent tels les fragments d'un puzzle qu'on ne peut ni on ne veut reconstruire : c'est l'autisme du tout jeune enfant. Nous n'en traiterons pas ici puisque, bien évidemment, il ne s'agit plus de potentialité schizophrénique mais de sa manifestation la plus exacerbée.

3 | *Le savoir interdit et les théories délirantes sur l'origine*

La visée irréalisable du discours maternel impliquerait de pouvoir cliver ce qui ne peut l'être, soit les deux constituants du langage fondamental :

— Sont par elle apparemment pensés et énoncés les termes qui réfèrent à la nomination des sentiments qu'elle exige que l'écoutant fasse siens.

— Elle lui interdit de trouver ailleurs ce que son discours ne peut pas lui offrir : la signification d'un terme du système de parenté qui soit conforme à la fonction symbolique qui lui incombe[1].

Interdiction qu'elle méconnaît mais qui va, par contre, et à son insu, s'exprimer ouvertement dans l'interdit qui frappe toute demande de l'enfant touchant l'origine de sa vie, la raison de certaines expériences par lui subies, et dans le « secret » souvent présent dans ses histoires. Secret, jalousement et honteusement caché à l'enfant, qui recouvre le plus souvent un suicide, un mensonge

1. Il est évident, à partir de ce que nous avons écrit sur la fonction du système de parenté, que ce dernier ne peut fonctionner que si *l'ensemble* des termes est présent.

sur le père réel, une maladie « honteuse » souvent mentale, un avortement, etc. Dans tous les cas, ce secret, que la mère prétend cacher, concerne la raison qu'*elle se donne* des problèmes rencontrés par l'enfant, ou des problèmes qu'il rencontrerait s'il connaissait ce secret, et par là des problèmes qu'elle peut reconnaître présents dans ses propres relations familiales. C'est parce que le père était fou que l'enfant a des troubles, c'est parce que sa propre mère s'est suicidée que son enfant pourrait en faire de même, c'est parce qu'elle a dû avorter que l'enfant pourrait croire qu'elle ne l'aime pas : on voit comment le « secret » vient prendre la place de ce qu'elle pose comme *cause originaire* des problèmes que lui crée sa relation mère-enfant. Mais on voit aussi comment, en rationalisant les motifs pour lesquels cette cause ne peut être dite à l'enfant, elle va pouvoir exclure toute demande de l'enfant concernant l'origine et justifier sa nécessité de se taire ou de mentir. Or, il en va ici comme dans le processus analytique pour l'association libre : si le sujet veut maintenir secrète une idée, un souvenir, un phantasme, il va être peu à peu dans l'obligation d'écarter toutes les associations qui risquent de s'y référer avec le résultat, d'exclusion en exclusion, d'être obligé de taire la totalité du dicible, ou alors de le réduire au récit vide des menus faits de la vie quotidienne, et encore ! C'est le même processus que met en marche l'angoisse maternelle : dans tout pourquoi prononcé par l'enfant, elle voit le risque d'un « pourquoi du pourquoi » qui pourrait aboutir à une dernière question qu'elle ne veut pas entendre, faute de pouvoir y répondre.

Paradoxalement pourtant, l'acquisition d'un savoir sur le langage, condition d'existence pour le Je, reste le plus souvent pour la mère une exigence qu'elle impose, ce qui confronte l'enfant à une situation paradoxale :

— s'approprier ce savoir, accepter l'ordre de la signification propre au discours, transformer le représentable en un nommable et en un intelligible, et avoir donc accès à une réalité conforme à la définition que le discours en donne ;

— manquer de ce qui fonde, et peut seul fonder, réalité et langage, ne pas posséder l'énoncé des fondements, ou ce fondement des énoncés, nécessaire pour que son propre récit historique le concerne, manquer de ce point de départ indispensable que représente l'énoncé sur son origine. Qu'on imagine un sujet auquel on imposerait de se reconnaître dans un espace orienté dans lequel il lui serait interdit de faire appel à un des quatre points cardinaux.

La potentialité psychotique est le résultat d'une épreuve analogue : on a exigé du sujet qu'il ordonne — et qu'il y trouve son ordre — l'espace, le temps, la lignée, en recourant aux points cardinaux des autres, alors qu'il a perdu le nord faute de l'avoir jamais possédé. L'absence d'une réponse sur l'énoncé de l'origine mine de l'intérieur l'origine des énoncés, elle les fait reposer sur des sables mouvants qui risquent toujours d'engloutir ce qui s'y construit.

La pensée délirante primaire est la création par le Je de cet énoncé manquant : c'est à partir d'elle que va se mettre en place une « théorie infantile sur l'origine » dont nous montrerons, par l'exemple qui suit, la fonction et l'analogie fonctionnelle avec le rôle tenu, dans la névrose, par le roman familial.

4 | *L'histoire de Mme B... et la théorie délirante primaire sur l'origine*

Grâce à la présence de la pensée délirante primaire, conçue comme un énoncé comblant un trou du discours, va pouvoir s'élaborer une théorie sur l'origine qu'on peut appeler « la théorie délirante primaire ».

Mme B... vient nous voir dans l'espoir d'être libérée d'une phobie d'impulsion qui a débuté il y a deux ans : chaque fois qu'elle est dans la rue elle craint d'être obligée de se déshabiller et de se montrer nue. Apparemment ce symptôme ne s'accompagne d'aucune manifestation d'ordre psychotique. Femme de trente-deux ans, mariée et mère de deux enfants, tout s'est déroulé, nous dit-elle, normalement jusqu'à il y a deux ans : un jour où elle attendait son tour chez le pédicure afin qu'il lui enlève un cor qui l'empêchait de marcher à moins de pouvoir s'appuyer sur le bras de son mari ou sur l'épaule d'un de ses enfants, est surgie brusquement l'idée angoissante qu'elle pourrait se mettre nue. Affolée, elle rentre chez elle ; en l'espace de six mois la phobie se constitue l'obligeant à abandonner son travail et à refuser de sortir si elle n'est pas accompagnée par son mari, un de ses enfants ou un membre de sa famille. Seule la présence de ces personnes fait disparaître sa phobie. Rien ne nous frappe particulièrement, durant les entretiens préliminaires, sinon une relation assez problématique avec le mari, alors même qu'elle affirme ne pas avoir de soucis dans sa vie conjugale, et le fait que, à propos de son fils âgé de quatorze ans, elle nous exprime avec force son souhait qu'il devienne « un passionné de la recherche et de la solitude ». Elle et son mari sont des petits commerçants apparemment contents de leur sort et partageant les soucis et les buts de tout-un-chacun. Pourquoi espère-t-elle que le fils devienne un « solitaire » ? Afin « qu'il ne s'intéresse pas trop à autre chose ». Au cours de ces entretiens nous apprendrons qu'elle a une sœur aînée, que son père est mort quand elle avait cinq ou six ans, alors qu'il pilotait un avion de tourisme, ce qui fait qu'il n'y a eu « ni cadavre, ni enterrement », qu'à l'âge de deux ans elle a eu un accident qui a failli lui coûter la vie, sa mère « par distraction » lui ayant donné une boîte contenant des médicaments à la place de celle qui contenait ses bonbons. De sa mère, elle dira que c'était une femme autoritaire, criant toujours et ayant des débordements de tendresse violente qui « me faisaient aussi peur que ses cris ». Tout cela est dit posément, le plus souvent avec humour ; quant à sa phobie « elle n'y comprend rien mais ça ne peut pas continuer ainsi ».

Sa relation au mari nous fait penser que c'est plus

une bonne image maternelle qu'elle a cherchée qu'une image virile, mais jamais durant ces entretiens nous n'avons le sentiment d'être dans le registre de la psychose.

Pourtant, dès les premières semaines de son analyse, nous l'entendrons avec surprise nous exprimer ce qu'elle pense de la femme et de la procréation :

— Dans la procréation, le sperme de l'homme ne joue aucun rôle sinon celui d'exciter « l'appareil procréateur » que la femme porte seule en elle.

— Chaque fois qu'il y a un rapport sexuel, la femme, telle une mante religieuse, est *obligée* d'incorporer vaginalement une partie de la substance masculine qui se dépose dans son appareil, c'est pour cela que les hommes meurent plus jeunes et perdent leurs cheveux.

Il nous faudra quelques séances pour réaliser que ce n'est pas là le souvenir qu'elle garde d'une théorie sexuelle infantile, ni la formulation d'un phantasme, mais ce qu'elle croit fermement et actuellement être la vérité.

Noyau délirant conscient et pourtant clivé de la totalité du discours qui fonctionne normalement dès qu'elle parle d'autre chose. Il faut néanmoins remarquer que les implications de cette « théorisation » apparaissent bel et bien dans le discours manifeste qu'elle tient avec les autres : ainsi, quand elle explique qu'elle espère que son fils ne s'intéressera pas trop tôt aux filles, quand elle idéalise et valorise les hommes qui, tels les pères blancs, les explorateurs, les navigateurs, vivent seuls et sont passionnés par des « idées » et non par des femmes, quand elle avoue que le « sexe » ne l'intéresse pas, qu'elle est bien contente que son mari n'y soit pas porté, ou, quand elle nous dit que chaque fois qu'elle a eu des relations sexuelles, elles se sent « gonflée et coupable », on comprend clairement, une fois qu'on a connaissance de sa théorisation, de quelle signification singulière il est en réalité chargé. Il n'en reste pas moins que cette série d'énoncés, tels qu'elle les exprime, sont parfaitement entendables par les autres et par l'ensemble : au plus, on dira d'elle qu'elle est prude et que ses préférences pour les navigateurs et les pères blancs sont un peu bizarres. Mais, comme il ne vient à l'esprit de personne de demander à une femme mariée et mère si elle sait comment naissent les enfants et que, par ailleurs, comme elle nous le dit, dès qu'autour d'elle on parle de ces choses « ou je m'en vais, ou je n'entends pas », elle peut se mouvoir sans difficulté apparente dans le discours des autres et avec les autres.

Sans doute la potentialité psychotique ne nous offre pas souvent un exemple aussi typique de la présence enkystée d'une théorie délirante primaire, mais il est rare que dans l'analyse on ne retrouve pas quelque chose de fort proche chaque fois que cette potentialité existe.

En voici un autre exemple, beaucoup plus ponctuel et plus voilé : au cours d'une séance où M. C... nous parlait d'un souvenir d'enfance où sa grand-mère était présente, s'est déroulé entre lui et nous le dialogue suivant :

— C'était la mère de votre père ou de votre mère ?
— Qu'est-ce que vous m'avez demandé ?
— Si c'était votre grand-mère paternelle ou maternelle ?
— Je n'ai jamais pensé que mon père pût avoir une mère.
— Oui...
— (D'une voix irritée et ferme). Oui, c'est une pensée que je n'ai jamais eue, c'est une pensée absurde.
— Pourquoi ?
— Parce que *je n'ai jamais pu la penser.*

Apparaît immédiatement la différence radicale qui sépare un « je n'avais jamais pensé à ça », négation qui confirme que c'est bien à cela que « ça pensait » et ce « je n'ai jamais pu le penser » témoignant d'un énoncé effectivement manquant sur l'origine du père, « affirmation » qui préannonçait la présence d'une pensée délirante primaire par laquelle le sujet mettait en sens un trou du récit familial.

Plus souvent la pensée délirante primaire prend une forme plus difficile à démasquer et surtout à séparer de ce que, avec raison, Freud appelait « les bizarreries » que l'on peut retrouver chez tout un chacun. Il s'agit, alors, d'une certitude en contradiction évidente avec l'ensemble du système logique selon lequel fonctionne le sujet, certitude qui concerne, soit le fonctionnement du corps, soit une loi physique, soit un événement inscrit dans l'histoire généalogique du sujet. Ce qui caractérise ce type de fausses croyances ce n'est pas la conviction inébranlable qu'elles suscitent, ni le côté paradoxal par rapport au savoir du sujet sur les lois physiologiques, physiques ou temporelles, mais le fait que dès qu'on tend l'oreille on réalise que cette conviction met radicalement en cause l'origine du corps, l'origine du monde et l'ordre temporel fondant l'ordre généalogique. Ce que prouve l'expérience à laquelle tout analyste peut se livrer : s'il essaye, à partir de cette conviction apparemment « ponctuelle », de considérer les implications logiques qui en découlent, il constatera qu'elles aboutissent à une représentation de la réalité en tout point hétérogène au modèle que le discours donne de la relation sujet-monde. La « bizarrerie », dans ces cas, substitue à l'ordre causal, auquel fait appel l'ensemble pour désigner l'origine de lui et du monde, une interprétation qui relie l'origine à une cause incompatible avec les modèles selon lesquels fonctionne l'ensemble. C'est ce caractère qui signe pour nous la présence d'une pensée délirante primaire.

Nous allons revenir au discours de Mme B... pour essayer d'isoler quels énoncés et quelle absence d'énoncés sa théorisation vient remplacer.

Le discours de la mère de Mme B...

Il nous est difficile, même après trois ans d'analyse, de décider si la mère de notre patiente ne faisait que partager une série de superstitions fréquentes dans le coin de Bretagne où elle avait passé son enfance et son adolescence, ou s'il y avait chez elle des convictions plus proches d'un délire. Elle croyait ferme aux dons de divination d'une vieille paysanne qu'elle avait retrouvée à la ville et que toute la famille appelait « Lamère » — ce n'est qu'au cours de l'analyse que Mme B... réalisera que c'était là son nom de famille et non pas « la mère » en deux mots — personne chez qui elle allait se faire tirer les cartes une fois par mois, et dont elle vantait le pouvoir de guérisseuse bien supérieur à celui des médecins. De sa propre mère, elle disait qu'elle avait le pouvoir de parler aux morts ; quant à son père elle n'en parlait jamais, au point que Mme B... avouera qu'elle ne s'était jamais posé de questions sur ce personnage absent du discours. Cette jeune paysanne ira à la ville et épousera le fils du notaire : mari qu'elle qualifiera toujours de « mauvaise tête », lui reprochant de « courir les gueuses ». Quand il meurt, son nom disparaît de son discours sauf dans une étrange menace adressée à l'enfant : « tu deviendras comme le père » ; « comment », se demandait la petite fille, et que veut dire « le père » ? Lors de sa mort, rien ne lui sera dit, tout ce qu'elle entendra, dans des conversations surprises entre la mère et d'autres, c'est un récit « d'éclatement » (d'avion) qui pour elle signifie un « éclatement du père ».

Les secrets de la mère

Mme B... a toujours vécu auprès d'une sœur, son aînée de huit ans, qu'elle trouvait drôle, sans qu'elle ait pu mieux expliquer ce sentiment : drôle sa manière de parler à son père, drôle le rapport que la mère avait avec elle, drôle que cette même mère lui défende d'embrasser le père, drôle, enfin, l'argent de poche qu'elle paraissait avoir. Bien plus tard, elle apprendra, par son propre mari, que cette fille était en fait l'enfant naturelle de la mère et que très vite on a su « qu'elle faisait la vie » avec apparemment la complicité silencieuse de la mère, et qu'on disait d'elle qu'elle était « un peu folle ».

Quant au père de sa mère, c'est pendant son analyse et en fonction de son insistance qu'elle finira par apprendre qu'il s'est suicidé, probablement au cours d'un épisode mélancolique, après avoir tenté de tuer sa femme et sa fille en ouvrant le gaz. De ce père, la mère parlera alors avec haine et peur : c'est le « fou », mais aussi le « meurtrier » doublement mauvais et doublement dangereux. C'est à la suite de cet aveu que Mme B... saura en quelles circonstances sa mère a rencontré celui qu'elle épousera : arrivée en ville pour travailler avec sa fille naturelle, elle avait été engagée chez le notaire pour s'occuper de son fils qui souffrait « d'une maladie des nerfs », elle l'épouse avec la conviction qu'il est sexuellement impuissant et qu'il ne sera jamais « qu'une sorte d'enfant-fou ne sachant rien faire ». A son étonnement, et à son dépit, il se révélera fort différent, elle ne lui pardonnera jamais de « l'avoir trompée ».

Le secret que défend la mère de Mme B... concerne le père de la première fille, dont le nom ne sera jamais avoué, et la folie de son propre père : implicitement on comprend qu'à travers cette folie se formule sa question sur le désir qui a failli faire de ce père le donateur d'une double mort. « Folie » qui apparaît, conjointement, comme seule justification possible de ce désir de meurtre mais qui rend, à l'opposé, impossible de poser à l'origine un désir paternel qu'on puisse assumer, puisque ce serait le désir d'un fou et un désir de la « folie ». On peut se demander si la « folie » ne se retrouvait pas aussi du côté du père de la fille aînée ; nous n'avons aucun élément à ce sujet. Mais c'est bien la fascination qu'exerce chez elle la « folie » qu'on retrouve comme pivot de sa problématique : fille d'un « fou » elle épouse un autre « fou », qu'on a bien l'impression qu'elle pousse à un accident-suicide qui répète le destin du père. Mère d'une première fille sans père, cette femme rigide cache sa faute, mais ne sait s'opposer à la prostitution de cette dernière dont elle dira « elle a toujours été folle »[1]. Meurtrière en puissance de la seconde fille, elle prétendra contre toute vraisemblance que les médicaments étaient inoffensifs, que le lavage d'estomac a été inutile et que les médecins avaient fait exprès de dramatiser, que « Lamère » aurait tout arrangé « sans histoire ».

Mme B..., dès qu'elle peut comprendre, « entend » :

— un silence total sur l'existence d'un père, celui de sa mère, silence qu'elle interprète à raison comme le désir de la mère qu'on nie son existence, qu'on fasse

1. Quand cette fille avait 15 ans, elle a été dans un hôpital « mystérieux », pendant 6 mois, où personne n'a été la voir sinon la mère qui « pleurait beaucoup ». Nous avons l'impression qu'il a dû s'agir d'un hôpital psychiatrique, ce qui explique la culpabilité que la mère paraît éprouver vis-à-vis de cette première fille.

semblant de croire qu'elle ne doit rien à ce géniteur, qu'il n'y a pas eu de père ;
— un discours haineux vis-à-vis de celui qui est son père, la « mauvaise tête » qu'on pousse à sortir pour ensuite lui reprocher de l'avoir fait ;
— un silence « drôle » sur cette sœur, si bien habillée et chez laquelle la mère paraît toujours guetter les « signes » d'une mystérieuse étrangeté, sœur à laquelle on interdit d'embrasser celui que pourtant elle appelle papa, comme si la mère craignait on ne sait quelle transgression ou quelle « folie » possible dans leur rapport ;
— la présence de « Lamère », la vieille femme qui devine et guérit miraculeusement, qui défie le savoir des hommes de science ;
— enfin, pendant les quelques jours passés à l'hôpital à la suite de son intoxication, elle se souvient fort bien d'avoir surpris le médecin rabrouant la mère en lui parlant de « poursuites », ce qu'elle comprend comme une « suite » ; « elle sera encore malade ». Une fois rentrée chez elle, la mère lui reprochera « d'avoir fait exprès d'être malade », « d'avoir exagéré ».

Du côté de la voix paternelle, elle entendra :
— des cris violents lors des scènes ;
— le reproche fait à la mère « qu'elle a été enceinte exprès pour l'obliger à l'épouser » ;
— « qu'elle aurait préféré qu'il reste fou », qu'elle ne voulait que son nom ;
— la revendication de sa liberté et la critique sur « ce que tu laisses faire à ta fille » (l'expression rendant impossible de savoir de quelle fille il s'agit) ;
— le reproche de l'avoir exploité, de lui prendre l'argent ;
— et enfin, ce cri du cœur « être obligé d'avoir des gosses ou se foutre une balle dans la tête, c'est du pareil au même ».

On voit que l'ensemble de ces énoncés ne permettent, pas plus que ceux de la mère, de se penser comme réalisation d'un désir : de plus, le couple exprime deux énoncés également inassumables sur le « désir » responsable de l'existence du sujet, l'un et l'autre se reprochant mutuellement de l'avoir imposé au partenaire, l'un et l'autre disent ouvertement que c'était non pas l'enfant mais un nom, de l'argent, un pouvoir qui étaient souhaités.

On comprend que, dans ce contexte, quand la petite fille demande : « pourquoi papa a une tête mauvaise ? » « pourquoi ma sœur ne peut pas l'embrasser ? » « pourquoi sa mère lui dit toujours que si son père ne l'avait pas trompée, elle (Mme B...) n'aurait pas existé », « pourquoi elle va devenir comme « les pères » », elle ne puisse trouver aucune réponse : on défend de demander, ou bien on répond par des aphorismes étonnants : « les femmes qui ont une tête ça devrait les leur couper », « les hommes ça fait toujours foirer », « les filles ça bouffe du dedans », phrases textuelles qui prennent la forme d'énigmes insolubles : qu'est-ce que la tête devrait couper, qu'est-ce que le « ça », qui foire, qu'est-ce qui est mangé dedans ?

La pensée délirante qui vient résoudre l'énigme joue le rôle que tient, dans la névrose, le roman familial, mais pour d'autres raisons. La différence essentielle étant que, contrairement au roman familial, la pensée délirante ne tient pas compte du système culturel et du système de parenté (rêver qu'on est un enfant d'un autre lit ou un enfant adopté est conforme au système de parenté propre à la culture), aucun effort n'est fait « pour que ces phantasmes atteignent à la vraisemblance » et, surtout, cette pensée ne subit jamais ici cette restriction particulière qui a comme préalable que l'enfant ait saisi que « *pater est incertus* », tandis que la mère est *certissima*... Le roman familial alors se borne à placer haut le père sans plus mettre en doute le fait désormais irrévocable que l'enfant descend de la mère »[1].

Sur un autre plan, ce qui sépare cette pensée d'une théorie sexuelle infantile est son non-refoulement : si, comme cette dernière, elle emprunte son modèle à un entendu et à un vu fragmentaires, à des modèles de fonc-

1. Sont mises entre guillemets les citations empruntées au texte de Freud sur « Le roman familial des névrosés ». Sigmund FREUD, *Psychose, névrose et perversion*, introduction de Jean LAPLANCHE, P.U.F., 1973, p. 157.

tions corporelles auxquelles elle identifiera la fonction de procréation, il n'y a pas, dans ce cas, abandon de cette première théorisation.

Si on considère maintenant la théorie délirante sur l'origine de Mme B..., on voit comment, à partir d'un postulat fondamental : « la femme est seule procréatrice, l'homme celui qu'on avale morceau par morceau », se met en place un système explicatif qui rend compte de pourquoi « naître » est une expérience désagréable, puisqu'elle exige que la femme prenne, malgré elle, des morceaux du père, loi de la nature à laquelle elle ne peut échapper, pourquoi l'homme, à force d'être avalé, risque d'éclater telle une baudruche vide, ce qui à son tour rend compte du fait qu'on n'ait pas envie d'en parler. Mais on voit aussi comment cette pensée remodèle un « savoir entrevu » sur le danger de mort subi, et comment elle reconstruit à sa façon une transcendance possible de la « fonction maternelle ».

Le risque de mort effectivement couru, et qui a provoqué la mise en accusation de la mère par le médecin, ne peut évidemment être qu'une erreur : aveu acceptable alors que ne le serait pas celui qui montrerait la présence chez la mère d'un désir de mort qui ferait d'elle votre assassin.

« Lamère », dotée d'un pouvoir de divination, vient assurer que la vérité de ce que la mère singulière affirme sur l'origine est garantie par un autre discours, tenant lieu fragile du rôle qu'aurait dû jouer le discours de l'ensemble pour l'enfant et *d'abord pour le discours parental lui-même.*

Nous ne prétendons pas que toute pensée délirante primaire donnera lieu à une même théorisation, mais nous pensons que chaque fois qu'elle apparaît, dans une situation où on peut l'analyser, on retrouvera :

— Un énoncé qui, pour des raisons différentes de celles propres au roman familial, tente de reconstruire l'origine de l'histoire du sujet (dans le cas présent, cette tentative a pour but de démontrer la vérité du postulat implicite du discours maternel et, de ce fait, d'assurer que ce discours ne manque pas de signification et qu'une vérité peut y avoir place).

— A partir de cet énoncé sur l'origine va se mettre en forme une théorisation qui va essayer de donner au concept « fonction maternelle » une signification qui, à sa manière, le transcende en le reliant au représentant d'une toute-puissance, généralement de la même lignée, la mère, la sorcière, la fée, qui offre au sujet un semblant de mise en ordre dans la succession des générations et donc dans la temporalité.

— Le passage du représentable au dicible, et donc, de l'affect au sentiment, pourra s'opérer à l'exception de ce qui concerne les affects éprouvés lors de toute expérience dont est responsable la faille présente dans le désir et le discours maternel. Chaque fois que le Je se trouve confronté à un expérimenté qui se relie à cette cause, il ne pourra trouver aucun énoncé intelligible dans le discours du porte-parole pour la raison fort simple que le porte-parole est dans l'incapacité de reconnaître que la non-transmission d'un « souhait d'enfant » est effectivement à l'origine de ces expériences ; la meilleure façon pour l'ignorer étant de nier que ces expériences aient existé ou existent. Il en résulte que tout ce qui touche l'origine du sujet, du désir, du plaisir et du déplaisir est banni d'un discours qui ne peut parler de l'origine à partir du moment où le sujet qui le parle ne peut répondre à la question de l'origine de sa propre fonction. La théorie délirante sur l'origine se constitue autour d'un énoncé qui redonne une réponse à cette question, elle substitue un dit, par elle créé, à un indicible du discours maternel.

Avant d'aborder l'analyse de la condition qui nous semble nécessaire pour que la potentialité psychotique reste telle, une question surgit : à partir de ce que nous venons de dire sur la problématique de celle qui va induire chez l'enfant la mise en place de la pensée délirante primaire, faut-il conclure que, déjà dans son cas, nous sommes confrontés à la pensée délirante primaire ? Il est difficile de répondre de manière univoque.

A partir de ce que nous avons pu entendre dans le discours de ceux qui nous parlaient de leur histoire, nous avons l'impression que, dans un bon nombre de cas, la réponse doit être affirmative.

Dans d'autres, par contre, ces femmes semblent avoir pu opposer à cette non-transmission d'un « souhait d'enfant », de la part de leur mère, une défense bien adaptée qui leur a permis de mettre en place des repères identificatoires relativement stables. Défense qui a consisté à privilégier des activités calquées sur un mode relationnel de type mère-enfant, sans avoir pour cela à être mère, et nous pensons à l'éventail des différentes vocations à visée humanitaire, ou à surinvestir des activités intellectuelles, grâce à quoi peut être méconnu tout désir de maternité. Mais cette réorganisation de l'économie libidinale ne peut se maintenir que tant que ces femmes restent à l'abri de l'expérience d'une maternité effective. Quand cela se produit, elles vont être confrontées à la problématique que nous venons de décrire. Elles ne pourront alors que faire leur possible pour éviter que le discours de l'enfant ne vienne leur dévoiler ce qu'a d'intenable la position où elles se situent chaque fois qu'elles s'adressent à lui en tant que mère. Cette hypothèse nous a été confirmée par ce que nous avons, non pas reconstruit à partir du discours de leurs enfants, mais entendu, quand nous avons pu avoir en analyse des femmes dont nous savions qu'un des enfants, ou l'enfant, présentait des troubles de type schizophrénique.

5 | *Le facteur nécessaire pour que la potentialité psychotique reste telle*

Nous avons vu dans cette potentialité le résultat de l'enkystement d'une théorisation sur l'origine non refoulée, qui peut, tant qu'elle reste à l'état de kyste, permettre que parallèlement et contradictoirement se déroule à ses côtés un discours qui, à l'exception de l'énoncé sur l'origine, paraît, et paraît seulement, conforme au discours des autres. A ce prix le Je peut, tant bien que mal, parler un discours, non conforme à ses propres fondements, et faire coexister des conceptualisations contradictoires de l'être, du désir, du monde.

Si on prête une oreille attentive au discours de Mme B... on voit, côte à côte, la présence d'une certitude sur *sa* théorie de l'origine et la présence de significations apparemment partagées par l'ensemble. Elle réussit ainsi à « habiter » un discours dans lequel ce qu'elle exprime sur les « sentiments » qui relient son Je à son entourage est conforme au discours des autres, alors qu'est hautement singulière la cause qu'elle s'en donne, cause d'elle non ignorée, même si prudemment passée sous silence, comme si cela « allait de soi ». Pour que ce clivage entre signification explicite et cause implicite soit possible, la première condition sera que la réalité ambiante et, avant tout, la réalité familiale soit agencée de manière à supporter cette contradiction.

Ce que permet le contexte familial de Mme B... qui nous montre :

— un mari qui accepte et souhaite de n'avoir, pour ainsi dire, pas de vie sexuelle, qui traite comme des enfantillages ce que sa femme a pu lui dire, de temps à autre, sur ses propres théories ;
— une mère, nous reviendrons sur ce point, qui par son écoute lui confirme silencieusement qu'elle est dans le vrai : « faire l'amour c'est dégoûtant », « il faut faire attention à ton fils, qu'il ne devienne pas comme le père », « les hommes c'est fragile, ça devient vite fou » (est frappant chez la mère de Mme B... le terme qu'elle emploie pour désigner les maris : « le père », qui fait irrésistiblement penser à celle qu'elle appelait « Lamère » comme si s'était constituée pour elle l'image d'un couple mythique représenté par « Lamère » qui devine, qui guérit et qui a des pouvoirs surnaturels, et « le père » siège de la folie et du mal).

Quand Mme B..., qui la voit fort souvent, parle à sa mère, elle a, à juste titre, la conviction que celle-ci comprend parfaitement ce qu'elle veut signifier et lui donne raison ; plus, le discours de sa mère, sous la forme aphoristique qui le particularise, reprend à son compte une série d'affirmations, déjà entendues, et qui confirment l'interprétation que l'enfant s'était donnée, en son temps, des pensées et des injonctions maternelles à son égard : « ne pas aimer les hommes », « ne pas transmettre au fils un désir d'enfant », « définir le père comme un objet fragile et dangereux ».

Persiste ainsi, sur la scène du réel, une voix incarnant le représentant de l'Autre, qui garantit que la théorie sur l'origine est vraie, que donc le discours du sujet reste le lieu où la vérité est possible, que la coexistence, dans le même discours, de postulats antinomiques est un paradoxe « normal ».

— Deux enfants qui, pendant toutes ces années, ont accepté de jouer un étrange jeu de questions et réponses. Peu attachés à leur père, très proches de leur mère, ils ont tous les trois inventé un langage, jeu bien sûr, mais pas n'importe lequel : « quand nous parlons entre nous en « notralangue » (étrange réinvention d'un métalangage par eux créé) un mot veut aussi en dire un autre, il faut deviner la réponse » ; nous ajouterons que le « notralangue » permet que toute réponse soit interprétée au gré de l'écouteur, que toute demande puisse demander tout ou rien.

— Une vie sociale qui, sous l'apparente normalité, est extrêmement pauvre quant aux idées qui circulent : commerçants, ils ne parlent avec leurs clients ou fournisseurs que de prix, crédit, qualité de la nourriture, etc.

— Jusqu'à ce jour, l'absence dans la réalité de l'existence de Mme B... d'épreuves particulièrement graves.

(Il n'est pas dans nos intentions d'analyser ici les raisons déclenchantes de la phobie, nous relèverons toutefois un point : elle éclate quelques jours après que Mme B... découvre, en faisant le lit de son fils, des taches de sperme. Evénement qui vient mettre en péril son mode de relation à celui qu'elle continue à traiter comme un petit garçon dont on peut ignorer qu'il a un sexe et qu'il pourrait un jour s'en servir.)

Dans le contexte ainsi décrit, trois éléments méritent une attention particulière :

— le rôle de la voix et de l'écoute maternelle ;
— la complicité de l'entourage familial pour les « pensées bizarres » de Mme B... ;
— l'absence d'événements traumatisants, maladies, deuils, qui résonneraient comme le retour d'un déjà-vécu.

Organisation d'une réalité quotidienne qui explique pourquoi on trouve parfois dans ces cas un trait analogue à un caractère présent dans la perversion : si le pervers a la certitude de savoir ce qui en est en vérité du désir et de la jouissance du partenaire, ces sujets ont la conviction que les autres connaissent cette théorie sur l'origine, qu'ils « pensent » des pensées similaires, et que, pour des raisons qui restent indéfinissables, ils défendent des théories erronées et qu'ils savent telles. Croyance fragile et préservée par la prudence dont ces sujets font preuve en s'arrangeant pour ne pas entendre et pour ne pas parler « certaines choses ». Mais pour que cette conviction se préserve, deux conditions majeures sont indispensables :

1 / la présence, sur la scène du réel, d'au moins *une* voix et *une* écoute qui leur apportent, chaque fois qu'apparaît le risque de voir leur discours mis radicalement en cause, l'assurance qu'il véhicule une vérité communicable à cette voix et à cette écoute ;
2 / la non-répétition rapprochée de situations dans lesquelles la frustration, la souffrance, le deuil atteindraient un seuil, supportable pour le commun, mais non supportable pour ces sujets chez lesquels ils s'accompagnent du retour de l'affect propre aux premières expériences qu'ils en ont faites.

Nous analyserons séparément ces deux conditions ; la seconde nous permettra d'expliciter la fonction que nous donnons à la « réalité historique ».

La voix et l'écoute incarnées

Le trait spécifique du vécu temporel de la psychose est la mêmeté d'un déjà-vécu-depuis-toujours, que le sujet retrouve et répète chaque fois qu'expérience et rencontre le confrontent à une situation que nous appelons « traumatique » : qualificatif qui ne dépend pas de l'objectivité de la situation mais de ce qu'elle réactive, en réponse, chez ces sujets.

Dans le registre de ses investissements significatifs, le sujet répète le même : même demande, même réponse, même angoisse, même idéalisation de l'objet. C'est pourquoi tout objet privilégié par sa libido suscite sous un mode direct, inversé, réflexif, la même forme d'investissement présente entre le sujet et les premiers supports libidinaux rencontrés sur la scène extérieure. Il en résulte que, dans l'espace du monde, ou bien n'existent que des objets affectivement « neutres », indifférents et, en un sens, indifférenciés, qui ne posent ni problèmes ni questions, ou bien, ne peut qu'apparaître le même, quelle que soit la forme sous laquelle il se déguise. Cette situation se reproduit inchangée dans la rencontre du Je avec le discours : ou bien ne sont entendus, au sens presque mécanique du terme, que des discours « indifférents » qui parlent d'un quotidien plat et pour lesquels la question d'une connotation secondaire ne se pose pas. Si on entend dire « que la vie est chère », « qu'il pleut », « qu'il faut aller à l'école », « qu'un tel est mort », ces affirmations seront dans ce cas prises à la lettre, constat descriptif d'un visible qui ne cacherait rien, d'une réalité dévidée de tout implicite. Ou bien, à l'inverse, *celui qui parle*, indépendamment de ce qu'il dit, est la réincarnation d'une voix première et, dans ce cas, le sujet réexpérimente la situation de rencontre qui avait été présente entre l'écoutant et le porte-parole. Dès lors tout énoncé devient sens énigmatique, support de significations qui interdisent toute mise en doute, toute épreuve de vérité, toute référence au discours des autres ; est nié que l'énoncé puisse mentir. Négation qui dépossède le sujet de tout droit à revendiquer une quelconque vérité pour sa parole quand elle n'est pas fidèle répétition de celle de la mère.

C'est pourquoi il faudra doter, *a priori*, la voix énonçante d'un pouvoir de certitude : la voix doit dire le vrai, fût-ce en s'exprimant sous forme d'énigmes, postulat nécessaire pour que les significations que l'enfant avait fait siennes afin « qu'un pouvoir parler » soit préservé puissent à leur tour revendiquer un attribut de vérité. Chez ces sujets n'a jamais pu s'opérer, sinon en apparence, la séparation indispensable entre la voix et la signification de l'énoncé : la voix énonçante reste le support d'une idéalisation extrême, elle garde l'attribut d'un « tout-pouvoir-savoir » et se pose comme seul dispensateur possible d'une garantie de vérité exigée par le Je. La signification des énoncés ne s'assure de sa vérité et ne tient son rôle identifiant que grâce à l'investissement libidinal dont jouit la voix qui les prononce, ils ne peuvent être référés à un fondement des énoncés partagés par l'ensemble. Le premier point indispensable pour pouvoir faire appel à cette référence aurait impliqué qu'on prenne une certaine distance vis-à-vis des premiers entendus, qu'on parte à la « quête solitaire » d'un savoir sur soi, qu'on puisse penser solitairement le non-pensé par l'Autre et, enfin, qu'on se soit accordé le droit de trouver dans un hors-famille un discours permettant de contredire, sans perdre, pour cela, tout droit à dire. Obligé de créer les fondements théoriques d'un discours singulier, grâce à une théorie tout aussi singulière, le sujet ne peut plus attendre du discours de l'ensemble un quelconque support. Pour que la potentialité psychotique ne débouche sur le délire manifeste, il faut que le discours et le Je trouvent un point d'ancrage possible dans la voix d'un Autre et non plus des autres, que celle-ci tienne la fonction que joue, pour les autres, le texte. Cette sujétion est la faille, qui se cache derrière la forme, et la formalisation, apparemment non discordante du discours : un Je qui ne peut faire que « *comme si* » il possédait des repères identificatoires autonomes et intériorisés, « *comme si* » il ne restait pas dépendant de la voix d'un Autre qui peut seul l'assurer que le discours qui l'institue est porteur de vérité. Si est généralement privilégiée, pour tenir ce rôle, la voix d'un vivant, c'est qu'il faut qu'un même et seul support soit conjointement le point qui aimante vers le hors-soi la libido narcissique, ce qui évite qu'elle n'inverse le sens de son vecteur et que ne s'établisse un circuit clos, et la source qui assure au Je ses énoncés identificatoires. Par cette réappropriation d'une partie du narcissisme projeté sur la voix idéalisée, le Je pourra préserver ce minimum d'auto-investissement indispensable à son existence. Ajoutons que, si la voix doit être de préférence une voix, c'est-à-dire portée par un être vivant, c'est aussi que son rôle de repère identificatoire exclusif exige qu'elle coexiste tout au long du temps du discours et qu'elle puisse confirmer au sujet qu'il dit le vrai chaque fois qu'un autre discours, celui des autres, risque de montrer qu'il n'en est rien. Le sujet ne peut s'accommoder, ou mal, d'une démonstration donnée une fois pour toutes, il faut qu'elle soit retrouvable chaque fois qu'un verdict de faux menace son discours. On voit dans quel piège se trouve emprisonné le sujet : le porte-parole a été effectivement responsable d'un manque insoutenable dans la texture du discours ; ce manque, l'enfant l'a voilé, colmaté, en construisant une interprétation qui, en inventant une cause sensée à la présence de ce « trou », a comblé le vide. Cette interprétation à son tour ne peut prétendre à un pouvoir de signification, et donc à un pouvoir de communication, qu'en cherchant et en trouvant chez le même porte-parole, *ou chez un substitut*, la réponse lui démontrant que la signification est entendable, qu'elle est assurée de recevoir un accusé de réception de sa part. Son discours est ce qu'il est à cause du porte-parole ; la conséquence sera que ce porte-parole garde seul le pouvoir d'accorder une preuve de vérité à ce qu'il énonce.

Le discours et le Je restent dépendants de la présence dans le hors-psyché d'une instance jugeante qui n'a pu être intériorisée et autonomisée. Il faut aussi se rappeler que « pensée et théorie délirante primaire » ont une visée bien précise : donner sens à une signification a-sensée véhiculée par le discours maternel, rendre raisonnables des injonctions inintelligibles, répondre aux énigmes d'un discours dans lequel l'énigme recouvre, non pas un savoir caché et à deviner, mais un manque ignoré pour lequel il faut inventer et créer une interprétation.

La théorisation délirante permet que ce « manque » n'aboutisse jamais à faire découvrir au sujet que la cause de sa construction théorique se trouve dans ce non-désir d'un « désir d'enfant » présent chez la mère, lui-même conséquence d'une faille dans le registre symbolique. Grâce à cela on pourra, comme le prouve Mme B..., se convaincre que si le père a éclaté c'est à cause d'une loi de la nature dont personne n'est responsable, que si une sonde a été violemment introduite dans votre œsophage, si on a failli mourir, c'est à cause d'une erreur qu'on a commise : formulations de loin plus acceptables que celles qui démontreraient que la mère veut votre mort, que la haine maternelle a induit l'éclatement du père.

Apparaît ici clairement le rapport surdéterminé que ces « théorisations » et ces « significations » entretiennent avec le désir du porte-parole :

— Elles sont induites par l'intuition d'une vérité sur le désir de l'Autre, la mère, parfaitement entrevue.

— Elles transforment cet « entrevu » de manière à ce qu'il devienne acceptable pour la psyché de l'enfant, « ce n'est pas elle qui a voulu me tuer, c'est Je qui s'est trompé de boîte ».

— Elles restent conformes à ce que la mère exige que pense l'enfant : « l'homme, c'est mauvais par nature » et « ça éclate », « naître, c'est une faute puisque effet de l'avalement d'un morceau du père », « être comme les pères, c'est ou la folie ou s'envoler et éclater ».

Mais cette « théorisation » ne peut assumer sa fonction que si elle peut prétendre être vraie : cet attribut de vérité elle ne peut le trouver que dans la confirmation qu'implicitement lui assurent l'écoute et le discours de celle dont le Je continue à être dépendant. En ce qui concerne « les autres », non seulement cette théorisation est en contradiction avec la leur mais elle ne peut être reçue par l'ensemble que comme une mise en question radicale des fondements de son discours, la preuve de la non-évidence de l'évident, comme cette parole « folle » qui dérange tout ordre, qui menace une définition de la réalité et de la vérité qu'on pensait une fois pour toutes acceptée par tout « semblable ». L'ensemble des autres va dès lors réfuter avec violence un tel discours, lui nier toute possibilité de compromis, lui imposer silence en refusant de l'entendre ou en faisant le nécessaire pour que l'énonçant soit exclu des lieux d'écoute. Face à cette menace, la potentialité psychotique permet qu'on évite de contredire ce discours en ne parlant *vraiment* qu'à un seul Autre, dans les réponses duquel le sujet peut projeter, sans contradiction patente, les vérités édictées en son temps par le porte-parole. La première condition pour que la potentialité reste telle est la présence assurée sur la scène du monde d'un Autre — que ce soit le premier qui s'est maintenu en vie ou un substitut possédant des attributs favorisant ce transfert — qui fait preuve d'une certaine complicité et proximité avec les pensées et les théories du sujet. Mari, épouse, ami, chef, enfant : il faudra *qu'au moins un sujet sur la scène du réel* accepte de reprendre à son compte la fonction et les attributs du porte-parole, qu'il fournisse au Je ce point d'ancrage et d'investissement indispensable pour qu'un « hors » continue à exister et pour que le Je y trouve une image par lui acceptable. La première condition qui a donné naissance à la potentialité psychotique devient la condition nécessaire pour qu'elle ne dépasse pas ce stade, pour que le Je apparaisse « comme si » rien ne le différenciait au regard des autres Je.

Il n'est pas dans notre intention de parler ici des particularités que pose, et impose, la psychanalyse d'un sujet chez qui est présente la potentialité psychotique et aussi bien ses formes manifestes : néanmoins ce que nous venons de dire montre en quelle place sera d'emblée projeté en ces cas l'analyste. A partir du moment où une relation analytique s'instaure, c'est lui qui, sur la scène du réel, devra venir prendre la fonction de cette voix unique qui assurait au sujet la vérité de son énoncé sur l'origine. Fonction qui, sur un plan, n'est pas différente de celle où nous projette toujours la relation transférentielle, mais fonction qui, dans ce cas, fait de nous celui qui devrait garantir la vérité d'une « pensée délirante », alors que nous ne pouvons que garantir au sujet que cette pensée a effectivement un sens, mais un sens que nous ne pouvons retrouver qu'en faisant appel à un ordre de causalité hétérogène au sien. La difficulté que pose la relation analytique aux deux partenaires en présence résulte du rapport ambigu qu'entretient l'analyste avec la pensée délirante de son interlocuteur : pensée pour laquelle il revendique un sens mais dont il ne peut partager l'ordre causal invoqué. Position difficile et qui risque fort de déboucher, soit sur une rupture de la relation, soit sur un excès de violence, cette fois commis par l'analyste lui-même, qui essayera d'imposer à l'autre de partager une vérité qui n'est pas la sienne, et *qu'on n'attend pas* qu'il ait pu reconnaître comme sienne, ce qui revient à dire que le seul choix qu'on laisse au psychotique, dans ce cas, c'est d'opter entre deux formes possibles d'aliénation.

Nous avons dit que pour que la potentialité psychotique reste telle deux conditions étaient nécessaires : la présence sur la scène du réel d'une autre voix garantissant la vérité de l'énoncé du sujet et la non-répétition de situations trop proches de celles responsables des premières expériences. C'est cette deuxième condition que nous allons analyser.

6 | *La réalité historique et l'effet de redoublement*

Cette deuxième condition nous confronte à un concept qui tient, pour nous, une place essentielle dans la problématique humaine et plus particulièrement dans la problématique psychotique : la réalité historique conçue comme cet ensemble d'événements réellement survenus dans l'enfance du sujet et ayant eu, pour les raisons déjà analysées, une action spécifique sur le destin de la psyché : la raison essentielle étant que, si sur la scène de la réalité, une fois que celle-ci a été reconnue comme espace extérieur et séparé, surgit de manière ou trop intense ou trop répétée un événement qui *met en acte* une mise en scène phantasmatique, il y aura télescopage entre les deux et impossibilité que s'opèrent le refoulement et la réélaboration du phantasme dont la réalité vient confirmer la légende. Nous avons souligné que cette réalité qui agit, et s'agite sur la scène du hors-soi, ne prend sa valeur pathogène que grâce à la particularité du commentaire qu'en donne le discours de l'Autre, ou de l'absence de tout commentaire pouvant en relativiser les effets. Si on en reste à la potentialité schizophrénique, on constate qu'un événement ou une série d'événements, inscrits dans la réalité, ont eu un rôle inducteur dans sa constitution, alors que la possibilité que la potentialité reste telle continue à dépendre de la manière dont s'organise tout au long de l'existence cette même réalité.

Pour expliciter nos propos, nous laisserons pour un moment de côté la potentialité pour nous tourner vers la forme de psychose la plus achevée : la psychose dans l'enfance précoce, qu'elle se manifeste par l'autisme ou la débilité profonde, peu importe.

Nous avons rappelé, à propos du contrat narcissique, la fréquence avec laquelle on trouve chez les enfants autistiques, ou étiquetés débiles, un même drame réel : abandon, rejet de nourrice en nourrice, parents ouvertement rejetants, intervention de la loi qui les déchoit de leurs droits, catastrophe somatique, etc. Il y a une erreur à ne pas commettre : extrapoler à ces cas ce complément de justification grâce auquel on prétend démontrer que si la majorité de la population des asiles psychiatriques appartient à la classe défavorisée[1], c'est que les riches gardent leurs fous ou les mettent dans des cliniques de luxe. La folie infantile n'est ni l'apanage d'un sous-prolétariat ni un effet direct de l'appartenance à cette classe, mais le fait d'y appartenir favorise effectivement le télescopage dont nous parlions. A propos du contrat narcissique nous avons aussi souligné que, si le regard de l'enfant, fixant l'espace hors famille, perçoit dans la relation des autres vis-à-vis du couple parental la répétition de celle qu'il phantasmait présente entre lui et le couple, il

1. Nous conseillons la lecture d'un livre fort instructif sur ce sujet et dont certaines conclusions sont irréfutables : A. B. HOLLINGSHEAD et F. C. REDLICH, *Social Class and Mental Illness*, John Wiley & Sons Inc., 1958.

y aura redoublement, sur la scène de la réalité, d'un énoncé identificatoire antécédent avec le risque d'une fixation à ce même et double énoncé.

Quand on apprend en lisant les histoires de ces enfants que le père a été mis en prison, interné ou inconnu, que la mère a eu dix ou douze enfants, elle ne sait même plus, que l'abandon fait partie du quotidien et parfois du nécessaire ou, comme dans tel autre cas, que l'enfant, atteint de brûlures au troisième degré, a été laissé sans soins dans un coin d'une pièce obscure et découvert par hasard par une assistante sociale, ou encore, dans un autre contexte, qu'une malformation de l'œsophage a fait que de six à dix ans, l'enfant a dû, tous les quinze jours, aller à l'hôpital pour se faire poser une sonde, et que ce sont là les seuls moments où la mère, infirmière, s'occupait d'elle avec une certaine tendresse, ou que tel enfant, après une série d'opérations, s'est vu amputé d'une jambe après quoi on l'a envoyé pour trois ans se « faire rééduquer » sans jamais aller le voir ; quand ces faits ne sont plus des exceptions mais paraissent des événements communs à ces histoires, on ne peut plus éviter de se demander quel a été leur rôle[1].

A côté de ces événements « excessifs » la clinique nous offre une autre série, dont on a bien le sentiment qu'elle représente aussi une sorte d' « expérience féconde » d'un autre type :

— Mme D... a été allaitée jusqu'à l'âge de vingt mois ; elle garde le souvenir de l'expérience particulière de son sevrage. Refusant de manger du « solide », un beau jour la mère décide de l'obliger à *désirer le refus* du lait. Alors qu'elle demandait avec insistance « le lait », elle la prend contre elle, sort de dessous sa robe une poire, qu'elle y avait préalablement mise, et arrose violemment le visage de l'enfant d'un liquide noirâtre et amer. Terrorisée, elle se met à hurler et, en effet, refuse depuis lors

1. Serait dans ces cas de peu de recours de croire tout comprendre en affirmant qu'il y a eu « non-accès au symbolique » ou « forclusion du nom du père » ou encore que l'événement « n'est pas symbolisable » : formules qui deviennent bien peu convaincantes dès qu'on les a transformées en ces sortes de passe-partout théoriques.

le sein : malheureusement, contre l'attente de la mère, elle refuse aussi de manger et risque d'y laisser sa vie.

— Mme R... est la troisième fille d'une femme, de caractère probablement paranoïaque, qui avait décidé que ses enfants seraient propres à douze mois. Ce qui avait réussi pour les deux premiers, mais pas pour la dernière. Elle a dix-huit mois quand sa mère, découvrant qu'elle a fait une nouvelle fois sur elle, entre dans une rage incontrôlable, prend les excréments, lui en barbouille le visage et l'enferme pour deux jours dans la cave.

— M. L... verra son enfance scandée par une série de morts successives. Entre ses douze mois et ses cinq ans, il perdra successivement un frère, un oncle, une sœur et enfin le père. Tout ceci dans le contexte particulier de la persécution réelle, subie par sa famille juive, vivant dans la France occupée.

Il ne servirait à rien de multiplier les exemples ; il serait illusoire de croire s'en tirer en prétendant que l'événement est suffisant pour expliquer les suites psychiques, ou, à l'inverse, que l'événement n'est qu'une justification secondaire, et que, de toute façon, la mise-en-scène que ces enfants se sont donnée du sevrage, du dressage sphinctérien, de la mort, sont conditions suffisantes et seules responsables : et de quoi ? Des trois exemples cités et pris dans trois histoires cliniques, le premier n'est jamais passé à la psychose franche, mais dès le début de l'analyse ont été manifestes la fragilité extrême des repères du Je, des phénomènes de dépersonnalisation inquiétants, une tendance à l'anorexie qui oscillait avec des moments de grande dépression, et enfin l'absence jusqu'à trente ans, moment où débute l'analyse, de toute vie sexuelle.

Dans le deuxième cas, sont apparus à répétition des épisodes délirants avec des thèmes de persécution où l'empoisonnement tenait une place centrale. Ils ont été précédés à l'âge de seize ans d'une agoraphobie qui a obligé le sujet à cesser toute scolarité, plus tard, d'une phobie homicide vis-à-vis d'une fille naturelle que cette jeune femme a fini par faire adopter quand elle avait deux ans.

Quant à M. L..., il présente ce qu'on appelle une structure caractérielle, ce qui, en clair, signifie qu'on ne sait pas trop quoi en dire. Pas simplement névrosé, on voit des éléments qui font penser tour à tour à la paranoïa sensitive, à des traits hypocondriaques, à des tendances perverses.

Par contre dans les trois cas les « symptômes » montraient *une relation directe*, dans leurs manifestations, avec l'*événement* dont ils reprenaient le scénario, en positif ou en négatif[1].

Avant de poursuivre nous allons résumer ce qui nous semble être la place accordée par Freud, dans le déclenchement du délire, à ce qu'il définit comme la réalité matérielle, terme qui recouvre notre concept de réalité historique. Il n'est pas question de considérer ici ce qu'entend Freud par réalité ou par principe de réalité : cela impliquerait qu'on réfléchisse sur l'ensemble d'une œuvre, qui ne serait pas ce qu'elle est, si Freud n'était venu redéfinir ce qu'il faut entendre quand l'homme parle de la réalité. Ce qui, par contre, autorise un résumé succinct qui, malgré les simplifications, ne trahit pas l'esprit de l'auteur, est la relation que pose Freud entre la frustration imposée à la motion pulsionnelle par l'épreuve de réalité que l'*ananké* impose et le refus que « le ça », entendu ici dans l'acception que lui donne Freud, peut opposer à la frustration et à l'épreuve. Deux textes sont à cet égard fort éclairants : « Névrose et psychose » et « Perte de la réalité dans la névrose et la psychose », les deux écrits en 1924, soit dix ans après *Le cas Schreber*. Nous commencerons par en citer textuellement trois passages :

— « Normalement le monde extérieur exerce sa domination sur le Moi de deux manières : 1 / par les perceptions actuelles, toujours à nouveau possibles ; 2 / par le capital mnésique des perceptions intérieures qui comme « monde intérieur » forme

1. Qu'on lise à ce propos l'étrange histoire de Mary Bell *in* : Gitta Sereny, *Meurtrière à onze ans*, de Noël-Gonthier, éd., 1974.

une possession et une partie composante du Moi. Or, dans l'*amentia*, non seulement l'admission de nouvelles perceptions est refusée, mais le monde intérieur lui-même qui, jusqu'alors, en qualité de copie du monde extérieur représentait ce dernier, se voit retirer sa signification (investissement). Le Moi se crée autocratiquement un nouveau monde, extérieur et intérieur à la fois. Deux faits ne font aucun doute, ce nouveau monde est bâti suivant les désirs du ça et le motif de cette rupture avec le monde extérieur est que la réalité s'est refusée au désir d'une façon grave apparue comme intolérable.

— « L'étiologie commune pour l'éclatement d'une psychonévrose ou d'une psychose demeure toujours la frustration, le non-accomplissement d'un de ces désirs infantiles éternellement indomptés qui s'enracinent si profondément dans les déterminations phylogénétiques de notre organisation. Cette frustration vient toujours en dernière analyse du dehors[1].

— « ... dans la psychose également deux temps seraient à distinguer : le premier coupant le Moi cette fois de la réalité, le second, en revanche, essayant de réparer les dégâts et reconstituant aux frais du ça la relation à la réalité. Effectivement il y a quelque chose d'analogue à observer dans le cas de la psychose : il y a là aussi deux temps dont le second comporte le caractère de la réparation mais alors l'analogie cède le pas à une similitude entre les processus, qui a une bien plus grande portée. Le second temps de la psychose vise bien lui aussi à compenser la perte de la réalité, mais ce n'est pas au prix d'une restriction du ça, à la manière dont, dans la névrose, c'était aux frais de la relation réelle. La psychose emprunte une voie plus autocratique, elle crée une nouvelle réalité à laquelle, à la différence de celle qui est abandonnée, on ne se heurte pas. Le second temps est donc, dans la névrose comme dans la psychose, porté par les mêmes tendances, il sert dans les deux cas l'appétit de puissance du ça qui ne se laisse pas dompter par la réalité. Névrose et psychose sont donc l'une comme l'autre des expressions de la rébellion du ça contre le monde extérieur, de son déplaisir, ou, si l'on veut, *de son incapacité à s'adapter à la nécessité réelle de l'*ananké. Névrose et psychose se distinguent bien plus entre elles par la première réaction qui les introduit, que dans la tentative de réparation qui la suit »[2].

1. Cf. Sigmund FREUD, *Névrose, psychose et perversion*, *op. cit.*, pp. 284 et 285.

2. Souligné par nous, *op. cit.*, p. 300-301.

Ces citations, pour succinctes qu'elles soient, montrent qu'au départ de cette tentative de reconstruction et de « guérison » qui incombe au délire Freud pose une épreuve que l'on doit à la réalité, terme entendu ici comme équivalent au principe de réalité, venue s'opposer à une motion du ça : la force motionnelle gagne la partie et refuse de se plier au verdict d'interdit ou d'impossible ; il ne reste alors au moi qu'à obéir à cette injonction, à désinvestir ces fragments de réalité pour les remplacer par une construction délirante conforme aux motions du ça et qui apporte l'illusion d'une réalisation possible.

Sans que cela soit dit explicitement, tout porte à croire que quand Freud définit la frustration comme « l'étiologie commune » pour l'éclatement d'une psychonévrose et d'une psychose, il voit dans cette frustration le résultat normal d'une *ananké*, tout aussi normale et normalisante. Ce qui la rend intolérable c'est d'exiger le « non-accomplissement d'un de ces désirs infantiles éternellement indomptés ». On a bien l'impression, confirmée du reste par d'autres textes, que comme « ces désirs » sont universels, c'est « quelque chose » dans la constitution du sujet qui les a rendus particulièrement intenses et a rendu impossible leur refoulement ou leur sublimation. Que ce « quelque chose », constitutionnel ou pas, existe, alors même que nous ne pouvons rien en dire, est certain. C'est à lui qu'on doit que les conditions nécessaires ne soient pas suffisantes. Mais cette inconnue ne doit pas escamoter le rôle effectif d'une réalité subie, rôle qui du reste ne peut jamais suffire à assurer qu'il en résultera une réponse psychotique, mais rôle qui a une responsabilité incontestable dans son éventuelle apparition. Si on revient aux passages de Freud cités, on voit que rien n'est dit sur une réalité qui porterait en elle un surcroît de frustration. Du reste, déjà dans *Le cas Schreber*, les avortements de sa femme, auxquels Freud accordait un rôle, étaient, certes, des événements pénibles, mais qui ne dépassent pas les épreuves que tout homme peut se voir infliger.

Et on peut justement profiter de l'appel fait à Schreber pour confirmer le peu de place que tient dans l'analyse freudienne de la psychose l'idée d'une *complicité de la réalité qu'aucune* ananké *ne justifie.* Les écrits du père de Schreber étaient connus par Freud et, en tous les cas, parfaitement connaissables. Etonnamment Freud n'en parlera que pour remarquer que l'auréole dont ce père jouissait parmi ses contemporains avait dû faciliter la projection sur sa personne d'un pouvoir divin. Or, quand on se penche sur les écrits de ce père, et le livre qui vient d'être traduit en français mérite d'être lu attentivement[1], on voit à quelle réalité insoutenable le discours paternel a soumis l'écoute du jeune Schreber, à quelle mainmise, sous l'égide d'un sadisme assez élaboré pour qu'il n'apparaisse pas tel, mais pas assez pour qu'il ne se manifeste pas comme tel, il voudrait soumettre le corps de l'enfant, dépossédé du moindre mouvement autonome, programmé comme pourrait l'être n'importe quel ordinateur. Une dépossession totale du penser, de l'agir, du dire, du faire est exigée par le pouvoir paternel qui doit :

« Supprimer à l'enfant, éloigner de lui, tout ce qu'il ne doit pas s'approprier, le guider avec persévérance vers tout ce à quoi il doit s'habituer » et encore « la condition la plus nécessaire pour atteindre ce but — il s'agit de la force de volonté morale — c'est l'obéissance inconditionnelle de l'enfant », et encore « l'enfant doit apprendre progressivement à admettre que s'il a la possibilité physique de souhaiter agir autrement, il s'élève en toute indépendance en atteignant l'impossibilité morale de le souhaiter... Il importe par-dessus tout de mater la rébellion — il s'agit d'enfants âgés de deux ans — jusqu'à ce qu'une soumission totale soit reconquise, fût-ce à l'aide de châtiments corporels »[2].

Quand on lit les ouvrages de ce père et quand on sait le retentissement qu'ils ont eu en Allemagne, ce qui rend bien peu vraisemblable que Freud les ait ignorés, il faut bien reconnaître que l'omission n'est pas chez Freud un oubli : simplement il ne prend pas en considération ce

1. MORTON-SCHATZMAN, *L'esprit assassiné*, Stock, 1974, traduit par Jeanne ESNAULT-VAILLANT. On regrette que le traducteur n'ait pas cru utile de lire les Mémoires du fils Schreber, ce qui lui aurait permis d'intituler la traduction française correctement par « Le meurtre d'âme ».

2. Cf. *op. cit.*, p. 50-51.

qui lui apparaît peu significatif pour la constitution d'une psychose. La frustration « par surcroît » ne l'intéresse guère. Ce qui n'enlève rien aux découvertes fondamentales qu'apporte son analyse du récit de Schreber ni à ce qui est dit dans les deux textes cités, sur le conflit moi-réalité dans la psychose. Le point sur lequel nous nous séparons de Freud concerne l'importance accordée à ce qui apparaît *effectivement* dans la réalité de celui qui pourra devenir psychotique et à la liaison que ce surgissement va opérer entre ce qui s'inscrit sur cette scène et ce qui avait été mis-en-scène par le processus primaire.

C'est cette liaison déjà rencontrée que nous allons remettre une dernière fois en cause.

En reprenant d'une autre façon le chemin proposé par Freud, nous dirons que ce qui est à l'origine de la réponse schizophrénique et de sa construction délirante répond à ces trois conditions :

— Le sujet est frustré « intolérablement » d'une signification.

— Le désir indompté et indomptable, qui refuse d'être réduit au silence, concerne aussi l'exigence d'interprétation et le besoin identificatoire constitutifs du Je.

— La pensée délirante primaire tente d'opérer la reconstruction d'un fragment manquant dans le discours de l'Autre, qui, dès lors, réapparaîtra illusoirement conforme aux demandes identificatoires du Je.

Si ce manque de sens et ce refus de signification n'étaient colmatés par la pensée délirante primaire, la psychose serait tout, sauf potentielle.

Le milieu psychique ambiant, tel que l'*infans* dans ces cas le rencontre et le perçoit, cet espace dans lequel l'originaire contemple son reflet confrontent *infans* et originaire à une réalité qui « résiste » à refléter un état de fusion, une identité soi-monde comme réalisation d'une réunification[1].

1. On aura remarqué que nous employons souvent indifféremment les termes de réel et de réalité, encore que nous privilégions le second. Si nous devions poser une différence nous dirions que la réalité est le réel « humanisé » et le seul dont profane et théoricien puissent parler, et que le « réel » est cette « matière », totalement inconnaissable, qui s'offre et s'impose à la

Le pictogramme du prendre-en-soi, d'une jonction unifiante et totalisante, sera démenti par le déplaisir, le refus, le rejet et, *a minima*, l'ambivalence dont la mère témoigne effectivement lors de ses rencontres avec le corps de l'*infans*.

Le primaire, à son tour, dans sa quête d'une mise en forme d'une scène primitive et d'un sens sur l'origine du désir, ne trouve plus dans le vu, l'entendu, le perçu, des fragments lui permettant de phantasmer un couple primaire, relié par un désir mutuel de jonction, de totalisation, d'intégration, par un plaisir partagé et qu'on désire faire partager.

Le secondaire bute sur l'absence d'une signification qui aurait pu réintroduire, dans et par l'entendu, le plaisir absent du vu.

Un premier manque inscrit dans la réalité psychique de celle que l'*infans* rencontre en entrant en ce monde va venir s'inscrire dans sa réalité corporelle, inscription qui pourra transformer en expérience de douleur l'acte d'avaler — de l'air ou du lait —, d'excréter, de voir, ou de toute autre fonction d'un corps qui aurait dû pouvoir se représenter comme un espace éprouvant du plaisir.

A cette « réalité » du vécu corporel viendra s'ajouter *la réalité d'un entendu* qui la « parle » et qui s'adresse à celui qui habite ce corps.

Réalité d'un manque chez le porte-parole, réalité d'une inscription dans le corps, réalité d'un entendu de la voix parentale : en redoublant la précédente, les trois vont se superposer et inscrire en lettres indélébiles un seul et même verdict qui confirmera « de l'intérieur » la mise-en-scène d'une relation psyché-monde où règne le désir d'un déplaisir.

A ce verdict répondra la pensée délirante primaire qui tentera de remodeler l'entendu et, par là, celui qui l'a perçu.

Mais une fois cette « pensée » construite et renvoyée à

métabolisation des trois processus. Ce qui résiste, selon l'expression de Lacan, à cette métabolisation, son résidu est ce qui permet que la psyché rencontre le monde sous la forme du VIVANT, soit de ce qui est indéfiniment à re-présenter, à re-mettre en scène, à re-interpréter.

l'expéditeur, encore faut-il que l'équilibre, obtenu à ce prix, puisse se préserver.

Si la première condition pour que la potentialité schizophrénique reste telle concerne une présence sur la scène de la réalité, la seconde exige que les expériences que la réalité continue à imposer à tout sujet, le temps de son existence, ne viennent, en se rapprochant trop de celles vécues au moment de la constitution de la pensée délirante primaire, dévoiler que le remodelage opéré par cette pensée n'était qu'un trompe-l'œil.

Dans le cas contraire retrouvera son éclat insoutenable la vérité entrevue : de votre plaisir et de la vérité de votre désir personne n'est désirant. S'il est vrai que tout phantasme de désir bute sur une réalité qui y résiste, dans ce cas cette résistance fait preuve d'un excès dont n'est responsable nulle *ananké* mais en premier lieu un « manque » dans le discours du représentant de l'Autre : manque de désir pour l'enfant, manque de désir pour le plaisir d'engendrer, manque d'une signification qui rendrait leur rencontre source d'un plaisir transmissible et dicible.

Trop proches et trop lointains, demandant trop et pas assez, le corps de la mère et son discours sont défaillants, le trop confrontant l'autre à l'impossibilité de satisfaire la demande, le pas assez à la non-valeur de toute réponse. A cet état d'insatisfaction répétitif la psyché risque de répondre par une clôture sur elle-même, par la perte de tout investissement vis-à-vis de ses instruments de réponse — l'étayage sensoriel —, par le désinvestissement de tout plaisir dès qu'on l'attend et on l'espère du hors-soi. D'où la facilité avec laquelle peuvent surgir des « silences fonctionnels » qui redoublent le cercle vicieux. Désérotiser le plaisir d'avaler, d'excréter, de voir, et plus globalement le plaisir d'exister, va s'exprimer et s'agir par un trouble des fonctions correspondantes. Mais comme le corps existe « en soi », s'ensuivront une souffrance du corps, l'expérience de l'hôpital, et, en réponse, l'exagération de l'anxiété, du rejet, de la déception maternelle, et comme conséquence l'exacerbation du sentiment d'angoisse chez l'*infans*, cela dans un circuit qui ne peut avoir de fin. Si rien de tout cela n'apparaît, on apprendra le plus souvent par l'anamnèse, racontée par le sujet ou par l'entourage, que son équivalent s'est manifesté sous la forme inverse : le calme d'une mer où aucun vent vivifiant ne souffle, la sagesse et le bon fonctionnement qui cachent le renoncement à toute intentionnalité dont on serait l'agent actif, le silence, ou la réponse en écho, qui dévoile la perte de tout plaisir d'ouïr et de tout désir d'entendre. Equivalent tout aussi désastreux, qui peut passer inaperçu aux yeux des autres, et qui laissera une profonde cicatrice : l'expérience et l'éprouvé d'un vécu vide, d'un espace sans relief, d'un temps dans lequel se répète la mêmeté des instants, s'ajoutant les uns aux autres, et pouvant se remplacer l'un l'autre.

Nous avons dit que c'est une telle situation que l'activité de penser doit pouvoir remodeler pour la rendre dicible et intelligible ; à ce prix seulement pourra être évité l'autisme infantile : d'où l'appel fait à la pensée délirante primaire.

Pensée délirante qui pourra soit s'enkyster et former la potentialité psychotique, soit donner lieu, sans solution de continuité, à une schizophrénie ou à une paranoïa infantile.

Prend fin ici ce que nous nous étions proposé de dire sur la pensée délirante primaire et la potentialité psychotique dans le registre de la schizophrénie. La place accordée à l'interprétation que forge le Je de l'excès de violence subie, exploit qui lui permet de rendre conforme à « la raison » ce qui avait pour but de l'exclure de ce registre, se justifie si on admet notre hypothèse, qui fait de cette « pensée » le pivot à partir duquel pourra s'élaborer le discours délirant et la construction schizophrénique[1].

1. La question que pose la présence de répits spontanés dans le vécu schizophrénique, alternant avec des épisodes délirants, mériterait d'être reprise en tenant compte de ce qui a été dit sur le rôle tenu dans la schizophrénie « potentielle » par la présence sur la scène du réel d'un Autre incarnant une instance non intériorisée. Ce rôle prouve la dépendance qui en résulte pour le Je et le prix dont il paye le non-passage à une psychose manifeste, mais montre aussi le pouvoir dont fait preuve ce même Je de retrouver une voix à qui demander de reprendre ce rôle, ou tout au moins de faire « comme si » afin de ne pas lui imposer une reconnaissance dont il reste capable : reconnaître qu'il y a maldonne, que n'existe pas d'identité entre les postulats des deux discours, que le dialogue comporte une surdité réciproque sur l'essentiel.

CHAPITRE VI

A propos de la paranoïa : scène primitive et théorie délirante primaire

A l'horizon de la potentialité paranoïaque se dresse le délire tel qu'il se manifeste au regard et à l'écoute des autres. Ces considérations sur la paranoïa, qui terminent ce livre, vont nous permettre de prolonger notre réflexion sur le rôle de la réalité historique, et sur son action dans la mise-en-sens que va privilégier la théorie délirante primaire. Il ne s'agit pas de proposer une théorie de la paranoïa, mais de montrer de quelle manière une « haine perçue » marque le destin de ces sujets et devient le pivot autour duquel s'élabore leur théorie sur l'origine. Haine qui, telle une sorcière, se penche sur leur berceau dès leur entrée en ce monde : le reste de leur existence ne sera qu'une lutte à armes inégales contre ce maléfice qui les persécute inexorablement.

Nous nous bornerons dans ce chapitre à isoler les caractères marquant l'organisation familiale que le sujet rencontre et le discours qu'il entend : c'est cette organisation qui fait de l'espace où advient le Je l'espace où pourra advenir la paranoïa. Nous n'irons pas plus loin : paranoïa et schizophrénie, comme la psychose dans sa totalité, n'offrent aucun raccourci à la démarche théorique, le « résumé » dans ces cas, ou bien se réduit à la répétition monotone de quelques slogans théoriques de tous connus, ou bien se révèle impossible.

Au moment où l'on passe dans le manifeste de la psychose, on rencontre la même question : qu'est-ce qui a transformé les conditions nécessaires en conditions suffisantes pour que la potentialité psychotique s'actualise dans le bruit et la fureur, seraient-ils le bruit et la fureur d'un silence qui peut être encore plus effrayant ? L'excès d'une de ces conditions déjà en elle-même excessive ? Le moment temporel où il s'est opéré ? A ces questions nous n'avons pas de réponse satisfaisante. Ce que nous avons dit sur la nécessaire présence d'un référent sur la scène du réel et sur ce qui advient si le sujet s'en trouve dépossédé nous semble offrir *une* explication sur la « cause déclenchante », mais certainement pas l'explication exhaustive. Nous renonçons à répondre en attendant que ce que nous apprend le discours psychotique permette un jour d'en savoir un peu plus.

1 | *Le phantasme de scène primitive et les théories sexuelles infantiles*

Nous allons revenir pour un moment sur ces « pensées sexuelles primaires » ou ces « théories sexuelles infantiles » que tout sujet a partagées. « Pensées » grâce auxquelles le Je de l'enfant se donne une première réponse sur le lieu où a pris origine son corps, sur le désir de ce « lieu » à l'égard de ce même corps, sur le plaisir ou le déplaisir qu'a pu éprouver ce corps de l'Autre au moment où il a donné origine au vôtre, et sur les raisons rendant compte de cet éprouvé. Toute théorie sexuelle infantile est une théorie sur la naissance, qui, en répondant à la question sur l'origine du corps, vient de fait répondre à la question des origines en construisant ce que nous avons déjà analysé sous le terme de cause originaire. Etait restée dans l'ombre la relation de cette mise-en-sens des origines avec la mise-en-scène de ces mêmes origines : mise-en-scène, ou phantasme, dans laquelle la relation présente entre les éléments qui occupent la scène vient figurer, au sens littéral du terme, ce que la « pensée sexuelle infantile » a la tâche de rendre dicible. *Scène* primitive et *pensée* sexuelle infantile sont les deux productions psychiques par lesquelles processus primaire et processus secondaire répondent à une question sur l'origine qui ne peut ni être réduite au silence, ni rester en plan. Les remodelages que subit ce phantasme au cours de l'évolution psychique sont concomitants avec les modifications successives que le Je pourra ou non apporter à sa théorie infantile sur son origine et sur les origines. Scénique et dicible suivent, pendant un certain temps, un parcours parallèle : les représentations scéniques de l'origine montrent de quelle manière ce qui est mis en scène va se remodeler afin de devenir apte à une figuration, dans laquelle puisse avoir place ce que nous appellerons ici la « théorie infantile sur l'Œdipe ».

Le remodelage du phantasme ne dépassera jamais ce stade, rien n'assure qu'il puisse l'atteindre. Il est évident que cette figuration continuera à respecter la double exigence imposée par le processus primaire : être conforme à son postulat, relier aux images de mots des images de choses de manière à permettre que tout représenté soit aussi représentation de l'image que la psyché se forge du corps propre. Nous avons parlé de remodelage, peut-être aurait-il mieux valu parler de figurations successives. En effet, la possibilité pour la psyché de mettre en forme une figuration du désir apte à représenter la problématique œdipienne n'annule jamais, pour autant, les figurations qui l'ont précédée : néanmoins elles pourront, à partir de ce moment, rester dans l'ombre et laisser occuper l'avant de la scène par la figuration la plus conforme à ce qu'éprouve effectivement *dans l'actuel* le sujet phantasmant.

On voit que le phantasme « œdipien » présuppose une théorie « œdipienne » : aucun des deux n'est là d'emblée, ils sont les conséquences de l'élaboration qu'imposent à la psyché les éléments qui viennent l'informer des « qualités » propres aux objets, qualités qu'elle devra prendre en considération dans sa représentation du désir de ceux qui se meuvent sur la scène du hors-soi et de la relation qui la relie à eux. Cette interaction entre scénique et dicible, entre phantasme de scène primitive et théorie sexuelle infantile est la manifestation d'une loi plus fondamentale : l'accès à l'image unifiée du corps va de pair avec l'accès à une image unifiée du langage. Loi dont on peut mieux rendre compte si on analyse la relation présente entre l'image du corps et le discours qui parle le corps. On constate alors que l'investissement par la psyché de l'appellation que le discours lui donne d'une partie et d'une fonction du corps est un facteur décisif dans la place qui sera donnée à cette partie et à cette fonction dans l'image du corps, image par laquelle la psyché se représente l'espace habité par le Je et *aussi* le Je qui l'habite. Ce que nous venons de dire concerne des universaux du fonctionnement psychique ; nous en avons longuement parlé dans notre première partie. Avant d'aborder la figuration que la paranoïa va imposer à sa représentation de la scène primitive, il nous paraît important de souligner pourquoi ce phantasme, chez tout sujet, vient répondre à un discours sur le corps énoncé par le porte-parole, et la fonction que joue, dans ce discours, la présence ou l'absence de plaisir.

Le corps parlé et le plaisir de celle qui le parle

Nous avons à différentes reprises insisté sur la tâche qui incombe au langage : permettre au Je d'avoir connaissance des forces à l'œuvre dans son espace. Connaissance qui ne devient objet de sa quête que si elle promet au Je une prime de plaisir, pouvoir « penser » le terme « plaisir », vouloir le « penser », implique que cette action soit en elle-même source de plaisir. « Parler sans plaisir » s'accompagne, dans l'*hic et nunc* du dit, d'un « penser sans plaisir » qui contredit la vérité du « dit » chaque fois que ce dernier prétend « parler » un plaisir du Je. Il en résultera, si cette contradiction est constante ou trop fréquente, que le discours devient le lieu où aucun énoncé sur le plaisir ne peut prétendre à un attribut de vérité ; dès lors il risque fort de devenir le lieu où aucune vérité n'est plus attendue. A propos du langage fondamental nous avons vu ce qui peut, dès lors, en résulter.

Nous voudrions ici mieux cerner l'action du porte-parole quand il vient nommer à l'enfant son corps, ses fonctions, ses productions, et les conséquences de cette nomination sur la mise-en-scène d'un phantasme qui est, par définition, mise-en-scène de la relation du sujet au désir et au plaisir.

Parmi les nominations que le porte-parole a la tâche de faire connaître vont jouir d'un investissement privilégié celles qui se réfèrent aux fonctions et aux zones source d'un plaisir érogène : la nomination des zones érogènes et l'appropriation de cette nomination comportent et doivent comporter une parole « érogène », parole qui ne peut être telle que si elle est source et promesse de plaisir. Que le porte-parole nomme les parties du corps et les « parties » par des néologismes, des périphrases ou par leur nom canonique, la voix qui nomme témoigne inévitablement à l'écoutant du plaisir, du déplaisir, ou de l'indifférence qu'elle éprouve à « parler » ces fonctions, ces organes, ces parties. L'enfant, conjointement à l'appellation, reçoit un message sur l'émoi que le nommé et sa fonction « causent » à la mère. Peu importe qu'on appelle le sexe du petit garçon le « zizi », la « petite bête » ou le « pénis », le choix étant rarement du reste non significatif ; l'essentiel est que la voix puisse témoigner qu'elle éprouve du plaisir à reconnaître son existence et à la faire connaître à l'enfant. Ce que la zone sexuelle exemplifie reste vrai, même si plus voilé, pour l'ensemble des énoncés parlant les parties-fonctions du corps. Ce plaisir dont devrait témoigner la nomination énoncée par le porte-parole a un rôle essentiel dans l'effet irradiant et totalisant que nous avons rencontré dans l'analyse du plaisir pulsionnel et dont nous avons souligné l'importance. Mais, pour que cet effet se produise, il faut que soit préservée la conviction que le plaisir maternel concerne l'ensemble des fonctions partielles et de leur production, y compris la fonction pensante. Faute de quoi il faudrait réussir à voir sans penser qu'on voit, en niant qu'on entend ou qu'on touche : le plaisir de voir qui s'accompagnerait de la crainte d'être découvert écoutant et pensant aura vite fait de disparaître[1]. A cela s'ajoute une autre exigence : l'intégration des plaisirs érogènes nécessaire à la mise en place d'une image unifiée du corps s'accompagne de l'appropriation par l'enfant de la série des énoncés nommant les différentes parties et fonctions de son corps. Nous avons dit que cette série doit offrir d'emblée, même si cela n'est découvert par la psyché que par étapes, une signification unifiante, un sens qui intègre le partiel sous l'égide d'un tout, qui anticipe la présence d'un projet du Je chez l'enfant.

C'est donc par ce que l'enfant entend dans le discours maternel parlant son corps, que va se faire l'accès à une image unifiée de celui-ci. Cette unification de l'image du corps a comme conséquence la possibilité d'intégrer les plaisirs partiels pour les mettre au service de ce but « unifié » qu'on appelle la jouissance. Jouissance d'un corps unifié qui devra se substituer au plaisir d'une zone érogène : promesse d'un plaisir différé qui permet, après coup, de donner un sens nouveau aux épreuves subies, à l'attente acceptée, au déplaisir plus fréquent que le plaisir. Expérience future d'une possibilité du corps et d'un pouvoir du Je qui doivent rester ces lieux où la jouissance est possible. A ce prix seulement le discours peut à son tour se poser comme un lieu où la vérité est possible : les renoncements que le porte-parole et la loi du père ont exigés, les promesses qu'ils ont faites, les projets qu'ils ont induits ne peuvent être acceptables que tant que d'une manière, fût-elle ponctuelle et fugitive, s'offre au Je la preuve qu'ils ne mentaient pas, que le plaisir différé qu'ils promettaient n'était pas un leurre par lequel on le trompait.

C'est pourquoi si dans le « corps parlé » vient à manquer une parole nommant une fonction et une zone érogène, et aussi bien, si cette parole existe mais refuse de recon-

1. Cf. ce que nous avons écrit à propos de l'objet persécuteur.

naître qu'elle est pour l'enfant, *et* pour le porte-parole, source de plaisir, cette fonction et ce plaisir risquent de manquer dans le corps tout court. Nommer le bras c'est posséder, bien sûr, l'idée d'un membre qui continue une épaule et se prolonge par une main, mais aussi savoir que celle-ci est siège de la préhension et que la *signification essentielle* de la préhensibilité, signification qui fraye sa voie à tout ce qu'on découvrira et qu'on posera dans la catégorie du prendre, du faire, du lâcher prise ou du geste d'adieu, se trouve dans la découverte première du pouvoir de la main de toucher un sein, de prendre la main de l'Autre, de caresser un visage et de « connaître » que ces actions sont source de plaisir pour le corps de l'Autre. Pour qu'il y ait une image du corps structurante et structurée, il faut que le porte-parole, qui nomme ce que le pouvoir sensoriel découvre, accompagne cette nomination d'un signe qui témoigne du plaisir qu'il éprouve à reconnaître ce que les fonctions partielles de l'enfant produisent. Le plaisir maternel à nommer le corps et à en donner une connaissance à l'enfant est une condition nécessaire pour que l'enfant conçoive son corps comme un espace unifié et pour que, dans un deuxième temps, les plaisirs partiels puissent se réduire à des préliminaires au service de la jouissance.

Si la jouissance sexuelle est une expérience qui fait défaut à l'enfant, encore faut-il que le plaisir dont la mère peut faire preuve dans sa relation au père montre qu'il est d'une autre « qualité », qu'il ne peut se réduire au plaisir de voir, d'entendre, de dire, qu'il comporte un « en-plus » énigmatique mais dont on assure que le futur donnera la connaissance. Pour que cette promesse soit entendue, et pour que l'enfant se l'approprie comme but futur de sa propre quête de plaisir, il faut qu'elle puisse lui apparaître comme l'expérience d'un corps et non pas comme l'expérience d'une zone de ce corps. Nous avons jusqu'ici insisté sur la représentation phantasmatique que le sujet se donne de lui-même et de sa relation au plaisir, à travers sa présentation de l'image du corps : il est évident que la possibilité de figurer une image unifiée du corps propre et une représentation intégrante des plaisirs partiels est une condition nécessaire pour que la psyché puisse se représenter une image unifiée du corps de l'Autre et une image intégrante de ce qui peut être pour ce corps source de jouissance.

Le phantasme de scène primitive dans la psychose montre ce qui arrive quand le sujet ne peut avoir accès à cette image unifiée et quand tout phantasme de plaisir ne peut mettre en scène que des corps fragmentés, avec, comme conséquence, le risque de faire du « désir de fragmentation » la cause toute-puissante du plaisir que l'Autre peut éprouver. Le phantasme de la scène primitive ne fait qu'exemplifier les caractères que partageront, dans le registre de la psychose, toutes les phantasmatisations d'un désir dont un corps est l'objet : des parties de corps se cherchant et se rejetant mutuellement, c'est à ce stade que se sont arrêtés aussi bien le remodelage de la scène que l'élaboration des énoncés parlant les plaisirs du corps. Avant d'analyser les raisons de cet arrêt, nous allons considérer les conditions nécessaires à ce que s'élaborent les successives figurations du phantasme.

2 | *Les conditions nécessaires à la réélaboration phantasmatique*

Nous avons montré que le passage du couple complémentaire au couple primaire est coextensif à la reconnaissance par la psyché d'un hors-soi, constat auquel aucun sujet, passé le stade de l'*infans*, n'échappe. Hors-soi qui implique la reconnaissance du corps de la mère, séparé du sien propre, possesseur d'un « sein » qui commence par être le représentant de tout objet de plaisir. Cette première figuration du hors-soi se présentera de manière identique chez tout sujet ; c'est pourquoi dire que le schizophrène ne reconnaît pas la séparation entre son corps et le corps maternel n'est pas exact. Le schizophrène *sait* l'existence d'un hors-soi, ce qu'il peut ne plus « savoir » concerne l'autonomie d'un « soi ». Qu'un désir hétérogène existe et annule son propre désir, qu'un

Autre décide en toute souveraineté de l'ordre du monde et des lois selon lesquelles devrait fonctionner sa propre psyché, sont pour lui des affirmations qui ont l'attribut de la certitude. Ce qu'il ne peut poser, en quelque lieu ou temps imaginable, c'est un lui-même qui pourrait continuer à être tout en se montrant différent de la forme et de la parole qu'on lui impose. Il ne peut se percevoir que comme une marionnette dont un autre tire les ficelles, ou comme un « en-plus », un « surcroît de chair » qui accepte de s'offrir à un autre corps, de devenir la preuve que la terre mère possède des colonies, qu'en ces terres étrangères sa loi, sa langue, ses institutions sont seules reconnues. Dans sa phantasmatisation il est évident que le schizophrène peut aussi se projeter à la place de cet Autre, c'est lui alors qui prend la place de la terre mère et l'Autre celle des colonies ; mais dans le premier cas comme dans le second, la terre mère et les colonies ne sont pas une seule et unique chose. Le phantasme de fusion, ou dit tel, est ce par quoi s'exprime le désir d'une chute des frontières, le désir d'une terre universelle qui ne permettrait plus de distinguer l'Etat colonisateur et l'Etat colonisé : mais ce phantasme est un « moment de rêve » que le schizophrène, comme tout un chacun, peut s'accorder. Si on cherche à définir, non plus le rêve du schizophrène (on n'y retrouvera pas de différence sensible avec le nôtre) mais le phantasme qui met en scène pour son regard le monde tel qu'il lui apparaît, loin de rencontrer un monde fusionnel, ce qui surgit c'est l'image d'un monde divisé par une lutte sanglante, lutte d'autant plus désespérée et désespérante que le vainqueur est depuis toujours et pour toujours connu.

Le schizophrène, comme tout sujet, a fait la rencontre d'un hors-soi sous l'égide du désir de l'Autre. Le premier occupant de ce hors-soi a été pour lui aussi le sein, moment de coïncidence entre l'espace du monde et l'espace maternel, qui projette sur le désir de cet occupant ce pouvoir d'engendrer le tout que l'originaire pictographiait par un auto-engendrement.

Dès ce moment se trouve projeté à l'extérieur du metteur en scène un écran sur lequel se déroulent les images d'un film qui lui apparaissent conformes à ce qui se joue sur la scène du réel : il ne sait pas qu'elles ne sont que le résultat de l'angle de projection qu'il a lui-même choisi. Dans la présentation du générique le regardant découvre d'abord une seule vedette, une *prima donna* — imago de la femme *primaire* — aux côtés de laquelle se meuvent des figurants dont il ne connaît pas le nom et qui ne semblent avoir d'autres fonctions que de se prêter à ce que la vedette veut imposer, faire, dire, refuser.

La première scène vient donc figurer chez tout sujet la relation que l'imago maternelle entretient avec les objets de son plaisir : le terme objet étant ici à prendre dans le sens du langage commun, de chose, de fragment inanimé, d'instrument au service de celui qui s'en sert.

Cette relation entre la mère et tout ce qui apparaît comme source ou instrument de plaisir (le sein, sa propre bouche pour le sein, la présence d'un autre sans sein, l'ailleurs d'elle-même) sera figurée par un phantasme dans lequel est attribué au seul désir maternel le pouvoir de prendre en soi ou de rejeter hors-soi tout objet présent dans l'espace. Ce dont il faut se souvenir c'est que normalement il devrait y avoir dans la psyché balancement entre deux figurations : celle où la relation présente entre la mère et l'objet, et puis entre la mère et le père, témoigne d'un plaisir partagé par les deux entités en présence, et celle où la relation met en scène le désir de rejet de la mère et le « déplaisir » qui en résulte pour le « rejeté ».

Ce qui est vrai pour cette première phantasmatisation du tout-pouvoir du désir de la mère vaut pour la représentation de la scène primitive une fois que la présence du père est reconnue : pour qu'une double représentation de la relation du couple existe, et pour qu'elle opère dans deux directions également nécessaires, encore faut-il que le rapport existant entre ce couple soit, non seulement perçu, mais aussi perçu comme une action qui peut leur faire plaisir, même si elle est à d'autres moments source de déplaisir. Ce n'est qu'à ce prix que celui qui contemple la scène peut conjointement reconnaître qu'existe un couple relié par un rapport privilégié et que ce vu peut devenir pour lui source de plaisir. S'il est vrai que la relation de rejet qu'il peut phantasmer présente entre les deux éléments du couple est une projection de son propre déplaisir de reconnaître qu'il y a couple et de son désir que l'un rejette l'autre, il est tout aussi vrai que si ce qui apparaît sur la scène du réel est toujours accompagné d'un signe qui démontre qu'il est source de déplaisir pour les acteurs, le regard, contemplant cette relation, peut difficilement faire du vu une source de plaisir. Le pouvoir projectif n'est pas illimité, l'excès de réalité, l'excès de démenti, comme la permanence d'un même et seul signe se frayent leur voie dans le primaire lui-même et y laissent leur marque. Le regardant commence par se phantasmer comme effet d'une *cause* projetée sur le désir de l'Autre, prototype des figurations que forge le processus primaire de ce qui est à l'origine de son plaisir ou de son déplaisir, et donc de ce qui est *cause originaire* et *origine de lui-même*. Cette première phantasmatisation, qui est un universel de la structure psychique, va subir un premier remodelage au moment où le regard perçoit *celui* qui occupe l'ailleurs de l'espace maternel. Nous avons vu que c'est dans cet ailleurs, et à partir de cet ailleurs, que surgissent les attributs paternels : dans un premier moment et généralement pendant une courte phase, il concevra ces « attributs » comme des « figurants » qui n'ont d'autres fonctions que de permettre à la vedette de tenir son rôle, de jouer des scènes qu'elle a été seule à choisir. Si le père apparaît d'emblée comme preuve de l'existence d'un ailleurs maternel, cet ailleurs reste sous la dépendance du désir de la mère. La brièveté de la durée que cette phase devrait normalement avoir dépend des signes de dépendance que le désir maternel pourra ou non manifester. Son attente pour une présence qui n'est pas celle de l'enfant, son plaisir d'écouter ou de regarder le visage d'un tiers, sa tristesse lors d'une absence alors que soi-même on est pourtant là, tous ces signes d'un plaisir et d'un déplaisir qui ne vous concernent plus et sur lesquels on ne peut rien, font que le regard du sujet se déplace, cherche le lieu de cette cause hétérogène et inconnue et découvre que « l'Autre-sans-sein », auquel on doit déjà des expériences de plaisir et de déplaisir, est partie prenante et a un pouvoir dans l'éprouvé maternel. Il faut, ici encore, insister sur un même constat : pour que cette « cause tierce » soit acceptable et acceptée, encore faut-il que sa découverte soit, tour à tour, source de plaisir et de déplaisir, et non pas seulement de déplaisir. Le déplaisir inévitable que procure l'existence d'un tiers, désirant et désiré par la mère, d'un tiers qui lui offre un plaisir dont on est exclu, doit être compensé par le plaisir d'un regard qui en contemplant leur rencontre, leur coprésence, et leur investissement réciproque, contemple, ce faisant, une situation dans laquelle le plaisir règne, dans laquelle s'unir fait plaisir, un « vu » qui s'offre au regard, l'autorise à voir et à en éprouver du plaisir. Pourra ainsi s'opérer une translation sur la cause de l'origine : si l'éprouvé du plaisir maternel exige l'éprouvé du plaisir paternel, si c'est de leur plaisir qu'ils sont chacun désirant ; dès lors le sujet pourra se représenter comme effet de ce double désir, et donc de la réalisation du plaisir parental. Double origine qui, en médiatisant et en relativisant le tout-pouvoir imputé au désir de l'Autre, permettra que le phantasme de la scène primitive puisse se remodeler pour devenir ce par quoi, et dans quoi, se figurera une relation sujet-désir forgée par la problématique œdipienne, par la connaissance de la différence des sexes et par la primauté accordée à la zone génitale dans la hiérarchie du plaisir. Dès lors, ce dernier modèle, en occupant le devant de la scène, repoussera dans l'ombre ses prédécesseurs, aidé en cela par sa proximité temporelle, mais aussi textuelle, avec un processus secondaire qui reconnaît en lui du familier, auquel il peut accorder un droit de cité sans prendre de risques trop graves. Ce résumé des figurations successives du phantasme de la scène primitive montre quelles conditions elles exigent :

1 / en premier lieu, la possibilité pour le metteur en scène d'avoir d'emblée à sa disposition une double représentation de l'éprouvé : le hors-soi doit pouvoir se figurer comme un espace dont la rencontre rend possibles déplaisir *et* plaisir ;

2 / pouvoir se figurer que celle qui commence par occuper la totalité de la scène permet que cette contemplation soit source de plaisir, que soit montré qu'elle désire que « cela » fasse plaisir ;

3 / la rencontre avec un ailleurs, dont les attributs qu'on lui impute viendront témoigner de l'existence d'un père et d'un désir non soumis au pouvoir de juridiction maternelle ;

4 / contempler dans ce père celui qui désire le plaisir de la mère et celui qui le cause, et dans le plaisir maternel ce qui trouve sa source dans ce désir qu'elle désire ;

5 / pouvoir figurer la relation du couple comme une rencontre qui peut leur faire plaisir, figuration qui sera responsable du plaisir éprouvé par celui qui ignore qu'il en est le metteur en scène.

C'est à partir de cette figuration du couple, comme source et lieu de plaisir, que va se remodeler la représentation que se donnait la psyché de sa propre origine : un double désir et un plaisir partagé viennent en donner une nouvelle représentation.

On constate que le passage d'une figuration à l'autre a comme condition que la nouvelle permette la représentation d'un plaisir, éprouvé par ceux qui occupent la scène, qui puisse être pour le phantasmant cause d'un plaisir qu'il partage. Condition nécessaire pour que le déplaisir résultant de la rencontre avec la séparation, le hors-soi, l'hétérogénéité des désirs — déplaisir inévitable car il implique toujours le renoncement à une première figuration et à un premier modèle de la relation soi-monde — n'aboutisse pas à une rupture entre le regard et le vu, entre l'activité de phantasmatisation et ce qui à partir de la réalité revient inévitablement comme preuve d'une non-conformité au phantasme.

Quand cette condition n'est pas respectée on assistera à la persistance d'un phantasme de la scène primitive, et d'une phantasmatisation de la réalisation du désir, qui dévoilera la fonction que la psyché accorde à cet

« ailleurs » de l'espace maternel. La construction qu'opère le schizophrène montre que les attributs lui prouvant l'existence de cet ailleurs n'ont pas dépassé la fonction de « figurants » : la *prima donna* continue à occuper le devant de la scène, à dicter les rôles. Toute relation de désir sera mise-en-scène comme une relation entre l'agent du rejet absolu, ou l'agent de l'avalement, de la prise-en-soi, et des fragments de corps, des fragments de choses, des instruments qu'il aimante vers lui ou qu'il rejette selon son bon plaisir. Le regard spectateur assiste, dans les deux cas, à une action violente qui *ignore ce que le « fragment » pourrait ou non désirer* : lui reste le choix de s'identifier à l'agent ou à la victime de la violence, mais entre les deux se maintiendra un rapport de non-réciprocité, la présence d'un non-désir et d'un déplaisir pour l'un des deux. Il en va autrement pour le paranoïaque.

3 | *La scène « entendue » et sa mise-en-scène dans la paranoïa*[1]

Nous avons souvent avancé, mi-plaisantant et mi-sérieusement, que la « mère-du-schizophrène » était la seule entité clinique créée par la psychanalyse et dont elle puisse prouver l'exactitude. Il est vrai que dès que l'on rencontre ces mères, dans leur très grande majorité, elles confirment le tableau que nous en avons tracé. Les choses changent quand on a affaire à la mère du paranoïaque : non pas que rien ne puisse s'en dire de généralisable, mais ce qui frappe dès qu'on l'aborde, tout au moins dans l'expérience que nous en avons, est le sentiment de malaise que donne un tableau caractérisé par son ambiguïté. Sentiment fort proche de celui ressenti, selon nous, par l'enfant lui-même : dans ce discours qui raconte sa relation à l'enfant, relation souvent difficile,

1. Le travail de Guy ROSOLATO, « Scène primitive et paranoïa » (in *Essais sur le symbolique*, Gallimard, 1969), n'a rien perdu de sa pertinence et de son originalité. Cf. aussi sur ce même sujet le texte de Micheline ENRIQUEZ paru dans le nº 14 de la revue *Topique*, Ed. de l'Epi, mai 1974.

et qui veut témoigner du courage dont la mère a fait preuve, des sacrifices endurés, tout devrait porter à la compréhension et à la sympathie, et pourtant... « quelque chose » sonne creux et provoque le sentiment d'irritation que l'on a face à un mensonge qu'on ne réussit pas à situer, tout en étant sûr de sa présence. On ne peut dès lors qu'avancer avec une grande prudence quand on essaye de passer du dit à ce qu'il pourrait recouvrir, et quand on tente de trouver des traits précis et partagés par ces mères. A l'inverse à ce flou s'oppose un style de relation entre le couple, qui paraît se répéter fidèlement, et, du côté des pères, la présence très fréquente de traits spécifiques, voire déjà paranoïaques. C'est pourquoi il est plus facile et plus justifié de se référer aux particularités d'une problématique propre au couple que de privilégier une problématique purement maternelle. Qu'il s'agisse de sujets que nous avons eus en analyse ou de sujets avec lesquels nous avons eu de simples entretiens en milieu hospitalier, nous avons constaté une étonnante similitude dans les éléments qui, dans leur histoire, concernent le vécu parental. Avant d'aborder cette histoire, il est utile de dire à quelles questions touchant la problématique délirante nous espérions trouver une réponse au départ de notre recherche. Devant le délire paranoïaque, trois caractères spécifiques nous avaient frappé :

— La nécessité de ne laisser place dans le système à la moindre ouverture, à la plus infime possibilité d'un doute chez l'interlocuteur. Dans cette irrécusabilité de la logique propre au système paranoïaque, une fois le postulat délirant posé, nous avons vu la preuve que, avec raison, le sujet ne peut tolérer la moindre faille dans son système ; une telle faille ouvrirait le passage à une avalanche emportant tout dans un précipice sans fond.

— La place accordée dans leur théorisation du monde au concept de « haine » : concept nodal autour duquel ils feront graviter l'ensemble de leurs sentiments, réactions et actions. Ici encore nous avons eu l'impression d'une nécessité absolue, d'un ciment sans lequel la construction s'effondrerait tel un château de cartes.

— La possibilité de préserver, dans leur discours et dans leur phantasmatisation de la scène primitive, une place à *deux* représentants du couple, mais à condition qu'entre les deux puisse être mise-en-scène une relation conflictuelle, et souvent une relation de haine. Cette relation nous est vite apparue non réductible à une simple projection mais être la réponse, amplifiée certes, donnée à un entendu et à un vu qui ont rendu la scène, jouée à l'extérieur, apte au phantasme de rejet et non apte au phantasme d'un désir de réunification.

Que le paranoïaque garde une relation privilégiée à la haine n'est pas une découverte ; tout délire d'interprétation, dans le registre de la paranoïa, montre la place accordée à la haine des autres à votre égard : si l'objet persécuteur ne peut vous laisser un moment de répit, ni vous permettre d'en prendre distance, c'est bien parce qu'il ne peut exister que tant qu'il peut exercer contre vous son désir de persécution qui est presque toujours vécu par ces sujets comme un désir de destruction. Ajoutons que, chez le paranoïaque, la raison de la persécution prend un sens bien particulier : on le persécute parce qu'on lui envie un bien qu'il possède (bien matériel, sexuel, idéologique), et on veut l'éliminer parce qu'il représente, de ce fait, un danger réel pour le dessein des autres qui lui imputent un pouvoir néfaste à leur égard. Ce pouvoir le paranoïaque peut le revendiquer, en faire son porte-drapeau et être prêt à se sacrifier pour lui. On retrouvera alors la notion de sacrifice : cependant, ce sacrifice ne vise pas le bonheur mais un ordre et une loi qui seront imposés et non pas offerts.

« Haine de la haine », écrivait Green[1] à propos de la relation du paranoïaque à ses objets. Mais avant tout,

1. Le concept de *Psychose blanche* que l'on doit à Jean-Luc DONNET et André GREEN définit une organisation psychique dont certains caractères se retrouvent dans ce que nous avons décrit comme potentialité schizophrénique. Leur approche et leurs conclusions diffèrent des nôtres. L'importance qu'ils accordent au « pensé » et à la fonction pensante, à l'apport de Bion, à l'analyse *mot-à-mot* de la texture du discours, aboutissent à une autre conceptualisation de la problématique psychotique qui mérite une grande attention. Cf. Jean-Luc DONNET et André GREEN, *L'enfant de Ça*, Ed. de Minuit, 1973.

et surtout, nécessité de la haine et, plus encore, *nécessité de rendre la haine intelligible, raisonnable et sensée.*

A la question que nous posait la présence constante de ces trois caractères, la clinique nous a apporté une première réponse dès que nous avons prêté une oreille plus attentive à ce qui nous était dit sur la relation du couple parental, attention dont le premier résultat a été de nous faire resouvenir d'autres récits, plus lointains dans le temps, et de constater la parenté présente dans l'ensemble de ces histoires.

Cette relation peut se caractériser par l'intensité et l'érotisation du conflit, et par l'expression manifeste d'une animosité allant parfois jusqu'à la haine qui, dans un certain nombre de cas, s'étendait aux deux nations auxquelles appartenaient les parents. Il serait fastidieux de donner à la file ces récits : nous en résumerons deux qui nous semblent éclairants, même s'ils se réfèrent à des situations extrêmes.

4 | *Les récits entendus*

1 / Mlle A... est la fille d'une Française et d'un « boche ». De ce père, disparu de son horizon quand elle avait trois ans, elle ne sait rien sinon qu'elle en porte le nom, allemand, que sa mère pendant longtemps l'a obligée à le prononcer à la française, prétendant que c'était une honte d'appartenir à cette nationalité et qu'elle ne voulait pas qu'on sache qu'elle avait eu pour mari un « boche ». Une scène est néanmoins fixée dans ses souvenirs : six mois après la séparation (elle avait donc à peu près quatre ans) le père vient la chercher à l'école ; elle s'en va en lui donnant la main quand apparaît la mère qui prend l'autre main et essaye de l'attirer vers elle. Elle se voit écartelée entre ces deux mains, dont aucune ne veut lâcher prise, saisie d'effroi et craignant réellement « qu'on me déchire en deux, que mon corps se casse et que chacun en emporte un morceau ». Pas une parole n'est dite, dans le silence s'exercent deux forces antagonistes dont aucune ne veut céder, au risque, apparemment non pris en considération, de détruire l'objet en jeu. C'est néanmoins le père qui à la fin lâchera prise, la mère emportera avec elle la petite fille et lui reprochera violemment d'avoir donné la main au « boche », d'avoir enfreint son ordre de fuir dès qu'elle risquait de le voir. Les rares fois où elle entendra parler du père ce sera avec une haine ouverte exprimée par le souhait qu'il meure et qu'il ne revienne pas. Souhait exaucé, puisqu'en fait Mlle A... ne saura plus rien sur lui. Il ne reprend vie que dans ses phases délirantes où il devient la cause de la persécution qu'on exerce contre elle pour la punir des crimes commis par le père ou, d'autres fois, parce qu'on craint qu'elle ne participe à un pouvoir secret du père, tour à tour dépositaire du trésor de Hitler, chef d'un gang tout-puissant ou éminence grise des puissances arabes. C'est là le seul récit dans lequel la haine du couple se manifeste sans contrepartie et aboutit très vite à une rupture. Dans les autres cas, le conflit et l'agressivité persistent dans une relation, visiblement investie fortement par les deux partenaires, et qui ne cesse que par la mort de l'un des deux ou n'est brisée que par un divorce qui intervient après de longues années de vie commune.

2 / Dans l'histoire parentale de Mlle C... nul conflit idéologique, tout se joue « en famille ». Dès les premiers mois de son mariage, la mère découvre les « vices » du mari : spéculateur invétéré, ayant déjà eu des ennuis avec la loi, elle a la certitude qu'il ruinera la famille, ce qui du reste arrivera grâce à une complicité certaine et non consciente de sa part. Lors de sa première grossesse, il lui conseille de faire des examens médicaux et lui avoue qu'il se fait suivre pour une syphilis. Dès lors elle craint que l'enfant « ne naisse vicié ». Dès sa première enfance, Mlle C... assistera à des scènes violentes et stéréotypées, la mère reprochant au père de les ruiner, le menaçant de faire intervenir le pouvoir judiciaire, le père à son tour exigeant qu'elle lui donne tout l'argent disponible, vendant en cachette ce qu'il peut trouver dans la maison. Vingt années passeront avant qu'ils ne divorcent : quand le père s'en va, la mère réagira par une dépression sérieuse nécessitant une hospitalisation.

Si nous faisions le compte des analyses et des entretiens que nous avons pu avoir avec des sujets répondant à notre définition de la paranoïa, le total serait modeste : c'est donc avec précaution qu'il faut entendre notre tentative d'en extrapoler le résultat. Mais la brève durée de toute existence et la relative discrétion dont font preuve les paranoïaques à l'égard de la psychanalyse, qui va généralement de pair avec une discrétion encore plus évidente de la part des analystes vis-à-vis de ces derniers, nous autorisent à proposer à la réflexion d'autres analystes les considérations qui suivent.

Celle qui nous paraît la plus assise cliniquement concerne le noyau commun que l'on retrouve dans l'organisation des situations familiales de ces sujets, sorte de « fragments » d'une réalité historique partagée auxquels vient répondre la mise en place d'une même théorie délirante sur l'origine. Nos propos seront centrés sur l'analyse de ces « fragments » et de cette « théorie » qui nous paraissent communs.

5 | *Le « portrait de famille » : l'idéalisation échouée et l'appel au persécuteur*

A partir des souvenirs que ces sujets gardent de leur enfance, se dessine une image particulière aussi bien du discours maternel que du discours paternel. En ce qui concerne la mère, ce qui est dit rappelle fort le portrait de la femme de l'alcoolique, avec, toutefois, une combativité plus agissante à l'égard du partenaire. Pour le reste, les unes et les autres se font le porte-drapeau d'une éthique forgée aux armes du devoir, du travail, de l'abnégation. Mère souvent « parfaite », elle laisse effectivement peu de marge à une possible critique de la part de l'enfant : non pas qu'elle l'interdise avec violence, mais elle s'arrange pour que, sur le plan du comportement, l'enfant, qui a l'intuition que quelque chose est fêlé, faux, ambigu, ne puisse pas le découvrir et se dire que son intuition est fondée.

D'où le climat de méfiance silencieuse et souvent, les premiers temps, culpabilisée dans lequel il se trouve plongé ; la méfiance paranoïaque, définie comme une sorte de trait caractériel, trouve sa source dans cette présence sur la scène du monde d'une image maternelle qu'on n'arrive pas à déclarer conforme à la vérité à laquelle elle prétend, ni à démontrer fausse par des arguments justifiés. Contrairement à la mère du schizophrène, on ne constate pas, vis-à-vis de l'enfant, une même attitude de rejet ni une même appropriation violente de l'autonomie du sujet : tout se déroule dans un clair-obscur qui fatigue le regard, tout se passe dans un espace ouaté qui rend les sons troubles. Là où chez le schizophrène on pouvait rencontrer la menace on entend ici la *mise-en-garde*, mise-en-garde « raisonnable » prononcée d'un ton qui se veut attentionné pour celui à qui elle s'adresse, et qui prétend que rien n'est imposé mais tout au contraire expliqué : en un mot l'enfant rencontre dans la voix maternelle une soi-disant juste mesure qui démontre, et, de ce fait, accuse la non-mesure de la voix paternelle. Ecran qui se dit protecteur contre l'excès de cette dernière et qui, en réalité, renforce, pour l'écoute infantile, les craintes, l'effroi, que la voix du père peut susciter : si on vous protège et si on passe son temps à vous mettre en garde, il faut que le danger soit bien grand et bien constant ! Or, celui qui entend ces « avertissements », source d'angoisse, n'est pas sans avoir l'intuition qu'ils ont une répercussion sur les craintes qu'il éprouve et sur les réactions que ces craintes provoquent : mais comment pourrait-il démontrer cette vérité alors qu'effectivement « ça crie » d'un côté et « ça protège » de l'autre ? Reste la solution de se méfier, au même titre, du cri et de la protection. Ce que le discours maternel dit quand il « parle » de celle qui l'énonce et de ce qu'elle éprouve peut se subsumer sous l'image de la femme de devoir, qui subit stoïquement les épreuves qu'on lui inflige, qui ne se met en colère que quand il s'agit de défendre les innocents, qui pourraient à leur tour devenir victimes, et pour commencer ses enfants, et qui, telle Cassandre, a du reste toujours su que ça finirait mal. Que la mère l'ait aimé, le paranoïaque est prêt à l'accepter, mais quand il parle des raisons de cet amour il ne peut que faire appel aux propres thèmes maternels : le devoir, l'éthique, le « bien ». Ajoutons que le plus souvent garçons ou filles, avant que n'éclatent le délire et sa systématisation, ont fini par aller du côté de la mère pour défendre ses droits et la préserver des exactions possibles : mais eux aussi *par devoir*, parce qu'il faut défendre la justice et les victimes. Il y a donc reconnaissance d'une relation d'amour entre eux et conjointement, en sourdine, une négation puisque la formule « aimer par devoir » est une contradiction dans les termes. Une autre expression que l'on trouve dans certains cas c'est celle de « maîtresse femme » : « elle a été la maîtresse femme » qui, face aux défaillances de la pratique et de l'éthique paternelles, a pris sur elle de faire marcher la famille, de gagner l'argent et de faire appel, à bout de souffle, à la loi des juges, de la police ou des psychiatres. Exercice d'un pouvoir qui essaye toujours de se fonder en droit, de prouver qu'on l'a exercé *malgré soi*, à cause d'une réalité qui devenait de plus en plus insupportable, en un mot : par devoir et sans plaisir. D'où ce que nous disions plus haut : rien ne se donne à voir sous la forme d'un abus de pouvoir décelable (ce qui est par contre souvent le cas chez le père), tout jugement de ce type ne peut que paraître lui-même abusif, injuste, coupable.

Mais à ce discours mesuré vient s'opposer la démesure des accusations et des revendications formulées *contre* le père. Sous l'apparent bon sens d'une mise en garde s'énonce en réalité par la voix maternelle la menace dont son discours est porteur : que « *jamais ton désir ne puisse être conforme au désir du père, sinon...* », l'absence d'un connaissable ne faisant que renforcer la peur d'un danger qui vous guette. Le trop-de-mesure opposé à cette démesure explique le sentiment de méfiance que l'enfant éprouve, méfiance dont la seule cause évidente le conduirait à désigner le père, alors qu'il sent bien que c'est du côté de la mère, là où rien pourtant ne se manifeste de manière patente, qu'il faudrait chercher. C'est là un trait caractérisant le discours maternel dans sa face manifeste. Un autre trait, particulier à ce discours, est que généralement un terme *manque* : le terme de jouissance, en tant que plaisir éprouvé lors de la rencontre entre les deux partenaires du couple et entre leurs deux désirs.

Nous verrons que cette absence est nécessaire afin que puisse se préserver chez la mère et dans le couple « le désir d'un désir *mauvais* », désir qui ne peut donc être source de jouissance, mais désir qui doit être présent.

Rien dans le rapport maternel au père et dans « les rapports » entre eux, rien dans ce qui est dit sur la maternité, sur la relation avec le jeune enfant, mais aussi, sur la propre enfance de la mère, élément important pour que le sujet puisse écrire sa propre histoire, rien n'est relié à un effet de plaisir qui ne renverrait qu'à un désir de plaisir. Si on parle du plaisir d'avoir eu des parents, ou d'être devenu parent, c'est un plaisir qui se veut fils et père du devoir accompli ou à accomplir. Tout ce qui tombe sous ce concept doit être conforme à une législation dans laquelle l'idée d'une jouissance due au plaisir est absente, et dans laquelle on ne « jouit » que par devoir. Il n'est ici question ni de sublimation ni de l'entrée en scène de la loi du père, qu'il s'agisse de son propre père ou du père de l'enfant, mais, pourrait-on dire, *d'un devoir qui devient plaisir* du fait que l'on serait seul à se l'imposer : le devoir est ici auto-imposé, auto-énoncé, auto-exercé. Le plaisir qui en résulte, et le seul qui puisse être valorisé par la mère, trouve sa raison dans « l'excès » dont on se montre capable, dans ce qu'on supporte et à quoi on fait face. Il serait hasardeux de parler d'une primauté de la pulsion masochiste ou de la présence, chez la mère, d'un trait paranoïaque. Cet « excès » est nécessaire afin que se préserve un « *état de conflit justifié* » avec le désir du père, il peut seul assurer que les comptes ne seront jamais clos, puisqu'on pourra toujours faire appel à un arriéré. Si le terme de jouissance fait défaut, et nous n'analyserons pas ici ce qui dans l'histoire infantile de la mère permettrait d'en rendre compte, c'est que le sens essentiel, dont ce concept est porteur, est celui d'un éprouvé réciproque qui annule toute comptabilité, tout en-plus et tout en-moins, entre ce qu'on éprouve et ce qu'on fait éprouver. Cette absence dans le discours du porte-parole a comme conséquence une transmission incorrecte de ce « souhait d'enfant », dont l'analyse nous a montré qu'il présuppose la participation à égalité des deux désirs dont l'enfant est issu. Cette transmission incorrecte n'est pas équivalente à la non-transmission présente chez la mère du schizophrène. A l'origine de l'enfant, la mère peut reconnaître son désir de création *et* le désir du père : mais à condition que ce dernier désir reste ce *contre* quoi mère et enfant auront à combattre. C'est pour la même raison que dans son « désir d'enfant » un plaisir éthique doit se substituer à un plaisir tout court : faute de quoi il lui faudrait reconnaître que le désir du père peut être dispensateur de plaisir, ce qui est incompatible avec la situation de « conflit permanent » nécessaire aux *deux* partenaires. La conséquence de cette problématique sera que le discours du porte-parole manque du terme nécessaire pour que chez l'enfant l'acquisition du langage et l'acquisition de l'image du corps débouchent sur deux espaces unifiés. Le « souhait d'enfant » bute à son tour sur un paradoxe à partir du moment où il s'accompagne de l'ordre explicite de s'interdire de réaliser le désir du père. Souhait dès lors paradoxal, puisqu'il s'agirait d'assumer ou de transmettre la fonction paternelle, tout en se disant que le désir qui la sous-tend est interdit. Ce paradoxe peut s'illustrer par les deux formules coprésentes dans l'énonciation du vœu de la part de la mère : « que l'enfant hérite d'un désir d'enfant », « que l'enfant démontre « aux pères » que leur désir d'enfant est inacceptable ».

On constate que, dans ces cas, le désir du père est interpellé, le nom du père prononcé, le pouvoir qu'il est supposé exercer, et qu'apparemment il exerce, présent et reconnu. Mais interpellation, reconnaissance et nomination désignent le père comme l'agent d'un désir néfaste, d'un désir dangereux dont la réalisation ne pourrait qu'entraîner « le mal ». (Personnellement nous pensons probable que la mère transfère sur le père une imago parentale, réduite à la dimension d'un simple « autre », avec lequel le conflit est possible, ce qui explique aussi que le conflit ne puisse cesser. S'il cessait, ou bien serait démontré, en cas de défaite, que l'imago possédait vraiment le pouvoir qu'on lui imputait, que l'effroi est justifié, ou bien, en cas de victoire, que l'autre n'a rien à voir avec une image que seule votre projection lui imputait. Dans ce deuxième cas, l'objet qu'on avait cru retrouver est reperdu, le deuil se répète et la dépression peut surgir.)

On prouvera et on exigera que le père ait un désir mais à condition qu'il apporte la preuve, justifiant la conviction maternelle, que ce « désir » est néfaste, et à condition qu'il garantisse que cette preuve *ne manquera jamais* ; que la mère rencontrera toujours un désir à combattre, un désir auquel s'opposer, un désir qu'on a le droit de déclarer illicite. Ce qui persiste, dans son rapport à l'homme, semble répéter son ressentiment pour un désir dont le premier destinataire a été un des parents ; on ne leur a pas pardonné ni de l'avoir refusé ni de l'avoir fait éprouver.

Si nous en venons maintenant à la réalité historique de ce que l'enfant « entend », on constate que la mère sait et dit qu'elle ne peut pas désirer la réalisation du désir du père ; les justifications qu'elle s'en donne et la « réalité paternelle » qu'elle « choisit » permettent que cette formulation ait place dans le secondaire sans en démanteler l'ordre logique. Ce verdict, porté par la mère sur le désir du père, ne peut donc pas rester caché à l'enfant qui est confronté à un discours qui exprime la souffrance, les revendications, la menace et le droit de rétorsion que le désir du père suscite. Nous arrêterons ici ce portrait de la mère, pour nous tourner vers son partenaire.

Du côté du père

Est frappante la fréquence avec laquelle on rencontre les traits suivants :

— vis-à-vis du désir de la femme, un même verdict qui le déclare « mauvais » et « dangereux » pour l'enfant ;

— l'exercice d'un pouvoir qui s'instrumente de manière à le transformer en un abus manifeste qui prend souvent une forme violente ;
— dans le même temps, ou dans une phase que l'enfant découvre plus tard, les signes d'une déchéance sociale ou l'apparition de traits caractériels dont le côté pathologique « crève » les yeux de l'enfant ;
— la revendication d'un « savoir » qui en ferait le dépositaire incontesté et incontestable d'un système éducatif qu'on impose par violence et pour le bien de l'enfant ;
— enfin, dans un certain nombre de cas, un trait que nous avons souvent rencontré chez le père du schizophrène et que nous définirons comme un « désir de procréation », qu'ils vont phantasmatiquement réaliser en posant une *équivalence* entre « nourrir » et « nourrir l'esprit ». A la place du sein, qu'il n'a jamais pu donner, le père va se poser comme seul dispensateur du « savoir » et tenter de créer par ce « don » une relation de dépendance absolue qui n'a rien à envier, quant à ses possibles conséquences, à celle que la mère peut établir avec le nourrisson.

Lacan, à propos du cas Schreber, soulignait déjà le rôle complice que tient une réalité qui vient confirmer que ces pères peuvent imposer des règles et des réglementations rigides, mais qu'ils sont incapables de se poser comme agents d'une loi dont ils auraient dû, d'abord, se reconnaître sujets. « Qu'il soit en fait de ceux qui font les lois ou qu'il se pose en pilier de la foi, en parangon de l'intégrité ou de la dévotion, en vertueux ou virtuose, en servant d'une œuvre de salut de quelque objet ou manque d'objet qu'il y ait, de nation ou de natalité, de sauvegarde ou de salubrité, de l'aide ou de l'égalité, du pire ou de l'en-pire, *tous idéaux qui ne lui offrent que trop d'occasions d'être en posture de démériter, d'insuffisance voire de fraude, pour tout dire, d'exclure le nom du père, de sa position dans le signifiant* » (souligné par nous). Qui s'étonnerait aujourd'hui de constater que ce « redresseur de corps » qu'était le père de Schreber, ce redresseur de tort, qui exerçait sa violence au nom d'une éthique qui voilait la pulsion sadique, n'ait pu apparaître au fils que comme l'incarnation d'une force, au sens le plus élémentaire du terme, face à laquelle toute résistance aurait été vaine et dérisoire, spectacle ravageant qui ne pouvait aboutir qu'à deux conclusions : ou bien toute Loi est mauvaise, ou bien la Loi exercée par le père n'est qu'une suite d'abus de pouvoir, illégitimes et impardonnables, la preuve que Dieu est mauvais, que rien ne justifie en droit les renoncements qu'on vous impose et auxquels on ne peut s'opposer, qu'il ne reste qu'à espérer qu'arrivera un jour où Dieu effectivement n'aura plus de commerce qu'avec des cadavres, qu'il sera ainsi dépossédé des victimes qu'il cherche pour assouvir ses propres visées. Les écrits du père de Schreber exemplifient caricaturalement certains traits souvent présents chez le père du paranoïaque : que la force illégale soit exercée au nom d'une éthique, d'une loi, de l'alcoolisme, de la psychopathologie, de la violence que la société exerce sur vous, ne change rien sur les effets dévastateurs qui risquent de s'ensuivre pour l'enfant qui la subit, et qui assiste aux excès dont elle se montre coupable.

Nous dirons, pour conclure ce paragraphe, que ce qui caractérise le discours par lequel chaque parent « parle » de sa relation au partenaire est la présence de sentiments dans lesquels le conflit est constamment exprimé et la haine a souvent place. Non pas que nous pensions que rien d'autre ne vienne cimenter cette relation : ce qui importe c'est l'excès dont ce discours fait preuve et la répétition inlassable des mêmes thèmes, affirmés avec une même violence.

6 | *Ce que l'enfant « entend » et la « théorie délirante sur l'origine »*

Dans son texte sur « Le problème économique du masochisme », Freud écrit :

« L'excitation sexuelle se produit comme effet marginal dans toute une série de processus internes dès lors que l'intensité de ce processus a dépassé certaines limites quantitatives. Bien plus, rien d'important n'adviendrait peut-être dans l'organisme sans avoir à fournir sa composante à l'excitation de la pulsion sexuelle. En vertu de quoi, l'excitation de la douleur et du déplaisir devrait, elle aussi, avoir cette conséquence. Cette coexcitation libidinale, lors de la tension de la douleur et du déplaisir, serait un mécanisme physiologique infantile qui plus tard s'épuise »[1].

Cette hypothèse peut, *mutatis mutandis*, s'extrapoler à l'interprétation scénique que la psyché forge de tout événement présent sur la scène extérieure et qui est pour elle source d'un émoi intense, soit parce qu'il témoigne d'une expérience vécue par les acteurs dans cette même tonalité affective, soit parce que l'interprète projette cette interprétation sur les signes perçus. Il s'ensuivra que, pour le metteur en scène, toute représentation d'un espace extérieur chargé de « bruit et de fureur », que ce soit le bruit du deuil, du conflit, de la douleur, de la haine ou de l'amour, se présente, en un premier temps de l'activité psychique, comme un équivalent d'une scène primitive *sensu stricto* : le coït parental, dont le vu est effectivement source d'un émoi intense pour le regardant, ne sera pas différencié d'un autre vu s'il comporte une même réaction émotive. Dans les situations ici relatées trois facteurs particuliers se retrouvent :

— Le couple érotise effectivement l'affrontement conflictuel, le vit dans une grande intensité affective qui montre qu'il est *d'abord* pour eux-mêmes le substitut d'une relation sexuelle.

— L'intensité de ce qui se joue lors de cette rencontre va de pair avec leur fréquence.

— L'exclusion du regardant prend un sens différent : son regard n'est pas exclu, ce qui est exclu c'est toute prise en considération de l'émoi que vu et entendu pourraient provoquer en lui. On a souvent le sentiment que son regard et son écoute sont appréciés par les acteurs : un témoin est le bien venu ; on s'accommode du fait

1. S. Freud, in *Névrose, psychose et perversion*, *op. cit.*, p. 290.

qu'il ne soit qu'un enfant, sachant qu'il suffit d'attendre pour que l'enfant devienne un témoin digne de foi auquel chacun démontrera, sans qu'il ait son mot à dire pour autant, le bien-fondé et la suprématie, de ses cris, de ses menaces, de ses exigences.

L'érotisation par l'enfant de l'entendu de la scène dans laquelle s'exprime et s'actualise le conflit est induite et renforcée par la sexualisation dont l'a préalablement doté le couple et par le plaisir à « la montrer » dont témoigne l'exhibition qui l'accompagne.

Une dernière réflexion s'impose : si la connaissance du terme jouissance, dans son sens canonique, est absente du « savoir » de l'enfant, il en va tout autrement pour la « haine » ; jamais il n'en aura une connaissance intérieure aussi profonde et éclatante que dans la première phase de son existence, d'où sa tendance naturelle à amplifier, jusqu'à cette dimension, tout ce que, plus tard, il pourra relativiser et transformer en colère, fâcherie, rancune. Plus sur la scène extérieure apparaissent des manifestations proches de la haine, et plus leurs équivalences et leur identité avec cet éprouvé qu'il connaît bien seront accentuées et très difficiles à remettre en cause.

Cette situation renvoie à l'enfant un message qu'il devra rendre apte aux exigences de l'intelligibilité et de la mise en sens. La création d'une signification, compatible avec l'entendu *et* avec l'exigence identificatoire du Je, sera la tâche que se donne la « pensée délirante primaire » et la « théorie délirante infantile sur l'origine » en rendant synonymes *conflit* et *désir*, *état de couple* et *état de haine*, et en posant comme cause des origines et de sa propre origine le conflit des désirs. Ce qui sauvegarde pour le paranoïaque, contrairement au schizophrène, la possibilité de poser comme son origine deux désirs, de leur donner place dans sa figuration de la scène primitive. Cette « première pensée » sur l'origine lui permet d'échapper au risque de ne pouvoir se représenter que comme fragment colonisé par le désir de l'Autre Absolu, mais confronte l'activité psychique à une élaboration qui va irrémédiablement marquer et faire dévier la suite du parcours qui aurait dû être le sien. Engendré par le conflit, effet de la haine, résultat de la réalisation de deux désirs, dont un doit être toujours celui qu'on combat, le sujet risque de se « découvrir » comme visée contradictoire, comme espace déchiré par deux désirs antinomiques. A partir du moment où conflit et désir deviennent synonymes, « être désirant » et « être en état conflictuel », désirer le désir *et* désirer le conflit, et plus succinctement « éprouver le désir, éprouver le conflit, éprouver la haine » le deviennent également. Si l'origine de l'existence, de soi comme du monde jamais séparables, renvoie à l'état de haine, on ne pourra se préserver comme vivant, et on ne pourra préserver le monde comme existant, que tant que persiste quelque chose à « haïr » et quelqu'un qui vous « hait ».

C'est là la logique qui fonde la relation paranoïaque au monde, une fois que le délire s'installe, c'est-à-dire dès que s'effondrent les défenses que le sujet avait pu construire.

Le système défensif

A partir de ce que ces sujets nous disent sur leur enfance et sur leur adolescence, on a l'impression qu'aux épreuves que leur impose la réalité du discours parental ils ont essayé de faire face par le *choix* d'un des parents dont on deviendra l'allié contre l'autre, jugé seul responsable des méfaits dont on portera la cicatrice indélébile. Dans les cas que nous avons suivis le choix s'est porté, après une première phase dont il ne reste pas de souvenir, sur le père. Dépassée la phase orale pendant laquelle la mère a eu la préséance absolue comme chez tout sujet, l'enfant paraît avoir cherché du côté du père un allié puissant qui lui permettrait de prendre une certaine distance vis-à-vis du porte-parole et l'autoriserait à espérer que l'appel au désir du père ne sombre pas forcément dans le vide ou dans le gouffre du mal. *Moment d'idéalisation* de l'image paternelle, moment de résistance opposé à la mère, mais surtout et avant tout tentative de projeter sur ces deux supports extérieurs, dans ce cas particulièrement aptes à tenir ce rôle, le clivage et le conflit qui déchirent son propre espace psychique. Si le « bon » et le « mauvais » s'affrontent à l'extérieur, on peut dès lors se voir comme une « unité », s'allier à une des « moitiés » du couple pour combattre à ses côtés, et penser qu'on éprouve « un » sentiment pour l'un et « un » sentiment pour l'autre, et que donc, entre sentiment et conflit, l'égalité n'est pas une loi de nature. Ce moment d'idéalisation de l'image paternelle est certainement induit par la crainte du retour à une relation de fascination, sidérante et sidérée, avec le représentant de l'Autre, expérience qu'on a faite et qui vous a appris qu'elle ne pourrait aboutir qu'au renoncement à être. Mais y joue aussi un rôle l'attrait qu'exerce souvent sur le Je infantile la démonstration de la force, du pouvoir, de l'autorité, démonstrations fort proches de son propre phantasme de toute-puissance et des formes qu'il lui donne dans le jeu, la rêverie diurne et dans les histoires qu'il se raconte. Mais cette idéalisation ne peut faire ici l'économie d'une manœuvre de séduction. On ne peut « désirer impunément » : si on désire ce qu'un des deux désire, on défie et on combat le désir de l'Autre, or cet « Autre » reste doté des emblèmes de la puissance ; quant à l'allié choisi il n'est pas beaucoup plus rassurant. Il faudra alors lui prouver constamment votre fidélité, votre soumission, s'offrir aussi comme allié de son plaisir et non seulement de son droit. C'est pourquoi chez ces sujets l'idéalisation, d'une part, préserve le but qu'elle a toujours — garder un même objet support d'investissement — mais, de l'autre, maintient inchangée la composante libidinale : il n'y a pas d'inhibition du but sexuel, l'idéalisé est aussi l'érotisé, l'allié celui qu'on espère séduire sexuellement. La tentation homosexuelle, toujours proche du vécu paranoïaque, trouve là la source ; se comprend mieux dès lors l'intensité de l'angoisse qu'elle réactive et la nécessité du démenti farouche que le sujet lui oppose.

Dans ce premier temps de l'histoire infantile on rencontre donc :

1 / La mise en forme d'une « théorie délirante primaire sur l'origine » qui donne à la haine et au conflit le rôle tenu ailleurs par le désir et l'amour.

2 / L'autoperception de soi-même comme conflit, chaque fois qu'on se perçoit comme désirant. Entre soi et le monde, soi et le couple, les deux désirs du couple, la même relation se répète. L'érotisation des signes du conflit les transforme en des équivalents d'une scène primitive et d'une mise en scène des origines, dans lesquelles le désir de l'engendrant et le désir de l'engendré sont conjointement « *désir de combattre un désir* », et dans lesquelles le plaisir exige l'affrontement et la violence.

3 / L'élaboration d'une première défense, efficace contre le retour à une position schizophrénique mais qui, tout aussi efficacement, va interdire au Je l'accès à un ordre structurant, à un fonctionnement conforme au discours de l'ensemble. L'idéalisation de l'imago paternelle, l'alliance faite afin que le conflit intrapsychique puisse se projeter à l'extérieur, et que les deux moitiés du couple deviennent les supports sur lesquels projeter son écartèlement, son clivage et sa « cassure »[1], ce sont là les moyens mis en œuvre afin de consolider un mécanisme projectif qui permettrait de « se voir » comme un espace unifié, de poser une différence entre désir et conflit, amour et haine. Image qui ne peut être unifiée qu'*illusoirement* : les différents morceaux de l'espace et de l'image du corps n'offrent un front uni que tant qu'on peut prétendre qu'ils mènent un même combat, qu'ils font leur une même cause. Qu'une défaite survienne et on les verra se disloquer et abandonner la partie en ordre dispersé.

Or ce troisième temps va, le plus souvent, buter sur un échec cuisant ; le père révèle au regard plus mature de l'enfant ce que sa force a d'illégal, ce que ses cris montrent sur ce qui lui fait défaut, les signes irrécusables d'une déchéance qu'on ne lui pardonne pas, ou d'une pathologie qui vous offense. La violence et la force manifestent ce qu'elles recouvrent de misère, de dérisoire, d'échec. La rigidité du législateur dévoile les abus qu'il

1. Terme que nous empruntons à un de nos analysés.

commet au nom d'une loi qu'il trahit, les idéologies et les grandes idées sont démentis crûment par le « pauvre type » qui est, pour les autres, celui qui se pose comme leur défenseur. Ce vu décevant est intolérable, « l'horreur de la déchéance », qui est la forme sous laquelle s'exprime ici l'horreur de la castration, saisit le regardant. Avec la perte du support de son idéalisation, et donc de sa possibilité d'idéaliser une des deux images, de s'en faire l'allié et de trouver dans l'aire familiale un lieu et une voix dans lesquels la vérité et la loi seraient présentes et vérifiables, disparaît la possibilité de préserver sur la scène extérieure ce qu'il y avait projeté. Ce qui vole en éclats sur cette scène risque d'obliger le regardant de se saisir — et il en reste alors saisi — comme lieu de conflit, lieu de la haine, lieu où la vérité devient indécidable. Il en résultera généralement un changement de cap : on tentera de préserver l'idéalisation du père mais en « négatif », il redevient tel que le discours maternel le voulait, le lieu d'un désir mauvais, mais qui a néanmoins beaucoup perdu de la brillance dont on l'avait paré, désir contre lequel on combat en se faisant l'allié de la victime. Changement de cap qui va idéaliser la « souffrance » maternelle, la « maîtresse femme » devient la « pauvre femme » qu'il faut protéger. Solution bancale, puisque l'alliance se fait au profit des « perdants » ; quant au « bourreau », qu'on accuse et qu'on combat, on ne peut totalement oublier qu'il est aussi celui qu'on a découvert porteur des signes de l'abus et du mensonge, celui parfois mis en accusation par la loi des autres.

Solution qui généralement se montre fragile ; quand elle réussit à se maintenir on aura le plus souvent affaire à ce qu'on appelle le « caractère paranoïaque », terme sommaire dont nous usons faute d'en avoir trouvé un meilleur. Il désigne cet ensemble de traits formés par une certaine rigidité, une certaine méfiance, la conviction de ses droits et de son savoir, c'est-à-dire cet « *ensemble-écran* » dont le plus rigide est l'apparence et qui laisse entrevoir, à l'arrière-scène, le gouffre dans lequel ces sujets risquent à chaque pas de tomber. Quand le pas se transforme en faux pas se constituera la mise en système de la pensée délirante primaire ; le monde deviendra tel que le délire paranoïaque le remodèle, afin que l'a-sensé de la situation où sa naissance l'a projeté retrouve sens.

A cette image du monde dont est responsable l'organisation de la réalité familiale rencontrée par le sujet, le délire permet de redonner un accès dans le champ de la signification en remodelant entendu et vu, selon une logique sans faille et conforme au postulat sur l'origine créé par la pensée délirante.

7 | *Les thèses défendues dans le procès au persécuteur*

Nous terminerons ces considérations sur la problématique paranoïaque en insistant sur les particularités de la relation au persécuteur, telle qu'elle s'y manifeste ; nous laisserons de côté ce qui, à l'opposé, fait partie des traits toujours présents dans cette relation. Nous ne parlerons donc pas du rôle tenu par l'idéalisation, ni du lien érogénéisé qui soude entre eux persécuté et persécuteur ; ce sont là des invariants, présents dans toute relation psychotique au dernier et seul objet que le sujet a pu préserver du naufrage où a sombré le reste de ses biens.

Ce qui frappe dans la paranoïa, par opposition à la schizophrénie, est ce que nous appellerons *l'exigence de communication*. La certitude, que tout délire offre, ne prend dans ce cas sa valeur que d'être mise au service du droit et du devoir spécifiques que s'attribue le sujet : la faire partager et l'imposer aux autres. Cette réalité qu'on « remodèle », selon l'expression de Freud, on n'a jamais accepté de la perdre : le « retrait d'investissement » n'a jamais été vraiment consommé. Le monde a continué d'exister et c'est parce qu'il faut qu'il persiste comme monde vivant qu'il faut le rendre conforme à un ordre, à une loi, à une connaissance, que l'ensemble a oublié ou a trahi. Il en va de même pour les « autres » : ici encore, le combat qu'on leur livre, comme les exactions qu'ils vous font subir sont la preuve irréfutable d'une reconnaissance réciproque de l'un par les autres et des autres par l'un. Le système logique qui sous-tend la relation persécutoire reprend à son compte le postulat sur l'origine qu'il transforme en dogme : pour qu'il y ait un existant et pour qu'il y ait un monde il faut qu'entre les deux le conflit ne puisse s'épuiser, qu'il reste en état d'activité continue, grâce à quoi offre de la haine et offre de la vie coïncident. Sur la scène du monde est projeté le modèle de la scène primaire : elles se confirment mutuellement la vérité de leur message, et nous dévoilent quels sont les derniers bastions que le délire protège : un savoir, sur la dualité du couple, qui a remplacé la catégorie de la différence par la catégorie de l'antinomique, ce qui est encore une façon de ne pas tomber dans le chaos de l'indifférencié, et d'offrir la possibilité de préserver l'investissement d'un hors-soi.

Cette proximité entre l'interprétation de l'ordre du monde que défend le Je et la mise en scène du couple parental par l'activité du primaire, la logique irréfutable du système délirant à partir de son postulat de départ, la certitude du sujet de parler « selon la loi » ; toutes ces données nous reposent la question de la relation présente entre le rôle imputé au persécuteur et le rôle qu'aurait dû faire sien la fonction paternelle.

Qui est le persécuteur pour le paranoïaque ? On peut sommairement séparer deux cas :

— celui, plus dangereux pour les suites agies, où le persécuteur est connu, représenté par un sujet défini qui peut faire souvent partie de l'entourage familial ;
— celui où il est représenté par une « classe » — les juifs, les possédants, les francs-maçons, les juges, les dépossédés —, extrapolation qui tente, avec succès, de médiatiser un conflit direct qui risque toujours de devenir une lutte à mort.

La « classe » on la combat ; espérer la détruire dans sa totalité est une tâche qu'on reconnaît impossible : à la place du meurtre on peut alors assouvir sa juste vengeance par les écrits, les revendications, les procédures. Autre avantage : en projetant dans l'ordre de la classe le persécuteur on projette aussi dans l'ordre d'une classe le persécuté, grâce à quoi des deux côtés peuvent trouver place les « *alliés* ». Se répète ainsi la position prise en son temps par l'enfant.

La fonction des alliés est double et joue un rôle important :

— En ce qui touche le sujet, elle va lui permettre de nier sa place d'exclu où les autres, de fait, l'enferment, et de garder la conviction de participer à un « ensemble », sorte de « majorité silencieuse » (ô combien !) forgée par son imagination, majorité dont il se fait le défenseur acharné.

— En ce qui concerne le persécuteur, ils vont jouer un rôle d'intermédiaire permettant de diminuer encore plus le risque d'un face-à-face entre le sujet et l'ennemi. Médiateurs qui agissent sous l'emprise du pouvoir d'un « chef », absent ou inconnu, qui donc ne sont pas directement responsables des malheurs qui vous arrivent, qui souvent sont eux-mêmes victimes de ce qu'on les oblige à faire et qui *témoignent toujours* des *bonnes raisons* qu'on a de haïr le tenant de ce pouvoir, aussi néfaste que démesuré.

Tout est mis en œuvre pour éviter un affrontement direct : la classe permet que soit mis à l'abri de la haine un objet connu et proche, les alliés permettent que ce substitut lui-même reste éloigné, ou inconnaissable, et de toute façon « *intuable* », ce qui rend le dévoilement du leurre encore moins probable. Leurre dont on réalise l'urgence et l'importance quand on voit ce qui peut arriver s'il échoue : la pulsion homicide actualisée sur soi ou sur les représentants de l'Autre. Cet évitement préserve aussi la possibilité pour le sujet de garder un investissement de la scène extérieure, auquel il ne veut pas renoncer. Contrairement au schizophrène, le paranoïaque ne se réfugie pas dans l'autisme, il existe parce que, et tant que, les autres existent, seulement il n'existe ni *pour*, ni *par*, ni *avec*, mais *contre*.

La raison de la persécution

Ici aussi on retombe le plus souvent sur du similaire. Si on lui en veut, si on le hait, c'est à cause d'un « bien » par lui seul possédé, bien privilégié, qui peut appartenir à des domaines différents, mais qui, très souvent, concerne un « savoir », source d'un « pouvoir » qu'on a le droit d'exercer parce que fondé dans l'ordre de la vérité. Ajoutons que dans le registre du savoir, comme souvent pour l'ensemble de ce discours, cette justification repose sur un « fragment » de vérité : elle désigne une qualité que le sujet possède réellement et qu'il ne fait qu'idéaliser de manière mégalomaniaque. Dans un bon nombre de cas, frappe la fréquence avec laquelle cette « raison » est partie prenante du champ social et en partage les idéologies : dès lors cette « raison » a aussi fonction de prouver que, loin d'être exclu de ce champ, et loin de s'en exclure, il est l'objet de votre « intérêt constant » de même que vous restez celui du sien, sans trêve et sans risque d'oubli : social et sujet se renvoient l'un l'autre.

Mais aussi bien cet appel fait à la classe, aux alliés, à un savoir possédé sur la loi, l'ordre, la justice, comme le dogme que le sujet en tire, nous semblent la conséquence d'un caractère spécifique et qui, mieux que tout autre, montre ce qui sépare cette problématique de celle du schizophrène : la position d'héritier que défend le paranoïaque.

L'héritier légitime

De la vérité du savoir que revendique le paranoïaque, ce dernier ne se prétend pas le fondateur. Le plus souvent son discours réfère à un dogme, une secte religieuse, une idéologie, un discours social, une vérité scientifique, dont il ne se veut pas créateur mais vis-à-vis desquels il se pose comme *le seul interprète fidèle et le seul héritier légitime*. On a l'impression que dans son rapport au discours, comme lieu où la vérité doit être possible, et non arbitraire, le paranoïaque réussit à préserver une place pour un énoncé sur les fondements, garanti par une voix autre que la sienne. Mais une fois cette instance tierce posée, tous les intermédiaires qu'il pourrait rencontrer et grâce auxquels il devrait reconnaître l'universalité de la loi et de ses applications deviennent pour lui « les autres » qu'il accuse de ne pas avoir compris, ou d'avoir trahi la pensée du fondateur, ceux qu'il faut démystifier ou combattre : au phantasme d'auto-engendrement vient se substituer un « phantasme » de filiation particulier, puisqu'il joue sur l'exclusivité des droits d'héritage. Compromis par lequel est préservée, d'une certaine façon, une place à la fonction que le sujet n'a pu donner à l'énoncé sur les fondements, place que peut seul occuper un référent particulier qui permet d'échapper à la clôture d'une autoréférence exclusive. Mais ce compromis va exiger en contrepartie que les tables de la loi ne se transmettent qu'à un prophète unique, qu'on ne rencontre que des infidèles qui refusent d'entendre le message véridique.

C'est là une des raisons pour lesquelles *l'autodidacte* est si fréquent chez les paranoïaques : entre le « savoir » et son travail d'appropriation, entre le texte et lui-même, comme seul héritier légitime dont les droits sont fondés et prouvés par une loi, le sujet ne peut accepter qu'il y ait ni intermédiaire ni partage. De cette façon le paranoïaque continue à pouvoir et à savoir compter jusqu'à trois : lui, le référent, les autres. Trinôme qui reprend une triangulation présente dans la scène primitive, qui évite le retour à une relation duelle, mais qui dévoile ce que la première triangulation comportait de malfaçon et la fragilité de ses fondations.

A partir du point où nous en sommes, et en attendant de pouvoir aller plus loin, le trait qui nous paraît le plus décisif dans la problématique paranoïaque concerne sa relation au père. De l'ensemble de ses récits s'impose l'idée qu'il y a effectivement eu une première phase, dans laquelle s'est faite une sorte de coïncidence entre le père réel et le père idéalisé, en positif ou en négatif ; un père réel a été doté par l'enfant des attributs de la toute-puissance et d'une toute-puissance dont on trouvait la confirmation dans les manifestations d'une violence réelle, qu'elle soit explicite ou qu'elle agisse, de manière plus voilée, par l'imposition d'une idéologie. Première phase dans laquelle le père, loin d'être absent, occupe l'avant de la scène et suscite une réaction d'admiration et de séduction dans le regard de l'enfant. Phase qui suit celle où s'est jouée la relation orale à la mère, relation qu'on ne peut reconstruire qu'en faisant confiance au discours maternel[1].

A ce moment d'idéalisation de l'imago paternelle paraît faire suite une expérience qui va rendre ce qu'on appelle la « castration symbolique » impossible, pour deux raisons apparemment contradictoires. La première est que la violence du père, si elle dépasse certaines limites, va faire fusionner le terme de castration avec l'image d'une vraie mutilation ; il n'y a plus dès lors pour le sujet possibilité de l'accepter comme une épreuve partagée par tous les sujets, elle devient l'inassumable d'une mutilation du corps qu'on ne peut que refuser et espérer faire subir à celui qui vous en menace. L'autre raison, que nous avons rencontrée souvent, renvoie à ce que nous avons appelé l'horreur de la déchéance, la déception inacceptable. Ce qui jusqu'alors était apparu comme les signes d'un pouvoir et d'une force se révèle signe de la psychopathie, de la déchéance ou de la délinquance. Il y a dès lors impossibilité de faire de ce représentant des autres le garant d'une loi et de préserver les repères identificatoires nécessaires au processus d'identification. C'est en ce moment que va s'opérer un premier tournant qui tente de reposer dans le lieu maternel ce qu'on ne peut plus situer dans le champ du père. Nous avons vu pourquoi cette tentative a peu de chance de se maintenir

1. Ce discours nous l'avons analysé plus haut : nous avons vu qu'il ne peut qu'interdire à l'enfant toute autonomie dans le registre du désir ; d'entrée de jeu et dès l'entrée sur scène du Je, lui est désigné un désir à refuser et à combattre. Ce verdict sur ce qu'il « ne doit pas désirer » a comme contrepartie un verdict identificatoire inacceptable sur « ce qu'il ne doit pas être » : en effet, il lui faudrait pour le faire sien refuser d'entendre ce que, conjointement, on lui désigne comme un désir ayant eu part dans son origine. Le désir paternel « mauvais » n'en reste pas moins un désir que la mère reconnaît avoir été présent. On comprend la tentative de l'enfant de chercher du côté du père celui qui pourrait redonner droit de parole à son désir : il est vrai que ce faisant c'est le désir du porte-parole qu'il lui faut refuser. Il est encore vrai que si l'enfant ne peut échapper à ce piège, c'est que les deux discours parentaux lui ont imposé une seule et même nécessité : valoriser un état de conflit pour rendre sensé leur discours.

longtemps. On en arrive ainsi à la systématisation de la pensée délirante primaire : la première manœuvre du système sera d'essayer d'extrapoler le conflit dans le champ social grâce à la démonstration du bien-fondé d'une « lutte des classes ». Classes sociales, de savoir, d'âges, elles ne font que se substituer à ces deux adversaires qui se combattent sans trêve : les représentants conflictuels de deux désirs, de deux sexes, de deux générations. Cette manœuvre « défensive », œuvre du Je et à son service, ne peut réussir que si le sujet peut donner une place dans son système à un référent-fondateur d'une loi, face auquel il se situera en position d'héritier exclusif.

Ce que nous avons dit sur la fonction de ce déplacement « socialisé » du conflit montre, *a contrario*, combien est plus risqué et moins ré-élaboré le système délirant qui se projette, sans médiateur, sur l'espace familial : soit que les médiateurs n'aient jamais pu être mis en place, soit que leur sortie de scène vienne témoigner d'une brèche faite dans le système. Brèche dont peuvent être responsables l'exacerbation du travail de remodelage imposé au Je, la violence du refus que les autres lui opposent, mais aussi certaines « réussites » thérapeutiques d'ordre chimiothérapique ou psychanalytique.

C'est la place du « fondateur » qui dans ces cas reste, ou redevient, libre avec le danger que vienne l'occuper le persécuteur, représenté cette fois directement par le père, la mère, l'enfant, la femme, ou tout autre individu qui soit l'objet d'un investissement privilégié de la part du sujet.

Mais se reconnaître « héritier du persécuteur » va aboutir à ne reconnaître dans l'héritage que le désir de meurtre qu'on vous porte ; à ce sort qu'on vous lègue, on risque de répondre en le reprenant à son compte et en *l'agissant* sur le persécuteur ou sur soi.

Fils du conflit, effet de la haine, créateur d'une théorie délirante sur les origines, qui le préserve du retour à une position plus archaïque mais qui l'empêche d'investir un projet conforme aux fonctions et au fonctionnement du Je, le paranoïaque nous montre, par son discours, le pouvoir créateur de significations et de sens que possède le délire et le rôle tenu par une réalité historique qui a obligé sens et signification à changer de cap, à renoncer à partager les postulats de l'ensemble, qui n'a pu fournir au sujet les pièces d'identité nécessaires pour qu'on ait droit de cité dans un monde et dans une réalité qui doivent, « par structure », paraître conformes à la définition que le discours de l'ensemble en donne. Prennent ici fin nos considérations sur la problématique du délire paranoïaque et sur la raison d'une « théorie » qui allie désir, haine et conflit.

« *L'espace où la paranoïa peut advenir* » : comme pour la potentialité schizophrénique, nous avons centré notre analyse sur les forces agissantes dans cet espace hors psyché que l'*infans* rencontre et avec lequel il sera d'emblée et pour toujours dans un état d'interaction. Loi à laquelle aucune psyché et aucun « monde » n'échappe. Cette interaction semble avoir été sous-évaluée par la théorie psychanalytique. La psychose montre à l'état pur, souvent exemplifié, le rôle primordial qu'elle tient dans notre mode d'existence, quel que soit ce mode. La psyché maternelle nous prouve, à son tour, que bien qu'ayant parcouru les différentes étapes qui vont de l'âge infantile à celui où l'on devient parent, elle accueillera le premier vagissement de l'*infans* comme un message dont le pouvoir, structurant ou désorganisant, n'a rien à envier à celui exercé, sur l'*infans*, par le message du porte-parole. La place que nous avons faite à la réalité historique n'implique aucune dévalorisation du rôle tenu par l'originaire et par le phantasme inconscient : tout ce que nous avons écrit est là pour le rappeler.

En limitant notre travail sur la psychose à ces deux chapitres, nous avons laissé de côté des problèmes essentiels et nous avons aussi passé sous silence ce que notre réflexion doit aux auteurs qui nous ont précédé dans ce déchiffrement d'un discours qui est plus enclin à questionner, et à nous questionner, qu'à répondre.

Dans notre avant-propos nous mettions en garde le lecteur contre le risque de voir dans l'ensemble des hypothèses proposées une construction plus achevée qu'elle ne l'est de fait.

Ce risque nous l'avons accru en ne résistant pas à la tentation que représente toute hypothèse, dès qu'elle paraît rendre intelligible ce qui était obscur. Si pour la majeure partie de celles proposées, nous avons le sentiment qu'elles sont justifiées par l'expérience clinique sur laquelle elles reposent, pour quelques autres nous savons que cette expérience n'a jamais été absente mais qu'elle est restée insuffisante.

Nous laissons au récit de M. R... le soin de clore ces deux chapitres : plus que tout théoricien il est porteur d'une parole qui a réussi à rendre dicible et intelligible ce qui, en l'absence de tels discours, serait resté pour nous tous de l'incompréhensible et de l'indicible.

8 | *Le récit de M. R...*[1]

M. R... est, comme il nous le dit, « quarteron » ; de ce quart de sang français nulle trace visible, il présente un pur type malgache. De même son ton de voix, une extrême gentillesse, jamais servile, le comportement gestuel parlent d'une culture qui n'est pas la nôtre. Nous avons pu avoir avec lui six entretiens ; il a ensuite disparu de notre horizon. C'est au Dr D... qui le suit au dispensaire, après l'avoir soigné lors d'un de ses internements, que nous devons de l'avoir rencontré. L'histoire, telle qu'il nous la raconte, pourrait se diviser en quatre chapitres intitulés :

1. *Le passé :*

a / l'image du père ;
b / l'entendu dans le « récit familial des pères » ;
c / le conflit des langues et la haine des races ;
d / l'image de la mère.

1. Ce récit n'est pas une histoire de cas : nous n'avons joué aucun rôle analytique et nous nous sommes contenté d'écouter M. R... La reproduction, presque textuelle pour le premier entretien, d'une partie de ce discours permettra au lecteur de réfléchir avec une connaissance de bien peu inférieure à la nôtre sur ce que ce récit montre, sur les hypothèses qu'il induit et sur ce qu'il confirme ou infirme des pages qui le précèdent.

2. *La décompensation :*

a / le premier mariage et la paternité ;
b / l'internement d'office et l'horreur du « vu ».

3. *Le tournant :*

a / la réalité mutilante ;
b / la punition méritée ;
c / la jouissance masochiste.

4. *Le présent :*

a / le second mariage et l'objet déchu ;
b / la phantasmatisation sadomasochiste.

Nous espérons que la lecture de ce récit puisse susciter, au moins partiellement, le même sentiment de vérité et d'inquiétante étrangeté que nous éprouvions face à un discours dont nous admirions la clarté, la lucidité, l'introspection, et dans lequel, sans aucune transition ni prévision possible, faisait irruption une phantasmatisation dans l'*hic et nunc*, intensément chargée d'affect et qui nous a fait souvent craindre l'*acting out*, mais ô combien « in » !, imprévisible et incontrôlable.

1. *Le passé*

a / L'image du père. — « *J'ai pris conscience*[1] *depuis plusieurs années que tout seul je ne suis pas capable de résoudre mes problèmes. J'avais pensé à cela depuis longtemps en lisant des livres et en essayant de prendre conscience. Actuellement j'ai l'impression de chercher à prendre conscience de mes problèmes...*

« *J'ai l'impression que l'essentiel pour moi c'est l'éducation, le mode de vie, beaucoup de choses encore qui sont en contradiction, grâce aux médicaments j'ai pu éviter ce qu'on appelle le désespoir, sans cela j'allais sur ce chemin. Pour moi le problème essentiel est celui-ci : j'ai été élevé d'une façon que je ne comprends pas, mon père était très sévère. Je me souviens très, très peu de mon père, par bribes, je me rappelle seulement qu'il était très sévère avec moi, il ne cherchait pas à me comprendre, il employait le nerf de bœuf. De ce que j'ai pu tirer de mes lectures, je crois qu'il est paranoïaque, un très grand paranoïaque. Pour moi il s'est toujours présenté comme un juge implacable, impassible,*

1. Nous reproduisons mot à mot le début du premier entretien.

il ne disait rien, je ne me rappelle que ces quelques mots : le père c'est le dominus, *comme à l'ancien temps, il a le droit de vie et de mort sur ses enfants et ses employés...*

« *Je me suis révolté à l'âge de seize - dix-sept ans, et je suis parti. Il me tapait avec un nerf de bœuf sur lequel il y avait des clous, c'était peut-être un hasard. Mon père aussi a eu une éducation difficile. A travers les souvenirs qu'on m'a donnés de lui, on m'a dit qu'il vivait d'une façon très solitaire, il était très traumatisé par sa propre existence. Je me rappelle très bien des cours de latin, mon père me frappait, je n'y comprenais absolument rien...*

« *Mon père travaillait dans la magistrature, il n'avait pas un poste très important, il exerçait auprès du tribunal pour les enfants, son propre père avait déjà la même fonction, c'est ce qu'ils auraient voulu que je fasse aussi...*

« *Quand mon père a quitté Madagascar et qu'il est venu à Paris, je ne l'ai pas vu pendant longtemps, maintenant je le revois de temps à autre, il est devenu beaucoup plus calme, je crois qu'il sait se contrôler...*

« *Vous savez, il fut un temps où j'admirais beaucoup mon père, même maintenant des fois, mais surtout quand j'étais enfant, il me faisait peur mais j'admirais sa force, et puis je me dis, des fois, qu'il avait su devenir ce que moi je ne suis jamais devenu, et aussi qu'il savait maîtriser les autres et imposer ce qu'il voulait. C'est un peu ce que j'aurais voulu savoir faire, c'est pour cela que je l'admirais mais j'ai vite compris que moi je ne pourrais pas...*

« *Oui, à un moment j'ai admiré mon père, étant tout petit je l'admirais beaucoup. Je n'ai commencé à le juger que vers l'âge de quatorze ans, et alors je pensais que c'était en fin de compte un homme qui ne m'aimait pas, qui était injuste envers ma mère et depuis j'ai toujours pris la défense de ma mère. Dès ce moment nos relations n'allaient plus, je me suis aussi dit que c'est pour ça qu'il m'avait tout petit mis en pension, car j'ai toujours été en pension...*

« *Au fond de moi j'ai pensé de lui qu'il était injuste, qu'il était méchant, mais je ne savais pas encore que c'était une maladie. Je lui en voulais simplement d'être méchant, de ne pas m'aimer, de me séparer de ma mère,* parce qu'il avait peur de moi[1], *il avait peur que je prenne le parti de ma mère, il n'admettait pas que je dise à ma mère quels étaient ses droits, qu'elle ne*

1. Nous soulignons pour indiquer le ton emphatique que prend ici son récit.

devait pas se laisser battre par son mari, ou des choses comme ça. Je ne comprends même pas pourquoi j'en voulais tellement à mon père, c'était comme une personne à qui on ne peut parler parce qu'il n'écoutait pas, il n'écoutait jamais, il parlait toujours et me méprisait d'avance, chaque fois que j'ouvrais la bouche il disait que je disais des bêtises et que j'avais intérêt à me taire. A partir de quatorze ans, lorsque je venais en vacances, je le sentais comme un individu dangereux pour moi, j'ai toujours eu cette impression qu'on lisait en moi, qu'on voit mes pensées, et à certains moments on m'appelait hypocrite parce que j'ai peur qu'en regardant la personne elle voit au fond de moi-même, et j'avais toujours cette impression que mon père devinait ce que je pensais et ça automatiquement, comme ça, continuellement... »[1].

Ces extraits appartiennent au premier entretien que nous avons eu avec M. R... : d'emblée c'est autour de l'image du père et de l' « *éducation contradictoire* » — terme qui reviendra dans les séances suivantes — qu'il situe la source de son « désespoir » et qu'il se pose et nous pose les questions concernant sa « maladie ». Cette contradiction, selon M. R..., a son origine dans un « récit familial » qui se répète dans les deux générations qui ont précédé M. R... : ce récit possède les caractères d'une théorie délirante sur l'origine et ne peut être assimilé à un « roman familial ».

b / Le « récit familial » des pères. — L'arrière-grand-père de M. R..., Français vivant en France, a épousé une jeune fille appartenant à la haute noblesse, mésalliance que la famille de celle-ci n'a pas pardonnée. Le couple a été complètement exclu et trois à quatre ans après son mariage la jeune femme meurt après avoir donné naissance à un fils.

De ce fils, grand-père de M. R..., la légende, telle que la lui transmet son propre père, dit qu'il a vécu totalement seul, sans femme et entouré par des « grands chiens noirs ». Arrivé à l'âge adulte et après avoir dissipé la fortune (paternelle ? maternelle ?), il s'expatrie et dans ce nouveau pays entre dans la magistrature. Il épousera une Malgache et vivra selon les coutumes du pays. Ce grand-

1. Pendant tous les entretiens nous entendrons M. R... passer continuellement de l'imparfait au présent et inversement.

père, M. R... le connaîtra. Il s'en souvient comme d'un homme extrêmement solitaire et autoritaire, qui exigeait que toute la vaisselle dans laquelle il mangeait soit réservée à son seul usage. M. R... se rappelle d'une scène épique, à laquelle il a assisté, une fois où le grand-père avait soupçonné que quelqu'un d'autre avait bu du thé dans la tasse qui devait lui être réservée. De ce mariage naîtra le père de M. R..., qui à son tour épouse une Malgache et a comme maîtresse officielle la demi-sœur de cette dernière. De ce mariage naîtront dix enfants, M. R... étant l'aîné de la fratrie.

c / Le conflit des langues et la haine des races. — Ce qui frappe comme le trait caractéristique, qui se répète aussi bien chez M. R..., Malgache pour trois quarts, que chez le père de M. R..., métis, que chez le grand-père qui a épousé une Malgache, est un mépris fondamental et une haine non déguisée pour la race à laquelle appartiennent les femmes de ces différents hommes, mépris et haine qui vont assez loin, pour que le père de M. R... exige que ce dernier ne parle pas et ne connaisse pas la langue de la mère et qu'il ne s'exprime qu'en français. Dès son plus jeune âge, il sera mis, malgré les dépenses, dans un collège de stricte langue française. Or, fait important, la mère de M. R... ne parle pour ainsi dire pas le français, résistance à apprendre la langue que parle le mari et la langue dans laquelle il s'adresse au fils, qui en dit long sur ce que, au fond d'elle-même, elle doit éprouver pour la race à laquelle appartenait le père de son mari. Cette interdiction fera qu'entre M. R... et sa mère les échanges seront étrangement réduits :

« *Je ne pouvais pour ainsi dire pas parler à ma mère, je parlais très mal le malgache, elle parlait à peine le français. Ce n'est que quand j'ai pu par moi-même, et en cachette de mon père, apprendre sa langue que j'ai pu avoir quelques échanges avec elle et surtout prendre sa défense contre mon père et lui expliquer qu'elle ne devait pas se laisser faire.* »

Il n'en reste pas moins que, pendant toute l'enfance et toute l'adolescence, M. R... entendra son père parler avec le plus grand mépris de ces « autochtones » auxquels pourtant appartient sa propre mère. M. R..., lui-même, nous avouera, avec une certaine gêne, qu'en fait il a pendant longtemps partagé l'optique paternelle et que même maintenant il ne peut se sentir proche de ceux qui appartiennent à sa race[1]. Mais cette extrapolation, ou cet élargissement du conflit, n'empêche pas qu'il se manifeste aussi et de la manière la plus aiguë, dans la relation personnelle entre le père et la mère. Cette dernière vivra pendant des années dans l'angoisse que son mari puisse la répudier et qu'elle se retrouve avec ses enfants et sans aucun moyen de subsistance. Dès qu'elle peut parler avec son fils elle fera état de l'injustice dont son mari est responsable, des exactions qu'il lui impose ; quant au père, de manière tout aussi ouverte, il la traitera d' « illettrée », d' « être inférieur » et cherchera ailleurs et sans se cacher des aventures plus ou moins durables, mais toujours avec des femmes de la même race et tout aussi « illettrées ».

d / L'image de la mère. — Le récit de M. R... est beaucoup plus discret en ce qui concerne la mère. Bien qu'il nous dise avoir, dès l'âge de quatorze ans, pris sa défense, on a l'impression qu'en fait il n'y a jamais eu de sa part une relation très investie. Avec une certaine culpabilité, il a repris à son compte le jugement paternel : s'il est prêt à défendre sa mère, s'il est prêt à lutter pour la « victime » et contre le bourreau, il ne peut s'empêcher « d'en avoir honte » de cette mère qui parle mal le français et qui a gardé les traits culturels qui lui sont propres. A travers ce qu'il nous en dit nous avons l'impression que la mère a épousé le père pour échapper à un père autoritaire qui exigeait qu'elle continue à travailler à la ferme. Entre le père et la mère il n'a jamais pu voir le moindre geste affectueux, tendre ou complice : les traits culturels aidant, il n'a pas assisté à une révolte maternelle franche, sa mère se contentant, dès que cela lui a été possible,

1. C'est nous qui parlons de *sa* race : M. R... parle « de ceux qui ne sont pas Français », et nous avons l'impression que lui se considère Français, de race et non de nationalité. Nous ignorons du reste s'il a opté ou non pour cette nationalité.

de le mettre en garde contre les risques qu'il courait si son père la répudiait, s'il quittait le domicile conjugal. De ses années d'enfance et d'adolescence, M. R... garde relativement peu de souvenirs : élevé, comme nous l'avons dit, en pension, se sachant néanmoins investi par l'ambition paternelle qui espère pour lui un avenir glorieux dans l'administration française, les moments de vacances passés auprès des siens lui ont laissé une impression de solitude totale, d'incompréhension et surtout de la peur constante que n'éclate la colère paternelle. Vers l'âge de quatorze ans, il commence à tenir tête à son père et jusqu'à l'âge de seize ans il continuera à être fouetté par ce dernier quand le châtiment s'impose. C'est vers cette époque que la famille pour fuir des ennuis d'ordre politique quitte le pays pour s'installer en France ; à partir de ce moment, M. R... commence à voler de ses propres ailes et n'aura que des rapports distants avec les membres de sa famille.

2. *La décompensation*

M. R... fait commencer l'histoire de ses « peurs » vers ses treize-quatorze ans : c'est à partir de ce moment qu'il a « l'impression qu'ont lit ses pensées et l'impression qu'on lui en veut ».

« Impressions » qui ne le quitteront plus, qui le feront vivre dans un climat de méfiance et dans une attitude de retrait, interrompus de temps à autre par des explosions contre l'injustice, ou les injustices, dont il se sent victime. Ce qui ne l'empêche pas, pendant le laps de huit ans qui sépare son arrivée en France de son premier internement, de trouver une position stable dans une administration où il est fort bien coté et où des possibilités d'avenir, non négligeables, lui sont ouvertes. En 196., M. R... va se marier avec une jeune femme française exerçant elle-même une profession : tentative de réparer la mésalliance commise par le père et le grand-père ? désir de retrouver une femme qui soit la descendante imaginaire de la femme de l'arrière-grand-père ? Nous n'avons pu écouter assez M. R... pour répondre. De ce mariage naîtront deux enfants. Il semble bien que c'est peu après son mariage que se font jour les manifestations d'un délire paranoïaque actif qui s'accentue lors de sa paternité. L'impression de persécution va se transformer dans la certitude d'être en butte à la malveillance de ses collègues et de ses chefs ; parallèlement apparaîtra *après la naissance* du premier enfant un délire de jalousie avec la conviction que sa femme le trompe pendant qu'il est à son bureau. Vis-à-vis de ses enfants nous apprendrons, dans le dernier entretien, qu'il a éprouvé à leur égard des impulsions agressives violentes et mal maîtrisées. Face à un comportement dont la pathologie s'accentue de plus en plus, sa femme décide un beau jour de quitter le domicile conjugal en emmenant ses enfants. En revenant de son bureau M. R... trouve les valises faites ; il entre dans un état de rage violent, casse tout ce qui lui tombe sous la main, menace de tuer sa femme, qui réussit à s'enfuir chez une voisine et à appeler la police : ce sera le premier internement, d'office. Il faut souligner que M. R..., pendant et après l'internement, refuse de reconnaître la moindre anomalie dans son comportement, justifie sa violence par les « trahisons » dont sa femme serait responsable et voit dans son internement, malgré l'attitude, qui reste très amicale, de son chef de service, l'œuvre de ses ennemis et plus particulièrement de la jalousie de quelques-uns parmi ses collègues et de la malveillance de sa femme.

M. R... restera hospitalisé un temps relativement court, mais à partir de ce moment commence une vie errante, franchement pathologique. M. R... devient incapable de rester dans un travail quel qu'il soit plus de quelques semaines ou quelques mois ; à chaque fois il doit partir soit pour fuir ses persécuteurs, soit à la suite d'un éclat et d'un comportement agressif contre ses « ennemis ». Des hospitalisations, plus ou moins courtes, vont se succéder. Jusqu'au moment dont nous allons parler, M. R... reste convaincu de son bon droit, de la réalité du complot, et de la haine, auxquels il est en butte et, par là, du bien-fondé des réactions agressives qu'on lui reproche à tort et dont on profite pour l'interner. Ajoutons que l'émission de chèques sans provision va à son tour faire intervenir la loi et la prison. Sa passion du jeu, qui n'est pas nouvelle, puisque M. R... nous dit qu'elle date de l'âge de ses dix-huit ans, va s'exacerber, lui faisant perdre à la fin de chaque mois en l'espace de 24 heures la paye d'un mois. A propos de cette passion du jeu, un fait est à signaler : de la grand-mère de M. R..., donc de la première femme malgache entrée dans la famille, le récit des pères dit qu'elle était une joueuse invétérée, ce qui a amené le grand-père à la répudier. Selon M. R... on a toujours parlé à mots voilés de cette « honte » et nous ajouterons que, dans le récit familial tel qu'il a été raconté par les pères à M. R..., semblent se détacher deux imagos féminines : d'un côté l'imago de la jeune fille noble, Française, qui meurt sans qu'on puisse lui reprocher la moindre faute, de l'autre, l'imago de la femme de *l'autre race* qui dilapide la fortune, qui est « la honte » et qu'on ne peut que condamner. De cette femme, qui est donc la mère de son père, M. R... dira que son propre père en avait eu toujours honte, que c'est à cause de cela qu'il ne parlait jamais d'elle, que c'était une sorte de « tare » — les termes sont de M. R... — dont tous se sentaient coupables comme s'il s'était agi « d'un mal honteux ». A part M. R..., personne dans la famille, pour autant que nous le sachions, n'aime le jeu : nous ont du reste frappé dans son récit les « traits » que M. R... paraît reprendre aux différents membres de sa famille, dans une tentative, toujours avortée, de pouvoir finalement trouver un repère identificatoire unifiant et structurant. Dans ce premier croquis que M. R... nous donne des personnages de son drame familial, ce qui nous a paru le plus marquant est la répétition de l'étrange relation à la femme entretenue par M. R..., par son père et par son grand-père. Tout se passe comme si le père et le grand-père n'avaient jamais pardonné le rejet formulé contre eux par la famille de la noble jeune fille, famille qui restera pour eux *le clan des ennemis*, et comme si, à l'inverse, ils s'étaient toujours posés comme les seuls héritiers légitimes d'un titre auquel, de fait, ils n'ont aucun droit. M. R... nous dira que jusqu'à ces dernières années il avait signé R... de ..., ajoutant à son patronyme celui de l'arrière-grand-mère. Or, le père et le grand-père ont épousé des femmes malgaches et vécu dans la « honte » : honte de la femme qui joue, honte de la femme illettrée, honte de la femme de peau noire. Cette honte, alliée à cette filiation imaginaire qui efface la mère réelle au profit de l'arrière-grand-mère légendaire, on la retrouve inchangée chez M. R... lui-même. Dans l'admiration qu'il éprouve pour son père tient une place importante la fonction que le discours paternel assignait au nom de la grand-mère : « Tu es un de..., ne l'oublie pas. Tu dois te montrer digne de ce nom. » Ce « nom » qu'aucun homme de cette famille n'a porté, et pour cause, joue le rôle d'un droit et d'un « bien » dont on aurait été dépossédé, perte injustifiée et impardonnable, qui, du coup, vient légitimer tout ce qui dans le comportement de la lignée masculine pourrait être critiquable, et est critiqué, par le milieu social. Ce « nom » vient aussi exclure les hommes de l'ensemble racial auquel les deux derniers appartiennent, et, fait plus important, instaure dans l'ordre de la filiation un système totalement arbitraire qui fait descendre les hommes des trois dernières générations directement d'une « première mère »[1] — l'arrière-grand-mère — et exclut les deux « mères réelles » qui restent celles dont on a honte. Quand M. R... se marie avec une jeune femme française, quand il donne naissance à des enfants métis chez lesquels les deux races sont apparentes, il semble vouloir répéter, à sa manière, le choix de l'arrière-grand-père. Mais ce faisant, M. R... se trouve confronté à la réalisation d'un « souhait » qu'il découvre insoutenable. La femme, qui vient prendre la place de la première mère de la légende familiale, en réinsérant dans le circuit une « mère blanche » dévoile à M. R... ce que sa position identificatoire et sa relation à la femme ont de contradictoires et d'inassumables :

— « Blanche », comme l'autre, elle lui apparaît dotée des insignes qu'il a toujours désiré pouvoir revêtir, mais

1. Il nous semble que M. R... hérite d'une « théorie délirante sur l'origine » déjà présente chez le père, théorie qu'il reprend à son compte et remodèle.

de ce fait même elle lui prouve qu'il ne suffit pas qu'existe « une mère blanche » pour que lui ne soit plus « noir » au regard des autres.

— « Femme », comme la mère et la grand-mère, elle appartient à la race des déchues, des objets dont on a honte ; en tant que « blanche » le moindre conflit surgissant entre eux fait d'elle l'alliée du clan ennemi, de ceux qui vous ont rejeté[1].

— De plus, elle va le rendre père et père de deux enfants métis. M. R... nous dira qu'en regardant ses fils il les sentait et se sentait « bizarre ». Comment pourrait-il en effet revendiquer ce qui chez eux est du côté « noir », couleur qu'il a depuis toujours reniée et comment pourrait-il ne pas voir dans le côté « blanc » les signes de la race à laquelle appartiennent ceux qui ont rejeté l'arrière-grand-père et les descendants ? Les différents clivages que M. R... avait mis en place entre l'arrière-grand-mère bonne et victime et la famille de celle-ci rejetante et haïssable, entre le père qu'on admire et la mère qui fait honte, entre le père qu'on combat et la mère qu'on défend, sont bousculés par ce « métissage » vivant qui apparaît sur la scène du réel, produit de sa chair et de celle de sa femme et qui risque de lui imposer de reconnaître qu'il n'y a jamais du blanc d'un côté et du noir de l'autre, mais un blanc-noir confondu dans un même espace, dans un même corps, dans un même sujet. A cette reconnaissance M. R... ne peut faire face : à cette confrontation qui vient miner le sol sur lequel il avait construit ses défenses il va répondre par la systématisation de l'interprétation délirante. Il pourra dès lors repartager le monde en « blanc » et « noir » : tout ce qui est « blanc » ira du côté des persécuteurs, tout ce qui est « noir » — qui va comprendre l'ensemble de ceux qu'il considère, le plus souvent à juste titre, comme des exploités indépendamment de leur couleur — ira du côté des victimes à venger.

1. Il est intéressant de noter que, si on a « honte » de la « peau noire », on hait aussi dans la famille la « peau blanche », trait qui devient le représentant métonymique de la famille noble qui les a dépossédés d'un droit imaginaire et qui, effectivement, a toujours refusé de recevoir l'arrière-grand-père.

3. *Le tournant*

« *A partir de cette époque, je savais que j'étais malade, que je n'avais pas à en vouloir aux gens ou à la société, que c'était moi. C'est à ce moment-là que je commençais à prendre conscience que c'était chez moi que quelque chose ne marchait pas. Je vais vous dire : j'ai l'impression que je suis comme un sauvage qui ne digère pas, ne comprend pas, n'a pas assez assimilé certains problèmes, et je me mets à avoir peur. J'ai l'impression que cette peur, cette angoisse qui m'arrive, c'est de là que ça vient, c'est cette peur que j'essaye d'analyser comme si j'étais un sauvage qui se met à avoir peur que le soleil lui tombe dessus. Je compte sur quelqu'un pour m'aider à comprendre, pour me dire ce qui est normal et ce qui ne l'est pas parce que pour moi cette peur c'est plus fort que moi, comme mes angoisses, je ne peux pas les contrôler, quand je les ai je ne peux rien faire, je prends des médicaments, ils me donnent une certaine légèreté mais ça ne dure pas. Je n'ose pas penser au lendemain, et en ne pensant pas au lendemain j'essaye d'échapper à l'angoisse, je ne peux pas prévoir, c'est ça qui est terrible chez moi, si je pense au lendemain j'ai peur alors de penser trop loin et il y a là l'angoisse et la peur qui arrivent.* »

Ce *moment* à partir duquel M. R... « sait qu'il est malade et qu'il n'a plus à en vouloir aux gens ou à la société » surgit dans un contexte fort particulier : peu de temps après sa deuxième sortie de l'hôpital, M. R..., dans ce qui apparaît avoir été un raptus anxieux, fait une tentative de suicide en se jetant contre un camion qui passait sur une route où il faisait de l'auto-stop. Apparemment il n'a aucune blessure et peut remonter tranquillement jusqu'à Paris ; là il commence à souffrir de maux de tête aigus, de vertiges, demande à être hospitalisé, et entre dans un service de neurologie d'un hôpital général :

« *Pendant sept jours on m'a fait des examens, ponction lombaire, radios et on m'a dit : vous n'avez rien. Moi je voyais toujours des objets se déplacer à ma droite et je souffrais horriblement, j'étais peut-être ce qu'on appelle un très mauvais malade, c'est en tout cas ce que les gens me disaient, je souffrais, je hurlais, ils ne comprenaient pas, disaient que je n'avais rien et que c'était de la comédie. Un beau jour j'ai fait tellement de bruit qu'un professeur est venu me voir, il a dit de me faire une artériographie et m'a opéré le jour même. Je suis resté trois mois à l'hôpital, j'avais de grosses cicatrices et une hémiplégie du côté gauche qui a disparu par la suite. Je me sentais condamné et je me disais que je n'étais pas capable de me tuer. J'avais l'impression que pour moi n'existaient plus que les malheureux, les malades, les prisonniers. Je me disais aussi que je serais à jamais un diminué, quelqu'un qui n'aurait plus son cerveau comme avant, qui risquait de rester paralysé et je pensais aussi à ces trois mois où j'avais souffert, où on s'était moqué de moi, où on ne m'avait pas cru disant que je faisais tout ça exprès pour pouvoir avoir des indemnités ou parce que j'aimais empoisonner les gens. Même après l'opération, pendant les mois que j'ai passés à l'hôpital, je n'avais pas un sou et les médecins m'ont bien soigné mais m'ont traité sans gentillesse. Quand je leur demandais si des suites allaient rester de mon accident, ils ne me répondaient pas ou me disaient : vous allez bien voir. C'est à ce moment-là que je commençai à m'habituer à l'odeur de la saleté, de la pauvreté, j'étais devenu, comment dire, moi-même de la pourriture, cela me révolte de le penser mais je supportais cela, je trouvais que c'était naturel, que c'était mon lot. A partir de cette époque, je savais que j'étais malade...* » *(suit ici l'extrait que nous avons rapporté plus haut).*

C'est donc à partir du moment où M. R... subit effectivement une trépanation, où il se réveille hémiplégique, où il est entouré, sinon de l'hostilité, tout au moins de l'indifférence méprisante d'un milieu hospitalier qui a commencé par traiter de comédie des souffrances tout à fait réelles, qu'il prend tout à coup « conscience » que c'est en lui que quelque chose ne va pas et qu'il n'a pas à en vouloir aux gens et à la société. Nous verrons tout à l'heure que cette « critique » des idées délirantes est bien ambiguë. Ce que nous voudrions ici relever, c'est la réponse très singulière que fait M. R... au moment où, sur la scène du réel, il est effectivement en butte à la négligence, à la malveillance et à l'injustice. Au moment où la réalité se rapproche, autant que faire se peut, de l'interprétation délirante que M. R... s'en donnait « avant coup », au moment où le couteau du chirurgien pénètre effectivement dans sa cavité crânienne et risque de mutiler son activité de pensée, M. R... décide qu'il a jusqu'alors « déliré » — encore que ce n'est pas là le terme qu'il emploie — que les gens ne lui en veulent pas et que c'est lui qui est malade. De manière inattendue, et qui nous paraît très spécifique à ce cas, il va s'approprier le discours de l'agresseur, représenté par le corps médical, se poser comme un objet à examiner, un objet « malade mentalement » (les termes sont ici de lui) et renier ses certitudes passées. Ce revirement va être, à très brève échéance, suivi de l'entrée en scène de *pulsions masochistes intenses* oscillant avec des impulsions agressives et des phantasmes sadiques, tout aussi violents. C'est dans ce contexte que se situe son deuxième mariage qui, encore une fois et de manière caricaturale, reprend à son compte, non plus le choix de l'arrière-grand-père, mais bien le choix du grand-père et du père. Il va, en effet, épouser une jeune femme, arriérée profonde, incapable de lire et d'écrire, « illettrée » pour toujours. Fille d'un père alcoolique qui a essayé de la pousser à la prostitution, et qui, au cours d'une bagarre, l'a blessée à un œil ce qui a abouti à l'énucléation de ce dernier, à vingt ans elle se retrouve borgne avec une balafre sur la joue et internée dans un hôpital psychiatrique : c'est là que M. R... fait sa connaissance et qu'il décide de l'épouser. A la première femme dans laquelle il avait pu voir la copie et l'héritière de l'arrrière-grand-mère, fait donc suite « l'objet déchu », celle dont la société vous fait honte, celle chez laquelle « il y a du noir dans son cerveau », expression par laquelle il décrit les moments d'absence et de panique immotivée dont sa femme est souvent la proie. Ce deuxième mariage a néanmoins une action plutôt positive pour M. R... : il nous dira que c'est grâce à sa femme qu'il a pu, pendant deux ans, retrouver une place et avoir, pour la première fois depuis de longues années, un domicile fixe. La relation qu'il entretient avec elle n'est pas sans rappeler certains traits de la relation du père avec sa propre femme : d'une part il se pose comme son protecteur, ce qu'il est effectivement en un sens, celui qui a le savoir, et grâce auquel elle peut vivre hors d'un hôpital psychiatrique. Par ailleurs cet « objet à protéger » il le traite souvent comme un objet, au sens le plus littéral du terme : capable d'entrer dans des colères irraisonnées quand elle se montre incapable de faire l'addition la plus simple, il peut faire preuve de gestes violents, quitte à s'en repentir tout de suite après.

Pendant les deux ou trois ans qui suivent son mariage, et qui coïncident avec sa « prise de conscience », M. R... réussit à préserver un équilibre précaire qui repose sur la relation qu'il entretient avec sa femme et avec son médecin : la première semble avoir la fonction de l'assurer de sa supériorité, de son savoir, du bien-fondé de son rôle de protecteur des faibles ; le second, qui est aussi investi positivement, paraît faire écran contre les « persécuteurs », en lui permettant de valoriser sa « conscience », et donc son « savoir », sur ses troubles et ainsi de maîtriser, en partie, une agressivité qui risque de se traduire dans des actes.

4. *Le présent*

Quand nous rencontrons M. R... ce moment d'accalmie est bien en péril. Bien que toujours marié avec sa femme, il est depuis plusieurs mois sans emploi, vit de façon plus ou moins marginale et montre les signes d'une détresse profonde. Les éléments de l'histoire familiale, tels que nous les avons rapportés, mis à part trois faits, nous ont frappé tout au long de ces six entretiens :

— La contradiction patente qui existait entre une critique des « idées délirantes » que M. R... « exhibait » de manière constante et avec un désir évident de nous en convaincre autant que de s'en convaincre, et l'activité constante de ces mêmes idées vis-à-vis desquelles, en réalité, il ne pouvait prendre la moindre distance.

— Le passage brusque et imprévisible au cours d'un même entretien de moments pendant lesquels, avec le plus grand calme et la plus grande lucidité, il nous racontait son histoire, essayait de comprendre et de trouver en quoi le comportement des personnages familiaux avait pu être pour lui perturbant, et des moments pendant lesquels M. R... était visiblement la proie d'une phantasmatisation, dans l'*hic et nunc* de la séance, moments pendant lesquels il se levait, passait de l'imparfait au présent et revivait devant nous, avec une même intensité, l'épisode dont il nous parlait et qui s'était passé quelques heures ou quelques jours auparavant.

— Une oscillation continue, dans son vécu phantasmatique conscient, entre une position masochiste, dans laquelle il éprouvait une visible jouissance à s'imaginer réduit à l'excrément, enfoncé dans la terre, piétiné, et un scénario sadique, dans lequel il mettait en scène, avec un plaisir tout aussi intense, les tortures qu'il pourrait faire subir à tel ou tel de ses « persécuteurs » et tout aussi bien à n'importe quel passant qui avait eu la malheureuse idée de le bousculer. Mouvement de va-et-vient continu, la rêverie sadique entraînant immédiatement en rétorsion la rêverie masochique, celle-ci à son tour débouchant dans la reprise du premier scénario, faute de quoi, nous dit-il, sans doute à raison, « la fin de ma rêverie ne pourrait être que ma propre mort, je ne pourrais que me tuer, rentrer vraiment sous la terre, disparaître ». La crainte du suicide ou de l'homicide est toujours présente à l'esprit de M. R... : source d'une angoisse de chaque instant, il ne peut se défendre contre les phantasmes qui envahissent son espace psychique qu'en allant, dans chaque cas, jusqu'à l'extrême limite du déroulement scénique, s'arrêter au bord du gouffre et faire appel précipitamment au scénario inverse. La phantasmatisation masochiste étant ce par quoi « il se punit d'avoir pu penser des choses pareilles », la phantasmatisation sadique étant ce par quoi il essaye d'éviter sa propre destruction.

« *J'ai pensé à ce que je vous ai dit la dernière fois, pendant des années, après mon internement, je voyais tout ce qui est la psychiatrie comme quelque chose d'arbitraire dont j'avais très peur, maintenant je n'ai plus peur, je sais que je suis malade, ça je le reconnais et j'essaye de comprendre. Je m'interroge sur mon éducation, sur mon père, et je commence à voir des choses, quand je dis que je suis malade, je pense qu'il y a quelque chose de bloqué quelque part dans ma façon de penser, c'est-à-dire que je ne réussis pas à réfléchir d'une façon logique, d'une façon suivie, je pense qu'une personne malade est une personne qui a une confusion, c'est pour cela que ça me fait plaisir de venir parler avec vous parce que dans ces moments, quand je suis ici, toutes ces idées, ces phantasmes agressifs, ces phantasmes de saleté et de mort s'éloignent. Mais je ne comprends pas, hier par exemple, ce type (à ce moment M. R..., sans s'en rendre compte, change sa position sur la chaise, s'assoit au bord, dans l'attitude de quelqu'un prêt à s'élancer, son regard quitte le nôtre pour fixer un point du mur qui lui fait face où semble se dérouler pour lui une scène qu'il suit médusé et à laquelle il réagit), hier par exemple, ce type dans le métro, il me pousse, alors je vais attraper cette personne pour la mettre sous ma vengeance, je vais la mutiler, je pense comment je vais faire, les yeux sans doute, la mutilation, après la mutilation, je m'aperçois alors de ma folie, et c'est la terreur : qu'est-ce que c'est cette idée qui me passe dans la tête ? Ici je me sens un monstre, et alors c'est le désir de me détruire moi-même pour échapper à tous ces phantasmes qui me fait peur, j'imagine ces choses-là, ces idées qui se présentent à ma tête, et puis j'ai peur de ça : et puis quand je reste assis comme ça, c'est à ce moment-là que j'ai peur, par exemple, vous voyez, j'en veux à une personne, quand j'avais perdu une place, je rentrais et je commençais à battre mon chien, à donner des coups de pieds dessus, puis à vouloir casser quelque chose, j'ai cassé du reste des choses, et puis je me dis : mais qu'est-ce que c'est ? et là le problème essentiel, j'ai un frein sur moi, et puis des fois j'en ai plus et après vous savez, ça c'est l'angoisse après ça, quand je me rends compte de ce que j'ai fait... alors je pense à comment je pourrais me détruire, je pense aussi à la merde, à moi qui nettoyais les w.-c. dans les prisons, et toute cette saleté, toutes ces choses dégoûtantes me font presque plaisir, je voudrais prendre... faire un trou dans la terre, entrer dedans, ou entrer dans des choses très sales, tout ça est dégoûtant, je pense à la déchéance, je sens les excréments humains, c'est quelque chose de terrible, et puis il y a les autres, cette impression qu'ils m'en veulent et puis je me dis que ce n'est pas vrai, que c'est moi qui suis malade, mais je ne puis m'empêcher de penser à ce que je pourrais leur faire... (et ici recommence la phantasmatisation d'une scène sadique dont peut être victime un de ses anciens collègues, sa femme, ou quelqu'un d'à peine entrevu).* »

A la fin du sixième entretien, nous étions convaincu que M. R... aurait continué à nous voir : démentant nos prévisions, il nous téléphonera fort poliment pour s'excuser de ne pouvoir venir au prochain rendez-vous, nous demandera de lui en fixer un autre, et disparaîtra de notre horizon. De M. R... nous ne connaissons donc que ce qui a été dit au cours de six rencontres : fort peu de chose. C'est une des raisons qui nous ont fait choisir de demander à son récit de clore ce livre : relater un des cas par nous analysé aurait exigé que nous dépassions de beaucoup les limites que nous nous étions fixées. Mais notre choix a été surtout dicté par deux autres raisons :

— L'histoire de M. R... nous a paru offrir l'agrandissement d'une « photo familiale » que nous avions déjà rencontrée dans d'autres récits, même si de manière moins nette et plus jaunie par le temps.

— La question que nous a posée et que nous pose toujours ce que nous avons désigné comme le « tournant » où il prend « conscience » — et les extraits cités montrent l'ambiguïté de cette prise de conscience — de sa maladie et affaiblit d'autant ce qui avait été son système de défense. Les « idées délirantes » et les impulsions qui en découlent ne perdent en rien de leur virulence, M. R... les pâtit comme des forces qui le détruisent et contre lesquelles, quand il le peut, il se défend en faisant appel au langage des médecins qu'il fait sien. Ajoutons qu'à nos yeux M. R... n'est absolument pas à l'abri du retour d'un épisode délirant franc qui lui fera retrouver intact son système interprétatif.

La courte durée de notre rencontre rendrait abusif toute théorisation exhaustive de cette histoire : qu'il s'agisse de M. R... ou de tout autre sujet, croire en l'espace de quelques entretiens pouvoir connaître la psyché d'un autre est une illusion et un abus de savoir, et donc un faux savoir. Ce fragment d'histoire nous paraît néanmoins confirmer ce qui peut arriver quand le sujet, découvrant la scène du hors-soi, est confronté à un spectacle où règnent le bruit et la fureur du conflit et de la haine. Le premier regard que M. R... pose sur la scène du monde lui fait découvrir un espace dans lequel s'affrontent deux couleurs, deux races, deux langues, deux classes : le couple dont il est issu s'offrant comme l'incarnation exemplaire et manifeste de cet affrontement. Ajoutons que le conflit parental est, dans ce cas, redoublé par un conflit « ambiant » : le hors-soi et le champ social apportent à

M. R... une même démonstration de l'universalité et de la « naturalité » de l'état de conflit.

La voix du porte-parole parle une langue que l'enfant est dans l'obligation de désapprendre quand on lui demandera d'acquérir le langage : des bonnes se chargeront de lui parler en français, le père l'exigera. Plaisir d'ouïr et plaisir d'entendre — au sens de comprendre — vont devoir être clivés : on peut ouïr la voix maternelle, on ne peut l'entendre sans encourir le courroux paternel. Quant à la voix du père, elle vous transmet et vous impose un « système de parenté » forgé par sa propre théorie « délirante » sur la filiation : père et grand-père excluant le couple réel au profit d'un couple fondateur formé par le Français dont ils portent le nom et par la jeune fille noble dont ils revendiquent le patronyme.

« Héritiers légitimes » d'un titre, dont ils prétendent avoir été dépossédés, alors qu'ils n'y avaient de fait aucun droit, le père et le grand-père de M. R... comme ce dernier, vont faire de cet « héritage » l'armure grâce à laquelle ils peuvent combattre leurs « non-semblables ». Qu'il s'agisse de ceux de leur propre race avec lesquels ils prétendent ne rien avoir à partager, ou qu'il s'agisse de ceux qui appartiennent à la famille de l'arrière-grand-mère, et donc à un clan, qui les a depuis toujours exclus de son sein. M. R .. hérite d'un système de parenté réordonné de manière arbitraire par le désir paternel et par ses propres failles. Système qu'il s'approprie, au point que, pendant des années, il signera d'un nom qui ne lui appartient pas et tentera de se présenter aux autres comme le fils direct de cette « première mère », tout en sachant que la couleur de sa peau vient dénoncer la folie du système. Nous avons trop peu entendu M. R... pour pouvoir définir son apport singulier et certainement présent dans la construction de « l'idée délirante primaire » : nous pensons que dans son cas elle s'est fixée sur une « idée » transmise par une lignée paternelle qui, depuis deux générations, s'est forgé de manière autocratique son propre système de filiation. Le personnage maternel est resté trop dans l'ombre pour que nous puissions avancer quoi que ce soit sur sa propre problématique A notre tour nous mettrons le point final à nos réflexions sur ce récit en posant une question à laquelle nous ne savons pas quelle réponse apporter : que s'est-il passé au moment où M. R... a subi le trauma crânien, la trépanation, l'hémiplégie, l'attitude méprisante et hostile du milieu hospitalier, l'état de misère réelle, économique et morale, où il se trouvait..., moment où, sur la scène du réel, un bistouri est venu « mutiler » le cerveau et la voix des médecins effectivement traiter M. R... comme un objet déchu, un « minus », pour reprendre ses termes, qu'on soigne par pitié et auquel on ne reconnaît aucun droit ? Cette similitude entre une représentation phantasmatique d'un monde persécutant et la réalité de ce qui surgit sur cette scène aurait dû, si nos hypothèses sont correctes, favoriser les risques d'*acting out* et renforcer le système délirant : et c'est vrai que, peu de temps après, M. R... fera une tentative de suicide aux barbituriques suivie, à une très courte distance, par le choix de sa deuxième femme. Il n'en reste pas moins, au dire de M. R..., que ce tournant va surtout lui apporter ce qu'il appelle sa prise de conscience. Identification au langage d'un agresseur auquel, en un sens, on est redevable de sa vie ? Pour brutaux qu'aient été le bistouri et la main qui le tenait, l'opération a quand même permis à M. R... de survivre aux suites de son accident. Ce qui nous apparaît plus énigmatique est le rapport entre cette prise de conscience et l'irruption de la phantasmatisation masochiste qui, selon M. R..., n'existait pas jusqu'alors. Personnellement nous verrions dans cette irruption l'effet d'un ébranlement dans le système et dans les défenses délirantes élaborées par M. R... Tant que le paranoïaque peut désigner sur la scène du réel l'objet persécuteur, l'ennemi à combattre, il peut rassembler les *fragments de son corps et leur donner une sorte d'unité fictive, mais opérante*, en les mettant au service d'une lutte commune, d'un combat partagé par l'ensemble des morceaux. Mais si, pour une raison ou une autre, cette désignation n'est plus possible, si le persécuteur s'efface, le sujet se trouve dépossédé de cette surface extérieure où il pouvait projeter son propre clivage, sa propre déchirure, sa propre antinomie, et ne peut dès lors que « se voir » comme l'espace à l'intérieur duquel règnent le conflit et la haine. Deux solutions, et deux seules, semblent alors possibles :

— agir en soi et sur soi ce conflit et cette haine, et ce sera la tentative suicidaire — M. R... en a fait trois fois l'expérience ;
— réussir à érotiser le désir de la haine dont on est conjointement objet et sujet, la jouissance masochiste étant dans ce cas le dernier rempart qu'Eros puisse opposer aux visées de Thanatos.

Dans les années qui ont précédé l'intervention chirurgicale, les psychiatres avaient représenté pour M. R... des persécuteurs fort actifs et auxquels il vouait une haine farouche : pourquoi le chirurgien n'a pu reprendre à son compte le même rôle ? La réalité de l'agression chirurgicale aurait-elle rendu la haine immaîtrisable et abouti à un meurtre réel ? Le fait que l'acte chirurgical ait quand même été donneur de vie a-t-il trop rapproché l'image du chirurgien de celle d'un père qui aurait retrouvé toute son idéalisation, ce qui aurait exigé qu'on abandonne tout droit à le haïr ? ou, hypothèse plus probable, ce moment s'est-il accompagné d'autres événements, dont nous n'avons pas eu connaissance, et qui ont été la véritable cause d'un certain flottement dans la relation de M. R... à ses persécuteurs ? Questions qu'on ne peut que laisser ouvertes.

Elles permettent néanmoins de rendre plus claire ce qu'a d'ambigu la « prise de conscience » que M. R... revendique et ce qui, dans ce discours, pourrait paraître à une écoute superficielle correspondre à ce que la psychiatrie appelle « la critique du délire ». En fait il n'y a ni prise de conscience, ni au sens vrai, critique : M. R... s'approprie un « savoir » qui reste au service de ses mises-en-scène, aussi bien masochistes que sadiques.

Il était évident, pour nous qui l'écoutions, que quand M. R... parle de lui-même comme d'un « malade », d'un « minus », il jouit de pouvoir s'identifier à ces objets déchus et effectivement rejetés qu'il a contemplés dans les asiles psychiatriques et dans les prisons où il a séjourné. Pendant longtemps ce « savoir des autres », et plus particulièrement ce « savoir des Blancs » a tenu le rôle d'un bien qu'il clamait posséder et dans lequel il voyait la raison de l'envie et de la haine qu'il suscitait autour de lui : ce « savoir » était aussi ce que le père possédait et plus encore ce que le père lui a imposé comme un bien à conquérir *contre* la mère et ses semblables. C'est le même « objet-savoir » que M. R... retrouve dans le langage médical, le même « savoir » qu'il s'approprie, mais cette fois en le mettant au service du plaisir masochiste que lui procurent les termes qu'il doit à ce langage et qui lui permettent de s'autodésigner comme un « minus », un objet à rejeter et à détruire. Mais ce « savoir » est aussi ce qui préserve l'obtention d'un plaisir au service de la pulsion sadique.

En décrétant que ce n'est pas lui qui « hait » mais un « autre malade », qu'il porte en lui, M. R..., tout en jouissant de sa mise-en-scène de la mutilation imposée à l'autre, s'assure un « savoir » sur la raison de la haine dont, implicitement, il désigne la cause dans « l'éducation contradictoire » et dans la contradiction opposant les « éducateurs ». Sa « maladie » c'est la faute des autres, en quoi il n'a pas tort, c'est pourquoi il peut se dire « non responsable » d'un « haïr » dont il déclare responsables les « éducateurs »[1].

Comme nous l'avons dit, nous pensons que c'est là une phase transitoire du vécu pathologique de M. R... ; c'est durant cette phase que nous l'avons rencontré, nous ne pouvons donc que parler d'elle.

1. Nous nous sommes posé la question, encore que le traitement subi par M. R... soit relativement léger, de l'effet de la chimiothérapie, non pas sur la disparition d'un vécu persécutif — qui, comme on l'a déjà vu, n'a jamais disparu — mais sur une sorte de « fluidification » du persécuteur. En l'écoutant nous avons souvent eu l'impression que c'est justement parce qu'il n'y a plus de support privilégié incarnant ce rôle que M. R... se trouve dépossédé du pivot pouvant soutenir le système interprétatif, ce qu'il paye par le sentiment de détresse qui l'envahit périodiquement. D'où, selon nous, le risque suicidaire qu'accompagne le démantèlement du système paranoïaque si on ne tente pas d'offrir *d'abord* au sujet d'autres supports identificatoires.

Au-delà du cas de M. R..., elle nous montre ce que risque de rencontrer le paranoïaque si le système délirant est mis en question, la fonction d'écran protecteur que tient la pulsion sadique, dernier rempart que le sujet puisse opposer à une représentation de soi-même, qui lui renverrait l'image d'un espace qui a été effectivement déchiré par la haine des autres, d'un « objet » que le couple a traité comme l'enjeu d'une partie qu'ils jouaient en tête à tête. Le danger de se retrouver visée de sa propre haine est d'autant plus fort qu'il réveille en écho, et qu'il trouve comme alliée, une position originaire que les premières rencontres avec le hors-soi sont venues dangereusement renforcer : c'est pourquoi le risque du passage à l'acte suicidaire est toujours présent. C'est contre ce danger que le paranoïaque réussit, mieux que le schizophrène, à se préserver en faisant appel à un persécuteur qui puisse détourner sur lui un désir de mort dont on reste, de fait, l'objet privilégié.

Créer une interprétation sensée de la violence subie : telle est la tâche que le Je fait sienne en « délirant ». La problématique paranoïaque montre comment la psyché, en faisant coïncider désir et haine, réussit l'exploit de rendre sens à une scène jouée par un couple auquel le sujet doit d'avoir été engendré, mais auquel il doit aussi d'avoir rencontré dans le hors-soi un discours a-sensé, parce que manquant effectivement de ce qui peut seul assurer sa logique et sa fonction : un énoncé sur les fondements, qui parle du désir et de la légitimité du plaisir qu'on est en droit d'en attendre.

CHAPITRE VII

En guise de conclusion : les trois épreuves que la pensée délirante remodèle[1]

Le discours psychotique, écrivions-nous dans notre avant-propos, confronte les autres à la non-évidence de l'évident : on le lui a rarement pardonné. Il confronte aussi à la catégorie du pouvoir : pouvoir du discours, pouvoir de la réalité, pouvoir de la psyché, pouvoir de la violence du champ social.

Le premier se manifeste par l'abus dont bien souvent il fait preuve, abus qui, en se prétendant au service d'un savoir *supérieur*, réussit à déposséder ceux contre qui il sévit, de toute possibilité de reconnaître la violence subie et à transformer en un sentiment de culpabilité leur droit de défense le plus légitime.

Pouvoir d'une réalité dans laquelle le Je continue à chercher la vérification par excellence de ses énoncés et de laquelle il ne peut jamais connaître que le discours qui la parle. Réalité qu'il croit pouvoir objectiver, poser devant soi, en faire l'objet neutre de sa réflexion, alors que ce qui lui en revient c'est une représentation de sa

1. Ces conclusions privilégient le remodelage que l'on doit à la potentialité schizophrénique : si nous lui donnons la préséance, c'est qu'elle nous paraît, sur la scène de notre monde actuel, plus fréquente qu'on ne le croit.

propre relation à l'objet, et aux objets du monde, une présentation de lui-même qui va l'obliger à revérifier *ses propres* repères identificatoires et lui imposer une quête qui ne peut pas avoir de fin.

Et, enfin, pouvoir de la psyché de se défendre contre un désir de mort qu'elle porte en elle et contre un désir de mort présent chez les autres et dont ils se protègent en lui offrant un « semblable » comme objet.

De ces trois pouvoirs la psychose nous offre la forme extrême, comme de la lutte qu'ils peuvent se livrer. Nous avons privilégié, dans cette seconde partie, l'analyse de ce qui se rapporte au travail du Je, à sa création et à son mode de réponse. Nous conclurons en montrant que la réponse psychotique et le délire, par lequel le Je défend sa possibilité d'exister, sont l'aboutissement de *trois conditions* qui ne deviennent opérantes qu'à cause de leur répétition lors des trois rencontres qui inaugurent les trois formes selon lesquelles les processus psychiques représentent leur relation au monde.

1 | *La rencontre entre l'originaire et l'organisation du hors-soi*

— La première condition implique que l'originaire et ses pictogrammes rencontrent une réalité extérieure qui ne se prête pas — ou mal — à refléter un état de fusion, de totalisation, de jonction. Il est possible, mais indécidable en théorie, que la « constitution » de la psyché puisse présenter « par nature » une plus ou moins grande sensibilisation à l'absence de l'objet, à la frustration inévitable, à l'attente. Il est plus important de souligner que, quand l'âge de l'enfant ou le discours maternel permettent une reconstruction historique relativement détaillée de la première année (nous parlons bien sûr d'enfants ou de sujets présentant des manifestations psychotiques) on entend dans la majorité des cas deux types de récits : *a) l'histoire vide* — ce qui est mis en avant étant le silence, la non-histoire d'une machine corporelle qui paraît, en effet, avoir fonctionné comme une machine parfaite mais inhabitée ; *b) l'histoire somatique* — maladies, troubles alimentaires, insomnies, toxicoses, convulsions, etc. Nous pensons que, dans ces cas, le vide des manifestations expressives comme le plein du langage du corps témoignent d'une rupture dans l'oscillation des représentations pictographiques et de la préséance prise par le pictogramme du rejet et par le désir d'auto-néantisation qui lui est coextensif.

Premier temps, première expérience, premier effet de la rencontre avec la réalité extérieure : ils ne suffisent pas à constituer le noyau schizophrénique ou paranoïaque mais jouent un rôle inducteur si celles qui suivent ne peuvent panser cette première blessure. Il est évident que de ces expériences « originaires », qui ne peuvent s'inscrire dans la psyché en usant de l'image de mot, aucun sujet n'a le souvenir, elles ne sont dicibles que par la reconstruction théorique qu'en fait l'analyste, quels que soient les concepts auxquels il fait appel. Ce qui se joue dans l'originaire ne peut, comme tel, avoir place dans la scène du primaire et ne peut être de ce fait mémorisable, mais par contre, ce qui va se construire sur cette scène en portera la marque. Le primaire est ce par quoi la psyché met en scène un hors-soi, espace dans lequel elle projettera la cause des affects qui envahissent son champ, ce qui les rendra aptes à devenir *secondairement* dicibles.

Plus les affects sont sous l'emprise de Thanatos et plus le primaire va métaboliser pour ses mises-en-scène les matériaux qui, dans l'extérieur, s'offrent comme signe d'agression, de haine, de rejet. Constatation qui éclaire ce qui se passe lors du deuxième temps de la mise en place de la potentialité psychotique.

2 | *La rencontre entre le primaire et les signes de la réalité*

Le primaire a comme condition, et comme cause, la reconnaissance par la psyché de l'existence d'un hors-soi :

comme nous l'avons dit, sauf mort précoce, aucun sujet n'échappe à cette reconnaissance. Ce hors-soi, en un premier temps, n'aura pas d'autre existence psychique que la représentation phantasmatique que la psyché s'en forge. Cette représentation, pour autocratique qu'elle soit, présuppose l'introjection de ces éléments d'information, qui viennent de l'extérieur, et qui sont à la source d'une perception *conjointe* du « perçu » et de « l'espace » du monde, occupé par ce perçu. Sans doute le phantasme refuse le principe de réalité, il a une relation beaucoup plus ambiguë avec le principe d'existence : d'emblée son but, et l'hallucination du sein l'exemplifie, est de recréer un fragment de l'extérieur, tel qu'il serait s'il était conforme au souhait du primaire. Le phantasme ne nie pas l'existence du hors-soi, il nie l'existence d'un hors-désir, son rêve n'est pas que le monde s'anéantisse, mais qu'il soit identique à l'image qu'il s'en forge. Ce que le primaire rêve c'est d'être à la place d'un dieu-désir qui créerait un monde à son image, *un monde rêvé*, sans doute, *mais encore un monde.* Cette relation, entre le primaire et le monde, justifie l'importance que nous accordons aux événements et aux expériences, que ce monde peut imposer au metteur en scène. Le rôle de ce que Freud appelait l'*ananké* sera de faire admettre à tout homme qu'entre le monde et sa mise en scène du monde[1] l'identité est impossible, c'est là le verdict qu'impose la « dure réalité ». Mais ce verdict est tout aussi vrai, ou devrait l'être, pour les mises-en-scène coextensives de l'angoisse du rejet, de l'effroi de la haine, du désir de mort : là encore un démenti est nécessaire et devrait être « normalement » rencontré. Ajoutons à cela que la non-conformité entre la représentation et le monde ne veut pas dire qu'il ne puisse pas y avoir des moments de coïncidence, entre la légende de la scène, source de plaisir, et les perceptions qu'impose le réel : ce qui est nécessaire, pour l'évolution de la psyché, ce qu'elle doit devenir capable d'assumer, peut être subsumé sous le concept de *différent.* Différence entre des états et des moments de plaisir et des moments

1. C'est-à-dire ses constructions phantasmatiques.

de déplaisir, différence entre l'hallucination et la satisfaction réelle, différence entre le rêve d'un plaisir continu et un temps scandé par la diversité des expériences successives. En d'autres termes ce que la psyché est en droit d'attendre des expériences que lui impose la réalité et des effets qui en résultent pour elle, c'est qu'il *peut y avoir* des moments de concordance entre le plaisir que la scène figure et le plaisir que la réalité lui offre. C'est *cette concordance* qui permettra de séparer le plaisir offert par l'objet du plaisir dû à l'hallucination, le désir dont le représentant de l'Autre est effectivement offrant du désir qu'on lui impute au nom de la projection, la présence d'un signe conforme à l'intention de l'agent de celle d'un signe qu'on crée, pour colmater une trop longue absence ou une absence définitive. Dans les cas dont nous traitons, la réalité du désir maternel se manifeste *effectivement* par l'absence ou la rareté de ces moments de concordance entre la mise en scène, source de plaisir, et le plaisir qu'on attend de sa présence et de ses dons. La réalité historique, rencontrée lors de l'entrée en fonction du primaire, manque des signes d'un désir positif et non conflictuel ; ce dont rémoignera :

— en premier lieu, tout ce qui touche à l'éducation, à l'apprendre, qu'ici il faudrait, en référence à l'éthologie, appeler le dressage ;
— en second, ce qu'on peut appeler le « climat ambiant », qu'il soit le lieu de « scènes », le lieu du silence, ou le lieu des deuils ;
— en troisième, ce qui concerne le hors-famille, soit que le noyau familial reste clos sur lui-même, refuse de reconnaître l'existence et la fonction du discours de l'ensemble, soit que ce discours, qui périodiquement exigera qu'on obéisse à ses règles, et non pas à sa loi, ne soit plus que l'occasion de tension, d'agression, de déception.

Ce contexte, comme tel, fait partie de ce que nous appelons la réalité historique que rencontre la psyché infantile ; nous espérons qu'il est clair qu'elle n'appartient pas à la seule rubrique du seul désir inconscient (de la mère, du sujet, du père). Cette réalité dévoile ce qui de ce désir est *manifeste* (au sens que la théorie donne à ce qualificatif par opposition à celui de latent, quand elle traite du discours) et s'y manifeste, par des signes, agis et parlés. Dans le comportement de la mère et de l'entourage, dans sa manière d'offrir et d'exiger, dans *ce* qu'elle donne et dans *ce* qu'elle demande, l'enfant reconnaît, *à raison*, les signes d'un non-désir et du conflit. Que lui y projette son phantasme, ou qu'il tente de les nier par le phantasme contraire, ne suffit pas à forclore de son espace psychique ce qui finira par s'imposer comme juste perception de l'absence *réelle*, non pas de ce qu'on désire, mais d'un attendu qui est, pour la psyché, un droit et une nécessité. Dès lors ces expériences, partagées par tous, que sont le sevrage, l'apprentissage sphinctérien, l'absence, l'éventuelle maladie ou l'éventuel deuil, revêtiront des formes qui les transforment dans les expériences traumatiques d'une histoire. Traumatiques, non pas à cause de la projection du sujet, mais à cause de la signification qu'elles prennent effectivement dans le discours et pour la psyché maternelle. Ce que montrent les exemples cités peut paraître des exceptions ou des cas limites : il n'en est rien. Que la mère asperge le visage de l'enfant, ou qu'elle ne lui donne le sein qu'en montrant les signes de la hâte, en arrachant brutalement le mamelon, revient exactement au même. Dans un cas, comme dans l'autre, sont manifestes les signes de son déplaisir, la réalité *confirme* la mise en scène du rejet, *infirme* la mise en scène d'un état de plaisir que l'enfant représentait, et se représentait, comme réponse conforme au désir maternel. L'œuvre du processus primaire est cette métabolisation qui transforme les perceptions que l'extérieur offre et impose en signes des intentions du hors-soi à l'égard du percevant : chez celui qui peut devenir psychotique « les représentations et les jugements »[1] attendus de la réalité sont venus répétitivement dévoiler quelles étaient les forces en jeu dans le hors-psyché : le non-désir, le conflit, l'angoisse, le

1. Expression dont use Freud dans l'article cité.

secret, le manque. Le sevrage a démontré qu'il était *effectivement pour la mère* la décision qui exemplifiait, après coup, l'interdit, posé dès l'origine, sur tout plaisir qui aurait pu être reconnu tel par l'enfant, n'être plus réductible au besoin ni reçu passivement, comme un plaisir dont elle resterait seule dispensatrice. L'apprentissage de la propreté n'est pas imposé au nom d'une éthique partagée : « faire sur soi » comme « tout faire du soi » est intolérable pour elle, parce que toute manifestation d'un plaisir autonome suscite un écho qu'elle ne peut entendre. Ces « représentations et ces jugements » sont perçus, le metteur-en-scène pourra les transformer, tenter de les forclore de son entendement, malheureusement *ils trouvent dans le primaire même leur majeur allié* : la signification et la manifestation de l'agir maternel vont confirmer la légende d'un phantasme qui, de toute façon, aurait eu place, *mais à côté d'un autre, de sens contraire*, dans lequel sevrage égale mutilation d'un plaisir oral, propreté égale refus de recevoir le don excrémentiel, deuil égale rétorsion, absence égale désir de ne pas voir le sujet, de nier son existence.

Nous en arrivons à la troisième condition nécessaire pour que se constitue une psychose, ce qui montre la résistance avec laquelle la psyché se défend contre ce risque.

3 | *La rencontre entre le Je et le discours identifiant*

Nous ne nous souvenons plus à propos de quel sage de l'Antiquité on raconte que, aux Dieux reconnaissants qui l'invitaient à formuler un vœu, il avait répondu « Faites que je n'ai jamais à subir tout ce qu'un homme est capable de supporter ».

Le destin psychotique nous confronte à la démesure de l'angoisse, de l'effroi, de la souffrance, que le sujet peut supporter. Qu'il puisse cohabiter en un monde où la persécution règne, où la mutilation vous guette, où la parole de l'Autre est le plus souvent message menaçant et où, à la vôtre, est dénié tout pouvoir de signification, cela n'a pas cessé de nous étonner, chaque fois que nous écoutons et regardons vivre les « fous ». Mais tout aussi étonnante est la résistance que la psyché oppose à ce destin. La rencontre entre originaire et un monde conforme au pictogramme du néant, la rencontre entre la mise-en-scène du primaire et un monde où les signes du désir, qu'on est en droit d'attendre, manquent ne suffisent pas à créer la faille. Il faut qu'une troisième condition s'y ajoute : la rencontre avec la réalité du discours, ce qu'il faut appeler la *réalité historique de l'entendu*. Entendu qui concerne la signification que le discours du porte-parole prétend imposer à la cause des affects éprouvés. Affects qui ne pourraient perdre un peu de leur dramatique intensité que si la psyché pouvait voir s'offrir des signes « sensés » auxquels les relier, ce qui permettrait de relativiser leur effet, en reconnaissant que, si le désir de plaisir n'est pas tout-puissant, il en va de même pour le désir de mort. Il ne suffit pas de désirer pour que le sein surgisse, mais il ne suffit pas plus de se représenter qu'il est à jamais perdu pour qu'il ne se re-présente pas et offre, à nouveau, plaisir et amour. Ce n'est que si ce deuxième énoncé est démontré par l'épreuve de réalité que le premier pourra être accepté, sans risquer que le deuil, qui en résulte, excède les possibilités de réponse du Je. La troisième condition se constitue lors de la rencontre entre un « pouvoir d'entendre » et les énoncés du porte-parole, ce pouvoir d'entendre et de s'approprier une partie des messages est au fondement du processus instituant le Je. Troisième temps qui confirme ce qu'écrit Freud sur l'évolution des phases libidinales : l'antécédente prépare la suivante, qui portera la marque de ce qui s'y est joué, de la victoire ou de la défaite qui a signé sa fin. De même l'originaire précède le primaire, au travail duquel il trace la voie et au destin duquel il participe. Mais, comme nous l'avons vu, le processus secondaire et le Je ont avec le discours un rapport de création réciproque ; le Je s'institue grâce à ce qui du discours, entendu et investi, revient sur la scène psychique pour lui offrir ses énoncés identifiants. Ces énoncés ne peuvent pas être autocréés par l'instance à laquelle ils doivent d'abord donner naissance, le premier temps n'est pas substituable, il implique l'appropriation par la psyché d'énoncés imposés et formulés par un discours, dont le porte-parole doit être le médiateur. Encore faut-il que ces énoncés, qui contredisent la mise-en-scène, viennent confirmer le droit de se reconnaître dans une image narcissisante et valorisée. Dans les cas ici analysés, l'écoute de l'enfant est confrontée à une mise-en-sens de son corps, de ses fonctions, de ses éprouvés et du monde qui dément le primaire, qui impose une série de deuils douloureux, sans aucune contrepartie, sinon négative ! L'image identificatoire, que les énoncés imposent, n'offre ni une image de corps unifié et unifiante, ni une image du « pensant » qui valorise, en tant que « bien propre », cette nouvelle fonction qu'on est dans l'obligation d'exercer, ni une image du monde dans lequel le désir et le plaisir aient droit de cité sans procès et sans avoir à se naturaliser en optant pour une langue étrangère. Le Je naissant se trouve confronté à une triple négation et à une triple violence :

— On lui nie tout droit à se reconnaître comme agent d'une fonction pensante autonome, à éprouver du plaisir à créer des « pensées » qu'il pourrait revendiquer comme sa production et investir narcissiquement.

— On lui nie tout droit à prétendre vrais les sentiments éprouvés, à affirmer qu'il est triste quand on lui affirme qu'il doit être content ou l'inverse.

— On lui impose un récit historique qui manque de tout fondement, au sens que nous avons donné au fondement des énoncés, et qui cache ce manque en lui substituant un énoncé faux. Ce substitut dévoile, dans sa *formulation manifeste*, le désir maternel qui interdit que le sujet trouve dans le désir du couple sa signification originelle. Interdit qui, pour se faire respecter, imposera au sujet un postulat sur les fondements y compris les fondements du discours, a-sensé et contradictoire avec l'ensemble des énoncés qu'on lui demande de répéter, et aussi bien avec les énoncés de l'ensemble.

Quand la mère de Mme B... oblitère le nom de son propre père, quand elle devient, à l'opposé, prolixe dès qu'il s'agit du récit de « la mère », guérisseuse et douée de dons surnaturels, et quand elle se contente, sans plus d'explications, d'énoncer à la fille aînée, en présence de la cadette, « on n'embrasse pas le père », elle confronte effectivement l'enfant à un discours paradoxal. Pourquoi à ce nom de « la mère » si souvent évoqué ne fait pas pendant celui du « le père » ? Pourquoi on ne doit pas l'embrasser quand on vous apprend, conjointement, que c'est un devoir d'aimer ses parents ?

Quand elle affirme à la petite fille, rentrée de l'hôpital, que « l'avalé » n'était pas dangereux, que c'est elle-même et les médecins qui exagèrent, et lui nie le droit de faire reconnaître une vérité sur la souffrance par elle éprouvée, de même qu'elle lui défendra par la suite de « se souvenir » de cette expérience et essayera de la convaincre qu'il ne s'était de fait « presque rien passé », elle l'oblige à démentir une vérité que l'enfant a parfaitement perçue.

Quelles qu'en soient les singularités, dans l'histoire de ces enfants on retrouvera toujours l'effet dramatique d'une rencontre dans laquelle est, apparemment, imposée au Je l'appropriation d'un savoir — sur le langage, sur lui-même, sur le monde — alors que chaque fois qu'il vient faire montre du résultat de cette acquisition, il bute sur un interdit, sur une négation de la valeur du produit, sur une contrevérité qui dément la signification qu'il avait entrevue et construite. « *Il est interdit de penser, il est obligatoire de penser « le pensé de l'autre* ». » C'est là une injonction insoutenable et impossible, tout aussi impossible qu'un ordre qui exigerait qu'on se bouche hermétiquement les oreilles et qu'on entende, ou qu'on se bâillonne la bouche et qu'on parle. Penser le « pensé de l'autre » a, comme préalable et comme condition, qu'on puisse penser, or c'est cette possibilité que la mère craint par-dessus tout.

Ce troisième temps vient redoubler, amplifier, l'épreuve imposée par les deux premiers :

— Les pictogrammes ont rencontré un monde qui résistait à refléter l'un des deux.

— Le primaire, à son tour, a en vain cherché dans le hors-soi des signes lui permettant de trouver dans le lieu de l'Autre la cause d'un état de plaisir qu'on puisse relier à son désir et, aussi bien, les signes qui démentiraient ses phantasmes de rejet, qui l'aideraient à reconnaître que le monde et le corps de l'autre sont aussi des lieux où le plaisir est possible, où le désir peut se réaliser.

— Le Je, lui, *last but not least*, rencontre dans l'espace où il a à advenir, et dans l'espace où il va advenir, dans les énoncés qui doivent l'instituer, et qui vont le constituer, *l'ordre d'avoir à* être, alors que *chaque fois qu'il devient*, dans chaque image de lui-même qu'il tend à investir, il bute sur l'interdiction d'être cette forme, cette image, ce moment, dès qu'ils se présentent comme *son* choix.

Le champ du secondaire ou l'espace du Je est miné ; à chaque pas accompli, ou bien saute en l'air le bout de sol où on avait, juste avant, posé ses pieds, ou bien saute l'espace où on allait les poser, juste après. On avance, par une série de sautillements au hasard, dans un chemin réduit à de pauvres fragments, chemin où l'avant est fait de trous et où l'après risque toujours de devenir tel. Espace qui n'est plus qu'un puzzle de morceaux et qui ne peut prétendre offrir aucune route et, encore moins, indiquer quel serait le but une fois qu'on l'a parcouru.

Le Je a vite fait de comprendre que, cet espace, il ne peut l'habiter s'il n'y change pas quelque chose ; il a tout aussi vite compris qu'il vaut mieux faire semblant de ne pas voir les trous, si on ne veut pas s'arrêter figé par les risques de la catastrophe, et aussi qu'il est interdit d'espérer trouver en ce lieu un but qu'on pourrait offrir à la libido, pour qu'elle renonce à privilégier les mises-en-scène au dépens des productions de la mise-en-sens. Pour éviter d'être réduit à abandonner la route et pour éviter que ne se reproduise cette spécularisation originaire-monde qui signe ses moments de néantisation, il va mettre en place trois opérations (terme à entendre au sens d'opération stratégique, au sens d'opération chirurgicale et au sens de l'opération mathématique) :

— créer la « pensée délirante primaire », soit inventer *son* énoncé sur les fondements ;
— tenter, grâce à cela, de rendre le secondaire apte au primaire ;

— employer une partie de son énergie à un travail *d'auto-exclusion*, en désavouant ce qu'il s'est avoué, en méconnaissant ce dont il a eu connaissance, en niant ce qu'il « sait » être et sur son être.

Nous avons dit, au début, qu'il n'y aurait pas de psychose s'il n'y avait pas de Je et si cette instance ne trouvait son précurseur, sa « matière » dans le discours « ambiant ». C'est bien entre le moi et le monde extérieur, comme dit Freud, qu'éclate le conflit dans la psychose, mais non pas à cause de la « surpuissance de l'influence du « ça » mais à cause d'une impuissance dans le discours de l'Autre et d'une surpuissance dans son désir de s'approprier ce qui lui « manque », en faisant siens l'espace psychique et le travail de penser de l'enfant lui-même. Le Je est confronté à une réalité historique dans laquelle, de manière répétitive, il rencontre une série d'énoncés, le concernant, qui contredisent les perceptions que la réalité par ailleurs lui impose et auxquelles il n'est ni aveugle ni sourd. Discours dans lequel la langue fondamentale manque d'une signification, qui aurait été nécessaire, à mettre en place le système de parenté ; la conséquence sera d'interdire, dans le registre propre à « la nomination des sentiments », qu'on nomme « *justement* » tout éprouvé dont la cause renverrait à la signification manquante.

Face à cette exigence, qu'impose un discours effectivement prononcé et entendu, le Je va riposter en créant un sens, là où il n'était pas, grâce à sa construction de la pensée délirante primaire ; les contradictions, les contre-vérités, les omissions du discours, il les interprète comme le manifeste d'un sens latent par lui autocréé. Sens qui se substitue à l'indicible de sa propre origine et, par là, aux origines en général. Si le délire de filiation en est une exemplification éclairante, une « pensée délirante » sur la filiation se retrouve dans la psychose et participe à son noyau. A partir de cette « pensée », le dit et le contredit, maternel ou paternel, referont sens puisqu'on s'autoconvaincra que s'il y a contradiction, omission, négation, c'est que le dit doit être référé, non pas au postulat fondant la logique du discours des autres, mais au postulat qu'on est seul avec un autre à connaître.

Le Je ne peut pas habiter un espace dont l'organisation rendrait, et lui rendrait, inintelligible son propre désir de vie : c'est pourquoi il va remodeler ce dont *il ne peut nier, ni l'existence, ni les conséquences*, afin de rendre le « vu », qui rendrait a-sensé d'habiter un tel espace, conforme à une logique empruntée au primaire.

Il *voit* les trous dans le sol, il *entend* la mine sauter, il *éprouve* les blessures dues à la retombée des éclats, mais il nie toute relation de causalité entre ce qui se passe sur la scène du réel et le *non-désir* et le *manque* présents chez la mère. Il affirmera, dès lors, qu'un *désir qui le concerne* est encore cause de ce qu'il expérimente : le désir du persécuteur, le désir de Dieu ou son propre désir de miner, d'éclatement, de souffrance. Ce faisant il préserve la possibilité de garder son investissement pour la mère, de croire aux postulats de son discours et *se* préserve du danger de n'avoir plus un lieu où pouvoir exister, un lieu où une parole soit possible.

« Evidemment le procès reprend, mais il reste toujours la possibilité de provoquer un nouvel acquittement apparent : il faut alors recommencer à ramasser toutes ses forces : on ne doit jamais se rendre »[1].

Le psychotique, plus désabusé que J. K. n'éprouverait aucune « incrédulité » face à une telle affirmation : il sait depuis longtemps que, dans le procès que le discours de l'Autre lui intente et dans celui que son délire intente aux discours des autres, tout acquittement, quand et s'il survient, est *apparent*. Il lui arrive aussi de découvrir que les oripeaux dont se revêtent les représentants de la loi ne sont souvent que des « fragiles apparences » : c'est peut-être une des raisons qui lui font refuser de se rendre et de déclarer le procès clos.

1. F. Kafka, Le procès, in *Œuvres complètes*, t. II, p. 164, traduction Alexandre Vialatte.

Le fil rouge

Section 1 / *Psychanalyse*

L'adolescence à vif, par É. Kestemberg

Analyse et guérison, par H. Kohut

Années d'apprentissage sur le divan, par T. Moser *(épuisé)*

L'apprenti-historien et le maître-sorcier. Du discours identifiant au discours délirant, par P. Aulagnier. *4e éd.*

Les balafrés du divan. Essai sur les symbolisations plurielles, par J. J. Baranes

La Babel de l'inconscient, par J. Amati Mehler, S. Argentieri et J. Canestri

Le céleste et le sublunaire, par S. Viderman *(épuisé)*

Le cinquième fantasme. Auto-engendrement et impulsion créatrice, par É. Bizouard *(épuisé)*

Le corps comme miroir du monde, par J. Chasseguet-Smirgel *(épuisé)*

De l'argent en psychanalyse et au-delà, par S. Viderman. *2e éd.*

Les destins du plaisir. Aliénation-Amour-Passion, par P. Aulagnier *(épuisé)*

Le discours vivant, par A. Green. *3e éd.*

Le disséminaire, par S. Viderman

Le divan bien tempéré, par J.-L. Donnet. *2e éd.*

Dix ans de psychanalyse en Amérique, publié sous la dir. de H. P. Blum *(épuisé)*

Dostoïevski et Flaubert, par M.-T. Sutterman

Du divan à l'écran. Montages cinématographiques, montages interprétatifs, par M. Gagnebin

Dynamique du fantasme, par M. Perron-Borelli

Emprise et satisfaction. Les deux formants de la pulsion, par P. Denis. *2e éd.*

L'endurance primaire, par D. Rosé

États psychotiques, par H. Rosenfeld *(épuisé)*

Freud, fragments d'une histoire, par A. de Mijolla

« Gradiva » au pied de la lettre, par J. Bellemin-Noël *(épuisé)*

Les identificationss, par P. Luquet

Impasse et interprétation, par H. A. Rosenfeld

Journal de mon analyse avec Freud, par S. Blanton *(épuisé)*

Karl Abraham, biographie inachevée et « La petite Hilda », par H. Abraham *(épuisé)*

L'imitation, par E. Gaddini *(épuisé)*

L'investigation psychosomatique. Sept observations cliniques, par P. Marty, M. de M'Uzan et C. David. *2e éd. augmentée*

L'investigation psychosomatique, par P. Marty, M. de M'Uzan et C. David (*réédition* Quadrige)

Langage et insight, par R. Schafer

Logiques et archéologiques du cadre psychanalytique, par R. Roussillon

Nature et évolution de la sexualité féminine, par M. J. Sherfey *(épuisé)*

La nuit, le jour. Essai psychanalytique sur le fonctionnement mental, par D. Braunschweig et M. Fain *(épuisé)*

L'ordinaire de la passion, par J. Cournut. *2e éd. (épuisé)*

Œdipe, par D. Van der Sterren *(épuisé)*

Œdipe chasseur. Une mythologie du sujet en Nouvelle-Guinée, par B. Juillerat *(épuisé)*

Le passé recomposé. Pensées, mythes, praxis, par F. Pasche

Les passions du corps. Addictions, toxicomanies, maladies auto-immunes, atopie psychique, par G. Pirlot

La peur et l'ennui, par G. C. Zapparoli

Pour une esthétique psychanalytique. L'artiste, stratège de l'inconscient, par M. Gagnebin

Pourquoi les hommes ont peur des femmes. Essai sur le féminin érotico-maternel, par J. Cournut. *3e éd.*

Pratique de la méthode psychanalytique. *La dialectique freudienne 1,* par C. Le Guen

Préhistoires de famille, par A. de Mijolla

Psychanalyse clinique, par H. Segal

Psychanalyse de l'art, par E. Kris

Psyché. Études psychanalytiques sur la réalité psychique, par J. Guillaumin *(épuisé)*

Psychose et changement, par R. Diatkine, F. Quartier-Frings et A. Andreoli *(épuisé)*

La psychose froide, par É. Kestemberg

Les raisons de l'irrationnel. Étude psychanalytique, par M. Neyraut

La rencontre analytique, ses difficultés, par J. Klauber

Retraits psychiques. Organisations pathologiques chez les patients psychotiques, névrosés et borderline, par J. Steiner

Le rêve et le Moi, par J. Guillaumin

Le royaume intermédiaire, par M. Gressot *(épuisé)*

Schizophrénies, dialogues. Entretiens psychanalytiques et psychiatrie, sous la direction de F. Quartier-Frings

Le sens de la psychanalyse, par F. Pasche

La sexualité féminine controversée, par M. C. Barnett *et al.*

Le Soi et le monde objectal, par E. Jacobson

Le Soi. La psychanalyse des transferts narcissiques, par H. Kohut. *4e éd.*

Le suicide de Victor Tausk, par K. R. Eissler

Symbiose et ambiguïté, par J. Bleger *(épuisé)*

Théorie de la méthode psychanalytique. *La dialectique freudienne 2,* par C. Le Guen

Le transfert, étude psychanalytique, par M. Neyraut. *4e éd. (épuisé)*

Les troubles graves de la personnalité. Stratégies psychothérapiques, par O. F. Kernberg

La vie opératoire. Études psychanalytiques, par C. Smadja

La violence de l'interprétation. Du pictogramme à l'énoncé, par P. Aulagnier. *7e éd.*

PEFC
10-31-3532
Par nos approvisionnements en papier certifié PEFC, nous soutenons la gestion forestière durable au niveau mondial
www.pefc-france.org

Imprimé en France sur papiers
issus de forêts gérées durablement

Sepec Numérique

1, rue de Prony - ZA des Bruyères
01960 Peronnas

IMPRIM'VERT®

Achevé d'imprimer en août 2024
Numéro d'impression : N17932240753